Susann Nitz · Wo ist der Weg zurück ins Leben?

Bibliografische Information der Deutschen Nationalbibliothek
Die Deutsche Nationalbibliothek verzeichnet diese Publikation in der Deutschen Nationalbibliografie; detaillierte bibliografische Daten sind im Internet über http://www.dnb.de abrufbar.

ISBN 978-3-8429-2307-2

Bestell-Nr. 5.122.307

Umschlagbild: Getty Images / Pavlo Kovernik
Umschlaggestaltung: Ch. Karádi
Satz: J. Deusch
Lektorat: Dr. Ulrich Parlow
Gesamtherstellung: Drukarnia Dimograf, Bielsko-Biała, Polen
Printed in the EU 2014

www.media-kern.de

Susann Nitz

Wo ist der Weg zurück ins Leben?

Roman

mediaKern

1

»Mama, ich komme in diesem Jahr an Heiligabend nicht nach Hause. Wir fahren nach Bremen zu Simons Eltern.«

Isabells Herz schlug heftig, als sie die Nachricht ihrer Tochter am Telefon hörte. Ausgerechnet dieses Jahr sollte sie am Heiligen Abend ganz allein sein. Wie konnte Louisa ihr das antun?

»Weißt du, Simons Eltern würden mich gern mal kennenlernen.«

Isabell spürte, dass Louisa die Erklärung selbst etwas dünn vorkam. Schließlich hatte Isabell Simon auch erst gestern kennengelernt. Und gerade an jenem Tag hätte sie sich gewünscht, mit ihrer Tochter allein zu sein. Es war Totensonntag und sie wollte mit ihr zu Stefans Grab. Aber Louisa hatte anscheinend nichts dagegen, dass ihr Freund sie zum Grab ihres Vaters begleitete. Sie redeten nicht viel. Was sollte Isabell auch sagen? Sie befand sich seit elf Monaten in einem Ausnahmezustand.

Als Stefan am 3. Januar gestorben war, da war für sie eine Welt stehen geblieben. Seitdem lebte sie nicht mehr, sie existierte nur noch. Und nun wollte auch noch ihre Tochter den Heiligabend bei einer Familie verbringen, die sie gar nicht kannte. Und sie ließ ihre Mutter einfach allein, die diesem Tag ohnehin schon mit Grauen entgegensah.

»Warum hast du mir das nicht gestern gesagt, als ihr hier wart?« Isabell versuchte, ruhig zu bleiben und sich die Enttäuschung nicht anmerken zu lassen.

»Wir wollten dich an diesem Tag mit so einer Nachricht nicht noch trauriger machen.« Louisas Stimme wirkte unsicher.

»Das ist nett«, dachte Isabell. »Aber macht mich eure Mitteilung heute weniger traurig?«

Aber was spielte das für eine Rolle? Jeder Tag war traurig, ob nun Totensonntag war oder nicht. Stefan war nicht mehr da, er war tot, unwiderruflich.

Isabell versuchte ihre Enttäuschung zu überspielen. Sie wollte Louisa nicht damit belasten. »Na gut. Das lässt sich dann nicht ändern.«

Aber aus der nächsten Frage, die sie stellte, hörte man doch ihre ängstliche Erwartung heraus: »Kommt ihr dann am ersten oder am zweiten Weihnachtstag?«

Isabell hatte »ihr« gesagt. Natürlich war Simon mit eingeladen. Louisa und Simon waren erst seit drei Monaten zusammen und Isabell hatte ihn gestern das erste Mal gesehen.

Vielleicht würde Louisa dann auch eher den Wunsch verspüren, an Weihnachten nach Hause zu kommen, wenn ihr Freund dabei sein konnte. Außerdem mochte Isabell Simon. Er hatte ein angenehm ruhiges, nettes Wesen. Und dann hatte er nicht nur ihr einen Antrittsblumenstrauß mitgebracht. Nein, er hatte auch einen Blumenstrauß für Stefans Grab dabei. Das hatte Isabell schon beeindruckt.

»Ich denke, wir werden dich dann am zweiten Weihnachtstag besuchen. Wir übernachten bei Simons Eltern und fahren am ersten Weihnachtstag nach Hamburg zurück«, erklärte Louisa.

»Dann werde ich also an zwei Weihnachtstagen ganz allein sein«, dachte Isabell und sie hatte das Gefühl, dass sich in ihrem Inneren alles zusammenschnürte.

Aber was machte das schon? Sie war ja sowieso allein. Louisa war im Sommer nach Hamburg gezogen, wo sie studierte. Die Jahre davor war sie immer gependelt; schließlich war Barmstedt nun auch wirklich nicht so weit von Hamburg entfernt. Aber irgendwann hatte sie festgestellt, dass ihr die tägliche

Fahrerei zu anstrengend war. Trotzdem kam sie jede Woche nach Hause, um ihre Wäsche vorbeizubringen. Lachend hatte sie erklärt: »Mama, bügeln und waschen, das ist einfach nichts für mich.« Und dann hatte sie mit ihren hübschen rehbraunen Augen ihren üblichen Aufschlag gemacht, mit dem sie einfach alles erreichte.

Somit hatte Isabell die Wäsche für sie übernommen. Sie tat das auch gern.

Isabell arbeitete an drei Vormittagen im Stadtcafé. Und seit sie allein war, hatte sie mit ihrem kleinen Reihenhaus nicht viel zu tun. Da kümmerte sie sich gern um die Wäsche ihrer Tochter. Louisa kam an jedem Freitagabend vorbei, genoss das Abendessen mit ihrer Mutter und tauschte Schmutzwäsche gegen frische ein.

»Gut, dann kommt ihr also am zweiten Weihnachtstag zu mir.« Isabells Antwort war eher eine Feststellung.

»Okay, Mama. Ich muss dann auch auflegen. Weißt du, Simon wollte noch vorbeikommen. Tschüs, Mama, bis Freitag.«

»Tschüs, Louisa, bis Freitag.«

Als Isabell den Hörer auflegte, war ihr erst die Tragweite dieses Gesprächs bewusst. Ihre Tochter würde am Heiligen Abend nicht hier sein. Heiligabend, dieser Tag, der für Isabell in diesem Jahr zu einem Albtraum zu werden drohte. Die ganze Zeit würde sie allein sein – und Zeit genug haben, daran zu denken, wie schön dieser Abend früher mit ihrer Familie gewesen war. Sie dachte daran, wie Louisa ihr Puppenhaus bekommen und Stefan den ganzen Abend auf dem Teppich gesessen und mit ihr und dem neuen Haus gespielt hatte. Am nächsten Tag hatte er so einen Muskelkater in den Oberschenkeln gehabt, dass er kaum aus dem Bett gekommen war!

Oder als Isabell ihr erstes großes Fahrrad bekommen hatte, da war es Stefan gewesen, der mit ihr am Heiligabend noch eine Mitternachtsradtour gemacht hatte.

Stefan hatte einfach alles für seine Tochter getan. Sie war auch das absolute Papa-Kind gewesen. Jeden Wunsch hatte er ihr erfüllt, selbst gegen Isabells Willen. »Ach, lass sie doch«, hatte er dann gemeint. »Sie hat doch auch kein Geschwisterkind.«

Dieser Punkt war schmerzhaft für Isabell. Wie sehr hätte sie sich noch ein zweites Kind gewünscht! Aber die Ärzte hatten ihr nach der ersten Schwangerschaft abgeraten. Da hatte sie auch fast sechs Monate nur gelegen. Immer wieder war es unsicher gewesen, ob sie das Kind behalten würde. Dann war Louisa nach acht Monaten – zu früh, aber gesund – auf die Welt gekommen. Trotzdem hatten die Ärzte von einer zweiten Schwangerschaft abgeraten. Louisa war schon ein kleines Wunder.

»Unser Wunder von Gott«, wie Stefan immer gesagt hatte.

Isabell schluckte. Aber wo war das Wunder von Gott, als Stefan auf seiner Arbeitsstelle zusammengebrochen und nach einem Herzinfarkt gestorben war? In der Stadt hatte es einen schweren Unfall gegeben, in den einige Autos verwickelt waren, sodass alle Krankenwagen im Einsatz waren. So war der Krankenwagen für Stefan zu spät gekommen: Er war schon tot. Hätte Gott das nicht verhindern können? Er hatte es nicht getan. Und nun war Isabell allein und dachte an ihre Heiligabende, die es nie wieder geben würde.

Seit dem 3. Januar hatte sie aufgehört, an Gottes persönliche Präsenz in ihrem Leben und an seine Liebe zu ihr zu glauben. Wie konnte ein liebender Gott es zulassen, dass ihr Mann so jung starb?

Greta, ihre Chefin im Café und Christin aus ihrer Gemeinde, hatte ihr diesen Vers auf die Trauerkarte geschrieben: »Denn er hat seinen Engeln befohlen, dass sie dich behüten auf allen deinen Wegen.«

Darüber hatte sich Isabell sehr geärgert. Wo waren denn Gottes Engel, als Stefan seinen Herzstillstand hatte?

Isabell und Stefan waren immer in die Gemeinde in den Gottesdienst gegangen. Auch Louisa hatten sie in den Kindergottesdienst mitgenommen.

Als Isabell Stefan kennenlernte, kannte sie Gott nicht. Aber sie war fasziniert von seinem Glauben. Auch in der Gemeinde waren alle so nett. Und eines Tages, als die beiden schon verheiratet waren und sie im Gottesdienst saßen, hielt der Pastor eine Predigt über diese Bibelstelle: »Ich bin das Licht der Welt. Wer mir nachfolgt, der wird nicht wandeln in der Finsternis, sondern wird das Licht des Lebens haben.« Die Worte des Pastors bewegten sie so und es war, als würde Jesus sie immer wieder fragen: »Willst du ins Licht?« Als sie dann zu Hause waren, hatte sie Stefan darum gebeten, mit ihr zu beten. Sie wollte diesem Jesus auch folgen und im Licht leben. Seit diesem Tag hatte sie Jesus vertraut. Bald hatte sie auch begonnen, beim Kindergottesdienst und beim Besuchsdienst für ältere Gemeindemitglieder mitzuarbeiten, und hatte ihr ganzes Leben Gott gegeben.

Aber dann, am 3. Januar, wurde ihr Gottesbild von einem Tag auf den anderen zerstört.

O ja. Sie war sich sicher, dass es einen Gott gab. Aber was hatte es ihr gebracht, ihm zu folgen? Er hatte ihr Stefan genommen. Warum Stefan? Er war doch erst 52 Jahre alt! Warum?

Nein, mit diesem Gott, der ihr Stefan genommen und nicht verhindert hatte, dass alle Krankenwagen im Einsatz waren, mit solch einem Gott wollte sie nichts zu tun haben.

Sie ging auch nicht mehr in die Gemeinde. Der Pastor hatte sie oft besucht. Aber seine Worte hatten sie nicht erreicht: »Stefan geht es jetzt gut. Und du kannst Gott vertrauen, er hilft dir.« All diese Sätze hatten sie nicht berührt, waren an ihr abgeglitten und sie hatte das Gefühl, in ihrer Trauer erstarrt zu sein. Sie fühlte sich, als befände sie sich hinter einer hässlichen Mauer aus Verzweiflung, über die sie nicht klettern konnte.

Moni und Sven waren gekommen, um ihr zu helfen. Aber für Isabell war es komisch. Vorher waren Stefan und sie als Ehepaar miteinander befreundet gewesen. Doch nun war sie Witwe und alleinstehend. So hatte Isabell auch diesen Kontakt abgebrochen. Moni versuchte zwar immer wieder, sie in die Gemeinde einzuladen, aber Isabell lehnte ab.

Und dann war da Greta. Es war wirklich nett von ihr gewesen, ihr die Stelle anzubieten, nachdem Stefan verstorben war. Greta war 60 Jahre und ebenfalls alleinstehend. Sie besaß ein Café in der Stadt und brauchte für die drei Markttage, an denen die Stadt überfüllt war und man sich zum Frühstück im Café traf, am Vormittag eine Bedienung. Sofort hatte sie an Isabell gedacht. Die Arbeit machte Isabell wirklich Spaß und sie war froh, dass sie sich neben ihrer Witwenrente noch etwas dazuverdienen konnte.

Aber es war manchmal schon sehr anstrengend, mit Greta zusammenzuarbeiten. Sie versuchte immer wieder, Isabell in die Gemeinde einzuladen. Und oft musste sie sich anhören: »Isabell, entferne dich nicht von Gott. Er ist der Einzige, der dir jetzt helfen kann.« Und dann bombardierte sie sie ständig mit irgendwelchen Bibelstellen.

Isabell hatte sich angewöhnt, einfach nicht mehr hinzuhören, wenn Greta sie in ein Gespräch über Gott verwickeln wollte. Ja, Greta hatte gut reden. Sie war nie verheiratet gewesen und wusste gar nicht, wie es war, einen Partner zu verlieren.

Aber Isabell musste irgendwie mit ihr auskommen. Denn ihr gefiel die Arbeit und sie wollte sie nicht aufgeben. Ja, ihre Arbeit im Café war zeitweise das Einzige, was sie in den letzten Monaten aufrecht gehalten hatte. Und die Besuche von Louisa freitags, wenn sie auch nur kurz blieb und sie kaum über Stefan redeten.

Stefan … Sie konnte es nicht ertragen, dass er nicht mehr da war. Wenn Isabell im Bett lag und den Wecker leise hörte, fand sie oft stundenlang keinen Schlaf. Stunden, in denen sie weinte und an Stefan denken musste. Das Bett neben ihr war leer.

Auch heute musste sie weinen. Heiligabend würde sie allein sein. Wie sollte sie das ertragen?

»Gott, was tust du mir alles an?« Isabell erschrak, als sie sich dabei ertappte, dass sie diesen Satz dachte. Sie hatte sich seit elf Monaten verboten, an Gott zu denken. Sie knipste die Nachttischlampe an, um sich ein Taschentuch aus der Nachttischschublade zu holen. Dabei fiel ihr Blick auf die Bibel, die dort lag und in der sie seit elf Monaten nicht mehr geblättert hatte. Sie wusste nicht, warum sie es jetzt tat, vielleicht weil ihre Verzweiflung und ihre Enttäuschung nach dem Anruf so unheimlich groß waren. Sie erwartete nichts – oder doch? Ein klitzekleines Fünkchen Trost von dem Gott, der für sie nicht mehr da war? Sie zögerte, aber dann nahm sie mit dieser kleinen Hoffnung die Bibel in die Hand und schlug sie auf.

Sie strich die Seite glatt und las den Vers aus Matthäus 25,35, auf dem ihre Finger sich befanden: »Denn ich bin hungrig gewesen und ihr habt mir zu essen gegeben. Ich bin durstig gewesen und ihr habt mir zu trinken gegeben. Ich bin ein Fremder gewesen und ihr habt mich aufgenommen.«

Energisch schlug sie die Bibel zu. Sie war wütend auf Gott.

Sie schaute zur Zimmerdecke und schrie: »Was soll das, Gott? Ich habe jahrelang an dich geglaubt – und nun das. Nicht einmal durch die Bibel kannst du mit mir reden. Ja, du existierst vielleicht, aber nicht für mich. Du hattest die Chance, mich zu trösten, aber was haben diese Barmherzigkeitsworte mit meiner Verzweiflung und meinem Leben zu tun?«

Isabell zuckte zusammen, sie hatte mit Gott gesprochen. Nun ja, gesprochen war zu viel gesagt, sie hatte ihn angeklagt. Aber sie hatte Kontakt aufgenommen.

Und dann schrie sie es heraus: »Wo bist du, Gott? Wo bist du in meinem Leben?«

Schließlich brach sie in Tränen aus. Sie schob die Bibel zur Seite und legte sich wieder hin.

Irgendetwas hatte sich geändert. Der Schmerz war da und es tat weh. Aber sie hatte Gott endlich mal die Meinung gesagt. Erwarten konnte sie nichts von ihm. Sonst hätte er ihr ja eben ein deutlich tröstendes Wort geben können und keinen Wohltätigkeitsvers.

Aber irgendwie hatte sie das Schreien ein Stück weit befreit und die Tränen, mit denen sie irgendwann einschlief, taten ein Übriges.

2

Im Café standen hübsche Kiefernstühle und an fast jedem Tisch befand sich ein rotes kleines Sofa. Die Fenster waren mit Strohherzen dekoriert, an denen Schleifen mit roten Blümchen hingen. Greta hatte einfach ein Händchen für Dekorationen, und Isabell arbeitete gern hier, vor allem, wenn es voll war. Dann verging der Vormittag umso schneller. Heute war einer dieser Tage.

Isabell nahm die Bestellungen entgegen und Greta bereitete das Frühstück zu. Isabell half ihr bei den Getränken. Sie liebte den Duft von Kaffee und Tee. Da sie selbst eine leidenschaftliche Kaffee- und Cappuccinotrinkerin war, machte ihr die Zubereitung doppelt Spaß, auch wenn sie oft keine Zeit hatte, zwischendurch mal eine Tasse zu trinken.

Isabell gähnte ein wenig, aber müde war sie eigentlich nicht, sie hatte tief und fest geschlafen. Zum ersten Mal hatte sie nicht Stunden wach gelegen. Aber das lag nicht an ihrem Gebet, dessen war sich Isabell sicher. Und sie würde auch nicht wieder den Kontakt mit Gott aufnehmen. Er hatte sie erneut enttäuscht mit dem Bibelvers, der überhaupt nicht in ihre Situation passte.

Als Greta ihr das Frühstückstablett für Tisch elf in die Hand drückte, fragte sie und ihre hübschen grünen Augen schauten Isabell liebevoll an: »Geht es dir gut heute Morgen?« Isabell kannte die Frage schon. Greta stellte sie jeden Tag. Sie war ehrlich und lieb gemeint, aber Isabell hatte nicht die Absicht, sie jemals ehrlich zu beantworten.

»Ja, ganz gut«, antwortete sie und lächelte. Bei der Arbeit lächelte sie immer. Einerseits hatte sie sich angewöhnt, ihre Gefühle nicht zu zeigen. Schließlich hatten die Gäste ein

Recht darauf, freundlich bedient werden. Andererseits gefiel ihr die Arbeit hier so gut, dass ihr das Lächeln nicht schwerfiel.

Isabell war schon auf dem Weg zu Tisch elf, als Greta ihr freundlich zulächelte und sagte: »Du siehst gut aus heute.«

Ja, Isabell hatte sich alle Mühe gegeben, sich ordentlich zu schminken und die Tränenränder abzudecken. Ihre kurzen dunkelbraunen Haare hatte sie lockig geföhnt und mit extra viel Haarspray versehen. Das Kompliment tat ihr gut.

Als sie dem Ehepaar das bestellte Frühstück servierte, erschien im Café eine große, schlanke Frau mit ihrem Sohn. Der Junge ging an Krücken. Isabell schaute sich kurz um und grüßte freundlich.

Nachdem sie alles ordnungsgemäß serviert hatte, ging sie auf die beiden zu. Erst da sah sie, dass der Junge eine Beinprothese trug. Er hatte zwar eine lange Hose an. Aber die war an der einen Seite etwas hochgerutscht und nun sah sie eindeutig, dass es sich um ein künstliches Bein handelte.

Isabell zuckte leicht zusammen. »Wie furchtbar, das arme Kind«, dachte sie. Ohne sich etwas anmerken zu lassen, sagte sie zu der Mutter, die sich Hilfe suchend umsah: »Wir haben noch einen Tisch frei, ganz hinten in der Ecke, Tisch sechzehn.«

Sie ging voraus und die beiden folgten ihr. Der Junge war geschickt im Laufen an den Krücken. So erreichten sie bald den Tisch, den Isabell ihnen zuwies. Die beiden nahmen Platz, und die Frau bedankte sich. Isabell drückte ihnen die Speisekarten in die Hand.

Aber die Frau winkte ab. »Wir wissen schon, was wir wollen, ein Kännchen Kaffee und eine heiße Schokolade.« Und der Junge fügte hinzu: »Mit ganz viel Sahne, bitte.«

Isabell musste lächeln. Sie beugte sich zu dem Jungen, der vielleicht zehn oder elf Jahre alt war, hinunter.

»Das hat meine Tochter auch immer geliebt, die Extraportion Sahne. Die bekommst du, junger Mann.« Der Junge strahlte. Er sah niedlich aus mit seinen hellblonden Haaren und den Sommersprossen im Gesicht. »Das wäre ein Katalogtyp für einen kecken zehnjährigen Jungen«, dachte Isabell. Aber dann blickte sie auf die Krücken unter dem Tisch. »Armer Junge.«

Die Mutter erwiderte auf Isabells Bemerkung: »Ja, Kinder lieben Kakao und Sahne.«

Isabell lachte. »Nicht nur Kinder. Meine Tochter ist bereits 22 und trinkt dieses Getränk immer noch lieber als Kaffee.«

Die Frau lächelte und der Junge antwortete: »Siehst du, Mama. Dann kannst du dir ja auch lieber Kakao bestellen.« Seine Mutter strich ihm über die Wange. »Ach, lass mal, Timo, ich bleibe beim Kaffee und du beim Kakao.«

Isabell sagte freundlich: »Ich bringe Ihnen die Getränke sofort.« Sie ging zur Küche. Zweimal bekam sie den Zuruf: »Wir möchten bitte zahlen.«

Freundlich nickte Isabell. In der Küche rief sie Greta zu: »Ein Kännchen Kaffee, den Kakao mache ich selbst.«

Sie drückte auf die Maschine und der Kakao begann in die Tasse zu fließen. Währenddessen kassierte sie an den beiden Tischen ab.

Wieder in der Küche, verzierte sie die Tasse mit einem riesengroßen Klecks Sahne und bestreute das Meisterwerk mit Schokoladensplittern.

Greta reichte ihr den Kaffee. »Das arme Kind muss in dem Alter schon eine Beinprothese tragen«, seufzte sie. Sie konnte aus der offenen Küche den gesamten Raum überblicken, und so hatte sie auch den Jungen mit seiner Mutter bemerkt.

Isabell nickte. »Und er ist so ein netter Junge. Es tut mir so leid für ihn.«

Dann nahm sie die Getränke und ging zu Tisch sechzehn.

Als sie den Kakao servierte, meinte sie zu Timo: »Ich hoffe, so schmeckt er dir.« Der Kleine strahlte. »Ja, bestimmt!«

Seine Mutter lächelte. »Danke schön. Wir sind froh, dass wir das Café gefunden haben. Wir haben eben zwei Stunden beim Arzt gesessen, bei Dr. Rosenberg, und brauchen jetzt erst mal was Schönes.«

Isabell kannte Dr. Rosenberg. Sie war selbst schon einmal kurzzeitig bei ihm in Behandlung gewesen. Er war ein angesehener Orthopäde und sie wusste, dass viele Patienten von auswärts kamen, um sich von ihm behandeln zu lassen.

»Das kann ich gut verstehen«, erwiderte sie. »Aber Dr. Rosenberg ist wirklich sehr nett, finden Sie nicht auch?« Timo mischte sich ein, nachdem er einen großen Schluck getrunken hatte.

»Ja, er hat mir sogar eine Tüte Gummibären geschenkt, weil ich so tapfer war«, entgegnete er stolz.

»Das ist ja toll«. Isabells Mitgefühl für den Jungen wurde immer stärker.

Jetzt schaltete sich Timos Mutter ein. »Dr. Rosenberg ist wirklich sehr kinderlieb. Und wir werden ihn jetzt jede Woche beehren müssen.«

Timo plapperte dazwischen. »Dr. Rosenberg muss immer gucken, ob meine Beinprothese richtig sitzt und ob ich schon besser damit laufen kann.« Er wischte sich die Sahne aus dem Gesicht und lächelte, als hätte er gerade etwas Freudiges erzählt.

Isabell schluckte. Das Schicksal des kleinen Jungen bewegte sie. Sie wusste nicht, was sie sagen sollte. Dann fiel ihr etwas ein. »Also, ich finde, du kannst auf den Krücken richtig gut laufen.«

Timo lächelte stolz. »Ja, das habe ich schon gelernt. Weißt du, ich war nämlich zur Reha, fast ein ganzes Jahr, und da hab ich gelernt, damit zu gehen. Das war toll in der Reha, ich brauchte nicht zur Schule. Wenn ich Lust hatte, konnte ich ein paar Hausaufgaben machen.«

Isabell schmunzelte über Timos Bemerkung über die Schule. »Das kann ich mir vorstellen, dass das toll war, so ganz ohne Schule. Gehst du denn jetzt wieder hin?«, fragte sie, während sie sich kurz im Raum umsah, ob jemand zahlen wollte.

Timos Mutter antwortete anstelle ihres Sohnes: »Im Januar fängt er wieder an. Leider muss er dann das Schuljahr wiederholen, nachdem er fast ein Jahr raus war.«

»Ja, richtig blöd ist das. Dann bin ich gar nicht mehr mit meinem Freund Arne in der Klasse.« Timo nahm einen Schluck Kakao, um sich zu beruhigen.

Isabell legte ihre Hand auf seine Schulter. »Ach, du findest bestimmt wieder neue Freunde. Und dann hast du nicht nur deinen Freund Arne, sondern noch mehr Freunde, das ist doch auch toll. Wenn so ein Neuer in die Klasse kommt, ist der für die anderen immer interessant und jeder möchte mit ihm befreundet sein.«

Timo schaute auf und strahlte. »Echt?«

In diesem Moment hörte Isabell vom Nebentisch eine der beiden Frauen rufen: »Wir würden gern bestellen.« Die Frau hörte sich bereits leicht genervt an.

Isabell nickte den Frauen lächelnd zu. »Ich komme schon.« Und zu Timo meinte sie, während sie ihm zuzwinkerte: »Echt, du wirst es sehen.«

Das Gespräch mit Timo und seiner Mutter hatte Isabell bewegt und auch beflügelt. Es war einfach toll, wie viel Mut dieser kleine Junge trotz seiner Beinprothese hatte.

Als die beiden gehen wollten und Timos Mutter bezahlte, meinte sie: »Nächste Woche kommen wir wieder.« Und Timo fragte hoffnungsvoll: »Bekomme ich dann wieder einen Kakao mit extra viel Sahne?« Isabell beugte sich zu ihm runter und strich ihm über den Kopf: »Klar!«

Dann waren die beiden verschwunden. Isabell musste den ganzen Vormittag an den kleinen Timo und seinen Mut denken. Das berührte sie tief in ihrem Herzen.

Der Vormittag verlief schnell, weil viele Gäste da waren. Um 13 Uhr wurde das Café geschlossen und Isabell half Greta noch, das restliche Geschirr wegzuräumen.

Greta strich sich eine graue Strähne aus dem Gesicht. »Das hat sich ja heute wieder gelohnt«, äußerte sie, als sie die Einnahmen in der Kasse zählte.

Isabell nickte, während sie einen Blick auf die vielen Geldscheine warf.

»Das stimmt. Es war wirklich viel zu tun. Übrigens, der kleine Junge mit seiner Mutter wird jetzt wohl regelmäßig kommen. Er ist einmal in der Woche bei Dr. Rosenberg.«

Greta legte die 50-Euro-Scheine in eine Geldtasche. »Ach, das ist ja schön. Der Kleine tut mir sehr leid.« Isabell nickte. »Ja, mir auch. Ich hab mich ein bisschen mit ihm unterhalten. Der Junge strotzt nur so vor Mut, wirklich beeindruckend, trotz seines Schicksals. Er war fast ein Jahr lang in einer Reha.«

Greta schüttelte ungläubig den Kopf. Dann meinte sie: »Ich werde für den Kleinen beten.«

Isabell nickte wieder. Sie wunderte sich selbst über ihre Reaktion. Sie kannte Greta ja, bei der fast jedes Gespräch mit Gott endete. Aber irgendwie regte Isabell das heute nicht auf.

Isabell fuhr fort, das Geschirr in den Geschirrspüler zu räumen. Dann wollte sie noch draußen die Tische kontrollieren, ob dort alles weggeräumt war. Heute war ein sonniger Tag und es hatten sich sogar einige Gäste nach draußen verirrt, um die Wintersonne zu genießen.

Isabell stellte fest, dass am Tisch am Fenster noch ein Gast saß. Eine junge Frau mit langen schwarzen Haaren saß dort und rauchte eine Zigarette, neben sich ein Kinderwagen.

Isabell merkte, wie sie sich innerlich über dieses verantwortungslose Verhalten der jungen Mutter ärgerte. Was tat sie dem kleinen Wesen mit dem Rauch bloß an! Außerdem war das Café jetzt geschlossen, was auch groß und breit an der Eingangstür stand. Es war schließlich 13 Uhr 15 und Greta würde das Café erst wieder um 15 Uhr öffnen.

Isabell war ziemlich geladen, als sie auf die junge Frau zuging. »Entschuldigung, wir haben geschlossen.« Die junge Frau zuckte leicht zusammen und drehte sich um. Jetzt erst sah Isabell, dass sie weinte. Ihr schmales Gesicht war kreidebleich. Die Augen waren geschwollen und ihre schwarze Schminke lief über ihre Wangen.

Verlegen strich sie ihr schwarzes Haar aus dem Gesicht. »Ach so. Das wusste ich nicht.« Isabell stutzte und schaute sich die junge Frau intensiver an. Irgendwie kam ihr das hübsche Gesicht bekannt vor. Das war doch …

»Anna!« Die junge Mutter blickte etwas irritiert. Dann fragte sie unsicher: »Frau Kröger?«

Isabell setzte sich neben sie auf einen Stuhl: »Ja, Anna, ich bin Louisas Mutter. Wie lange ist das her …?« Anna war einmal Louisas beste Freundin gewesen. In der Grundschule spielten sie zusammen und auch in der weiterführenden Schule waren sie unzertrennlich, bis Annas Mutter starb. Da waren die beiden in der sechsten Klasse. Louisa zog daraufhin in den Nachbarort und ging dort in die Schule, die beiden Mädchen verloren sich bald aus den Augen.

Anna wischte sich die Tränen aus dem Gesicht und lächelte ein wenig: »Ach, schon ewig. Wie geht es Louisa?« Isabell erwiderte: »Gut, sie studiert in Hamburg und wird Grundschullehrerin. Dort wohnt sie jetzt auch.« Anna blickte zu Boden und drückte ihre Zigarette im Aschenbecher aus. »Louisa und Grundschullehrerin, das ist toll.« Ihre Stimme klang traurig.

Diese junge Frau schien große Probleme zu haben, das war offensichtlich.

Isabell stand auf und schaute in den Kinderwagen. Darin schlief, kuschelig in eine blaue Decke eingewickelt, ein zuckersüßes Baby. Isabell fragte begeistert: »Ich wusste gar nicht, dass du ein Kind hast. Ist es ein Junge?« Anna nickte und legte ihre Hand liebevoll auf die Bettdecke. »Er heißt Benjamin.« Isabell erwiderte: »Was für ein schöner Name für so ein süßes Baby.« Eine Weile schauten die beiden verzückt in den Kinderwagen.

Dann meinte Isabell freundlich: »Das Café ist zwar geschlossen, aber ich kann dir in der Küche bestimmt noch einen Kaffee anbieten, meine Chefin Greta wird nichts dagegen haben.«

Anna lächelte leicht. »Das wäre schön.« Die beiden gingen mit Benjamin hinein. Isabell schloss hinter ihnen ab. Greta kam ihnen mit Jacke und Mütze entgegen.

Isabell erklärte die Situation: »Greta, das ist die ehemalige Schulfreundin von Louisa. Darf ich ihr in der Küche noch einen Kaffee kochen?«

Greta schaute auf die kleine, zierliche Gestalt, deren hübsche schwarze Haare ihr zottelig ins Gesicht hingen und in deren Augen man unschwer vollkommene Verzweiflung erkennen konnte. Dann fiel ihr Blick auf den Kinderwagen. Sie antwortete: »Ja klar. Und nehmt euch noch die restlichen Brötchen. Die müssen heute eh weg. Schließt du dann später ab, Isabell?«

Isabell nickte. »Ja natürlich. Eine schöne Mittagspause, Greta!« Isabell hatte einen Schlüssel, weil sie morgens immer die Erste war, die kam.

Greta ging und Isabell und Anna setzten sich in die Küche. Isabell kochte Kaffee und stellte die übrig gebliebenen Brötchen auf den Tisch. Anna griff gleich zu. Sie schien länger nichts gegessen zu haben. Nachdem Isabell den Kaffee eingeschenkt hatte, meinte sie aufmunternd: »Erzähl mal, Anna, wie geht es dir?« Isabell wusste genau, was sie mit dieser Frage bezweckte. Sie hatte sofort gesehen, dass die Schulfreundin ihrer Tochter große Sorgen hatte.

Anna legte das Brötchen auf den Teller und fing an zu weinen. Isabell strich ihr über den rechten Arm. »Ach Anna. Ist es so schlimm? Erzähl doch, was los ist. Vielleicht kann ich dir helfen.« Sie reichte Anna ein Taschentuch. Isabell tat die junge Frau unendlich leid. Sie erinnerte sich an die immer fröhliche Anna mit den schwarzen Zöpfen, die in ihrem Haus ein und aus gegangen war. Und nun saß sie hier mit einem Kummer, der wohl so groß war, dass nicht einmal die Tatsache, dass sie so einen entzückenden Sohn hatte, sie von ihren Sorgen ablenken konnte.

Anna versuchte, ruhig zu bleiben, als sie sprach: »Er hat mich rausgeschmissen. Mein Freund hat mich rausgeschmissen.« Dann konnte sie ihre Emotionen aber doch nicht unterdrücken und fing bitterlich an zu weinen. Isabell war schockiert. Ein Mann, der eine junge Frau mit kleinem Baby vor die Tür setzte an einem kalten Wintertag! Was war das für ein Mensch? Entsetzlich!

Sie nahm Anna in den Arm. Eine Weile saßen sie so da und Anna weinte sich an Isabells Schulter aus. Als sie sich etwas beruhigt hatte, fragte Isabell, indem sie Anna die nassen Strähnen aus dem Gesicht strich: »Warum hat er dir das angetan?«

Da sprudelte es aus Anna heraus: »Er hat eine neue Freundin. Wir, das Kind und ich, waren ihm nur eine Last. Erst hat er sich so auf das Kind gefreut. Er hat auch nicht mehr so viel Alkohol getrunken. Aber als Benjamin dann da war, merkte er, dass ein Kind eine Rundumbetreuung braucht. Und dann wurde er auch noch arbeitslos. Jedes Wochenende zog er um die Häuser und kam betrunken zurück. Und letzten Samstag bin ich hinter ihm hergegangen. Ich habe Benjamin eingepackt und bin ihm heimlich gefolgt. Da habe ich ihn vor der

Kneipe rauchen sehen. Neben ihm stand eine junge Frau, die er im Arm hielt.«

Wieder fing Anna an, bitterlich zu weinen. Und Isabell kochte innerlich und war wütend über diesen verantwortungslosen Menschen, von dem sie eben erfahren hatte.

Anna erzählte schluchzend weiter: »Und dann habe ich ihn zur Rede gestellt. Er hat es nicht einmal abgestritten. Ja, er habe eine neue Freundin. Das mit mir sei vorbei und er wisse ja nicht einmal, ob Benjamin sein Kind sei.« Sie stockte. »Es tat so weh. Natürlich ist Benjamin sein Sohn. Es war so gemein, als er mir das unterstellte.«

Isabells Herz pochte. Sie war wütend auf Annas Freund. Ungläubig fragte sie: »Und dann hat er dich mit dem Kind vor die Tür gesetzt?«

Anna nickte. »Ich habe noch schnell ein paar Sachen eingepackt.« Sie zeigte auf die Reisetasche unter dem Kinderwagen.

»Das ist ja widerlich!« Isabell schrie fast auf. Und dann meinte sie leise. »Und wo willst du jetzt hin?«

Anna nahm einen Schluck Kaffee. Sie flüsterte fast: »Ich weiß es nicht. Ich habe niemanden mehr. Den Kontakt zu meinen Freunden habe ich abgebrochen, als ich Ole kennenlernte. Er wollte immer, dass ich ganz für ihn da sei. Ich durfte nirgendwohin. Zuerst fand ich es schön, dass ein Mensch mich ganz für sich haben wollte. Aber dann fühlte ich mich immer einsamer, als er nur unterwegs war.«

Isabell schüttelte den Kopf. Sie dachte daran, was aus diesem hübschen, intelligenten Mädchen geworden war. Anna war so ein glückliches Kind gewesen und die beste Schülerin der Klasse. Louisa und sie hatten sich gut verstanden.

Ja, und dann kam der Tag, an dem ihre Mutter starb. Sie war nur ein paar Wochen krank gewesen. Der Krebs in ihrem Körper wurde viel zu spät erkannt. Louisa, Stefan und sie hatten geweint, als Anna bei ihnen anrief und den Tod ihrer Mutter mitteilte.

Isabell hatte Annas Mutter selten gesehen, eigentlich nur bei den Elternabenden und Schulveranstaltungen. Manchmal hatte sie Louisa auch bei ihnen abgeholt, wenn die Mädchen zusammen gespielt hatten. Dann hatte sie immer ein paar Sätze mit ihr gesprochen. Sie war eine wunderschöne Frau gewesen – pechschwarze lange Haare, zierlich und klein und immer modisch gekleidet. Anna hatte viel Ähnlichkeit mit ihrer Mutter. Selbst in ihrem verzweifelten Zustand sah sie wunderschön aus. Auch wenn die nassen Haarsträhnen in ihrem Gesicht hingen, konnte man doch ihre aparten schmalen Gesichtszüge erkennen.

Anna berichtete weiter: »Er wollte auch, dass ich den Kontakt zu meinem Vater abbreche. Wir hatten schon vorher kein gutes Verhältnis mehr.«

Isabell horchte auf. »Du hast keinen Kontakt mehr zu deinem Vater?«

»Nein, er versucht zwar immer wieder, mit mir zu sprechen. Er war sogar einmal bei unserer Wohnung. Und da habe ich ihn rausgeschmissen.« Ihr letzter Satz wurde von mehreren Schluchzern unterbrochen.

Isabell erstarrte. Wie konnte Anna das ihrem Vater antun? Er hatte doch nur noch sie, nachdem seine Frau gestorben war.

Anna schien Isabells Gedanken erraten zu haben. Sie erklärte: »Wissen Sie, als ich noch zu Hause wohnte, durfte ich nirgendwohin. Ich fühlte mich wie in einem Glaskasten. Papa hatte ständig Angst, mir würde etwas passieren. Als ich dann Ole kennenlernte, machte er ihn nur schlecht. Er wollte wohl, dass ich mich von ihm trennte. Aber ich liebte Ole. Einmal hat Ole bei meinem Vater zu Hause Geld gestohlen, da hat er mich vor die Tür gesetzt.« Es war einen Moment ganz still.

Dann legte Anna gedankenverloren ihre Hand auf die Bettdecke ihres kleinen Sohnes und blickte in die Ferne. »Es war sicher nicht richtig, was Ole gemacht hat, aber dass mein Vater mich vor die Tür gesetzt hat, nur weil ich weiter mit Ole zusammen sein wollte, war auch nicht in Ordnung. Dabei hat Papa auch nicht alles richtig gemacht in seinem Leben.« Annas Gesicht bekam einen verbitterten Ausdruck.

Isabell merkte, dass es da noch mehr geben musste, was zwischen Anna und ihrem Vater stand. Aber sie wollte nicht weiter nachfragen. Anna hatte genug zu verarbeiten im Moment.

Anna schluchzte nicht mehr. Sie strich über die Decke ihres Benjamins.

Isabell legte ihr den Arm um die Schulter. »Auch wenn die Beziehung zu Ole jetzt zu Ende ist, Anna, du hast das größte Geschenk bekommen, das es gibt, einen wundervollen kleinen Sohn.«

Anna schaute Isabell dankbar an. Sie war glücklich über diese Worte. »Ja, Sie haben recht, Frau Kröger. Und ich werde für ihn kämpfen.«

Einen Augenblick saßen Anna und Isabell fast andächtig vor dem Kinderwagen und schauten dem nichts ahnenden Benjamin beim Schlafen zu.

Dann äußerte Anna ihre Gedanken. »Wenn ich bloß wüsste, wo ich hinkönnte. Zu meinem Vater kann ich jedenfalls nicht gehen.«

Isabell nickte. Sie konnte Anna gut verstehen und entwickelte Unverständnis für einen Vater, der seine Tochter einfach so gehen lassen konnte. Schließlich hatte ihr Freund gestohlen und nicht sie.

Und dann hörte sie sich sagen: »Anna, du kommst erst einmal zu mir. Ich bin schließlich allein zu Hause.«

Die schaute Isabell ungläubig an, wobei sie ihre schwarzen Haare zu einem Zopf drehte. Dann blickte sie verlegen zu Boden.

»Ich habe das mit Ihrem Mann in der Zeitung gelesen. Es tut mir entsetzlich leid, auch dass ich nicht geschrieben habe. Irgendwie wusste ich nicht, was ich schreiben sollte.«

Isabell nickte. »Es ist in Ordnung, Anna. Und übrigens, ich heiße Isabell. Sag einfach Du, das ist einfacher, wenn du nun schon zu mir ziehst.«

Anna schaute immer noch ganz ungläubig. »Und Sie … du willst mich bei dir aufnehmen? Ehrlich?«

Fast zweifelte Isabell schon an ihrem Angebot. Wie konnte sie Anna zu sich nehmen, wo sie sie doch gar nicht richtig kannte? Ja, als Kind war sie bei ihr ein und aus gegangen. Aber jetzt? Sie hatte doch selbst im Moment Probleme genug. Und nun wollte sie sich auch noch um Annas Sorgen kümmern? »Isabell, du bist verrückt«, dachte sie und sagte: »Natürlich kannst du erst einmal zu mir kommen. Das Arbeitszimmer meines Mannes ist frei, da kannst du einziehen.«

Wie konnte sie dieses Angebot machen? Das Arbeitszimmer, wo der Computer stand, an dem Stefan oftmals viele Stunden verbracht hatte. Das Zimmer mit der kleinen Couch, das Sofa, auf dem Isabell und Stefan zusammen saßen und Kaffee tranken und redeten und lachten … dieses Zimmer wollte sie jetzt Anna überlassen?

Sie schaute Anna an und dachte an die Beerdigung ihrer Mutter, wie traurig und klein sie neben ihrem Vater am Grab gestanden hatte. Sie stand auf und legte ihre Hand in Annas und zog sie vom Stuhl hoch. »Komm, Anna, wir gehen zu mir und morgen holen wir die restlichen Sachen aus der Wohnung.«

Anna umarmte Isabell. »Danke, Isabell. Das vergesse ich dir nie.« Ein paar Tränen der Erleichterung liefen ihr übers Gesicht.

Isabell nickte. Jetzt waren alle Zweifel besiegt. Sie tat das Richtige.

3

Isabell saß auf dem Drehstuhl und gab dem kleinen Benjamin die Flasche. Sie hatte zum ersten Mal seit langer Zeit wieder das Gefühl, glücklich zu sein. Dieses unglaubliche Gefühl, ein Baby im Arm zu halten, war einfach einmalig schön. Der Kleine schaute sie die ganze Zeit an. Er war ein traumhaft süßes Baby.

Anna bezog in der Zeit ihre Bettdecke und legte sie auf die Couch. Sie lächelte und stellte den Aufsatz des Kinderwagens daneben. »Es ist perfekt, Isabell. Vielen Dank.«

Isabell hatte gerade den kleinen Benjamin hochgehoben, damit er ein »Bäuerchen« machen konnte. Sie überlegte und schaute auf Annas Werk. Dann schüttelte sie den Kopf, stand auf und gab Anna das Baby.

»Nein, Anna. Es fehlt noch etwas. Ich muss auf dem Dachboden noch Louisas altes Kinderbett haben. Das würde hier gut reinpassen. Ich schaue gleich einmal nach.«

Sie fand das Bett tatsächlich, machte es sauber und stellte es auf. Anna strahlte und umarmte Isabell. »Danke, danke für alles!«

Isabell schaute zu dem kleinen Benjamin, der nach der Mahlzeit zufrieden schlief. »Ich freue mich, dass ihr jetzt hier seid. Du glaubst nicht, wie allein ich mich in den letzten Wochen gefühlt habe. Es ist so gut, dass ihr hier seid.«

Sie wunderte sich über sich selbst. Sie wollte doch nie Gesellschaft haben in letzter Zeit. Und jetzt hatte sie auch noch Menschen um sich, die riesengroße Probleme hatten.

Sie verstand sich selbst nicht mehr. Vielleicht lag es einfach daran, dass ihr Anna so leidtat und sie sich unsterblich in den kleinen Benjamin verliebt hatte.

Der Nachmittag und der Abend vergingen wie im Fluge. Als Isabell um 22 Uhr ins Bett fiel, war sie todmüde. Sie hatte mit Anna das Zimmer in eine gemütliche Bleibe für Mutter und Kind verwandelt. Abends hatte Anna eigentlich kochen wollen, aber Benjamin schrie wie am Spieß. Wahrscheinlich hatte er von der Aufregung um ihn herum doch mehr mitbekommen, als ihm guttat. So hatte Isabell das Kochen übernehmen müssen. Und nun war sie total müde.

Sie wollte die Nachttischlampe löschen. Da fiel ihr Blick auf die Bibel, die sie am Vortag noch wütend auf die Seite gelegt hatte. Sie dachte nicht nach, als sie sie aufhob und die Stelle aufschlug, bei der sie gestern das Bändchen zwischen die Seiten gelegt hatte: »Ich bin ein Fremder gewesen und ihr habt mich aufgenommen.«

Jetzt musste Isabell schmunzeln. Leise sagte sie vor sich hin: »Ja, nun habe ich wirklich jemanden aufgenommen, Gott. Wusstest du das vorher? Aber was hat das mit meinem Leben zu tun?«

Sie war zu müde, um sich weiter mit Gott und diesem Bibelvers zu beschäftigen. Außerdem erwartete sie keine Antwort auf dieses Gebet. So kuschelte sie sich in ihr Bett und dachte über den Tag nach. Schon nach kurzer Zeit schlief sie ein.

Zwei Stunden später wurde sie von lautem Babygeschrei geweckt. Sie hörte, wie Anna versuchte, den Kleinen zu beruhigen. Das Arbeitszimmer lag nebenan und Isabell konnte alles hören.

Sie versuchte, wieder einzuschlafen. Aber es gelang nicht. Benjamin schien sich einfach nicht beruhigen zu wollen. Isabell war kurz davor, zu Anna zu gehen und ihr zu helfen. Aber sie wollte auch nicht die erfahrene Mutter spielen und Anna das Gefühl geben, sie käme mit ihrem Sohn nicht klar.

»Gott, da hast du mir ganz schön was eingebrockt. Wenn

Benjamin jetzt jede Nacht schreit … das bin ich einfach nicht mehr gewohnt«, dachte sie.

Irgendwie musste sie lächeln. Komische Idee von Gott, ihr gerade Anna ins Haus zu schicken. Wobei: Eigentlich hatte er sie ja nicht geschickt, Isabell hatte sie eigenständig in ihr Haus eingeladen. Was hatte Gott damit zu tun? Andererseits, warum war Anna gerade in das Café gekommen, in dem Isabell arbeitete?

»Gott, ich verstehe dich nicht. Was soll das alles?«, sagte Isabell vor sich hin, ohne darüber nachzudenken, dass sie nun schon zum zweiten Mal an diesem Tag eine Frage an Gott richtete.

Benjamin hatte sich inzwischen ein wenig beruhigt. Isabell dachte daran, was wohl Louisa sagen würde, wenn sie am Freitag kommen und Anna hier treffen würde. Sie würde sich bestimmt darüber freuen, Anna wiederzusehen. Aber ob es ihr gefiele, dass sie sie bei sich aufgenommen hatte? Isabell hatte beschlossen, ihr am Telefon nichts zu erzählen. Ohnehin telefonierte sie selten mit ihrer Tochter. Sie wartete immer darauf, dass Louisa sie anrief. Irgendwie fühlte sich Isabell unbehaglich, wenn sie an die bevorstehende Begegnung mit ihrer Tochter dachte. Andererseits wohnte Louisa ja auch nicht mehr hier. Was ging es sie also an?

Isabell drehte sich zu dem leeren Bett neben sich und strich über das Bettlaken. »Ach Stefan, wenn du wüsstest, was hier los ist.« Und dann überwältigte sie wieder der Schmerz über den Verlust ihres Mannes. Sie weinte.

Nebenan war jetzt Ruhe eingekehrt. Aber es dauerte lange, bis Isabell wieder einschlief.

Isabell wunderte sich über die Geräusche aus der Küche, als sie am nächsten Morgen aufwachte. Sie hörte in der Ferne Radiomusik und ein Baby vor sich hin glucksen.

Was war das? Isabell setzte sich ruckartig auf. Dann fiel ihr alles wieder ein: Sie war ja nicht mehr allein im Haus. Sie schaute auf die Uhr. Es war Viertel nach zehn.

Als sie aufstehen wollte, schmerzte ihr Kopf. Langsam ging sie ins Bad und zog sich an.

Ihr war etwas komisch zumute, als sie die Treppen hinunterging und Anna sah, die mit Benjamin auf dem Arm in ihrer Küche Kaffee kochte. Es war eigenartig, eine Fremde in ihrer Küche hantieren zu sehen. Aber der Wunsch nach Kaffee wischte ihre Gedanken beiseite.

Isabell staunte. Der Tisch war liebevoll gedeckt. Es gab sogar Brötchen.

Anna lächelte. »Guten Morgen, Isabell. Ich war mit Benjamin schon beim Bäcker.« Anna wirkte trotz ihres nächtlichen Einsatzes gar nicht müde.

Isabell setzte sich an den Tisch und versuchte, obwohl sie Kopfschmerzen hatte, zu lächeln. »Ihr seid ja toll, vielen Dank.« Dabei strich sie Benjamin über den Arm. Der bedankte sich mit einem Lächeln. Isabell lächelte zurück, und als sie sah, wie Anna sich mit dem Baby abmühte, um den Kaffee einzugießen, schlug sie Anna vor: »Gib mir doch ruhig den Kleinen!« Als sie ihn dann auf dem Arm hatte, waren seine nächtlichen Weinattacken vergessen. Er schaute sie mit seinen braunen Knopfaugen vertrauensvoll an. Isabell strich ihm über seine kleinen Finger, während Anna sich setzte.

»Ich brauche seinen Wipper, er ist noch in der Wohnung.« Anna seufzte.

Auch Isabell wurde wieder an den Grund erinnert, warum Anna hier war. Und dann fiel ihr ein, dass sie gestern versprochen hatte, mit ihr zu Ole zu fahren, um die restlichen Sachen aus der Wohnung zu holen. Darauf hatte sie nun überhaupt keine Lust. Aber sie hatte es versprochen. So erklärte sie entschlossen: »Anna, wir fahren nachher zu Ole und holen deine Sachen.«

Anna nickte. Sie wirkte verzweifelt. Isabell schaute sie an. Sie hatte ihre langen Haare zu einem Zopf zusammengebunden und war dezent geschminkt. Sie war eine wunderschöne junge Frau. Niemals hatte sie es verdient, so behandelt zu werden. Isabell legte ihre Hand auf Annas Arm. »Das schaffen wir schon. Danach brauchst du ihn ja nie mehr wiederzusehen.«

Sie sah Annas trauriges Gesicht und begann einfach ein anderes Thema. »Anna, dein Kaffee schmeckt super.«

Isabell trank einen Schluck. Vielleicht würden ja dadurch auch die Kopfschmerzen verschwinden.

Anna bedankte sich lächelnd für das Kompliment. Dann fiel ihr etwas ein. Lachend meinte sie: »Ich muss gerade daran denken, wie ich Mama und Papa mal Kaffee gekocht habe. Ich war wohl um die acht Jahre alt. Da wollte ich sie mal an einem Samstag überraschen. Weißt du, ich hab das Kaffeepulver einfach in die Tassen gefüllt und Wasser draufgegossen. Die beiden haben den Kaffee wirklich getrunken. Und Mama meinte noch, das wäre der beste Kaffee, den sie je gehabt hatte.«

Isabell lächelte. Louisa hatte sich nie für Hausarbeit interessiert. Und als sie sie einmal zum Kochen animieren wollte, da meinte Stefan: »Ach, lass sie doch. Sie ist doch noch ein Kind.« Das Kind wurde schließlich 22 Jahre, ohne jemals etwas im Haushalt getan zu haben. Oftmals fragte sich Isabell, wie Louisa wohl in ihrem Haushalt zurechtkam. Für die Wäsche hatte sie ja ihre Mutter. Und wahrscheinlich gab es in der Woche des Öfteren Dosensuppe. Wenn Louisa freitags kam, kochte Isabell immer irgendetwas, was Louisa gern mochte. Und die Reste bekam sie dann mit. So hatte sie für den nächsten Tag noch eine warme Mahlzeit.

»Louisa hat nie Kaffee gekocht. Das ist wohl auch der

Grund, warum sie keinen Kaffee trinkt, lieber Kakao«, sagte Isabell lächelnd.

Anna nickte und fragte interessiert: »Wie geht es Louisa jetzt eigentlich?«

Isabell antwortete, während sie Benjamin weiterhin seine Streicheleinheiten verabreichte: »Ach, gut. Ihr Studium gefällt ihr sehr. Seit ein paar Monaten hat sie einen Freund. Am Sonntag war sie gerade hier und sie kommt jeden Freitag.« Den Grund wollte sie Anna nicht nennen.

»Das ist ja schön.« Einen Moment lang war es still und Anna nahm Isabell Benjamin aus dem Arm, damit sie in Ruhe ihr Brötchen schmieren konnte.

»Ich hab oft an Louisa gedacht. Wir hatten eine so schöne Zeit. Weißt du noch, Isabell, als wir als doppeltes Lottchen in der Grundschule zum Fasching gegangen sind?« Anna musste lächeln, als sie daran dachte.

Isabell legte ihr Messer beiseite. »Ja, genau. Ihr wart so niedlich, ihr beide. Ich habe euch doch die gleichen Kleider genäht. Und Louisa musste eine Perücke aufsetzen, damit sie auch so lange schwarze Haare hatte wie du.« Schmunzelnd dachte sie daran zurück. Sie hatte die beiden in die Schule gebracht. Und sie erinnerte sich daran, wie beeindruckt die anderen Mütter gewesen waren und wie man die Kostüme gelobt hatte.

Anna sprach weiter und ihre Stimme klang mitfühlend. »Weißt du, als ich das mit deinem Mann in der Zeitung las, wollte ich Louisa und dir gern schreiben. Ich konnte so gut nachempfinden, wie Louisa sich gefühlt haben musste. Es ist so unendlich schwer, einen von den Eltern zu verlieren. Man kommt sich vor, als sei ein Teil von einem abgebrochen.«

Isabell nickte. So ähnlich fühlte sie sich auch nach dem Tod von Stefan. Sie war nicht mehr ganz. Louisa musste es wohl auch so gehen. Aber sie hatte nie richtig mit ihr darüber geredet. Das wurde ihr erst jetzt bewusst. Sie wollte auch nicht, dass Louisa immer traurig war, daher hatte sie mit ihr wenig über Stefan gesprochen. Eigentlich wusste Isabell gar nicht richtig, wie ihre Tochter mit dem Verlust ihres Vaters umging.

Anna fuhr fort: »Als Mama starb, haben Papa und ich viel zusammen geweint. Und Papa hat gesagt, ich kann mit ihm immer über Mama reden. So bleibt sie irgendwie immer bei uns. Wir haben wirklich viel zusammen gesprochen über sie. Und wir haben auch viel gelacht über die Erinnerungen, zum Beispiel über die Kaffeegeschichte. Und dann habe ich auch mit Mama über alles gesprochen. Papa hat gesagt, sie wüsste, wie es mir gehe, und sie wäre auch immer bei mir. So fing ich einfach an, mit ihr zu reden.« Sie lächelte gedankenverloren.

Isabell dachte nach. Auch sie hatte anfangs mit Louisa geweint, aber dann hatte sie beschlossen, ihre Tränen zu unterdrücken, damit ihre Tochter nicht zu traurig wäre. Und sie hatte auch nicht mehr viel mit ihr über Stefan geredet. Es tat einfach zu weh, die Erinnerungen hochkommen zu lassen. Sie wollte diese Wunde nicht immer wieder aufreißen. Aber zum ersten Mal hatte sie Zweifel daran, ob das richtig gewesen war. Hätte sie nicht mit Louisa Erinnerungen an Stefan austauschen müssen? Isabell konnte nur ahnen, wie schmerzlich für Louisa der Verlust ihres Vaters sein musste. Waren das Ignorieren und Einfach-Weitermachen wirklich richtig? Die Worte von Anna hatten sie sehr bewegt und sie innerlich am Umgang mit ihrer Trauer zweifeln lassen. Sie wischte sich eine Träne aus dem Gesicht.

Anna strich über Benjamins Kopf, während sie mit ihm sprach: »Wie sehr hätte ich mir gewünscht, dass Mama dich kennengelernt hätte. Sie hätte mich auch verstanden und ich hätte wieder nach Hause gekonnt.«

Isabell schaute gerührt auf Mutter und Kind. Sie sagte leise: »Vielleicht würde dein Papa sich auch freuen, seinen Enkel zu sehen.«

Anna schüttelte den Kopf. »Nein, er würde mich niemals bei sich aufnehmen. Jetzt, wo ich das uneheliche Kind habe, bin ich für ihn doch eine Sünderin.« Und nach einer Pause fügte sie bitter hinzu: »Dabei hat er sich selbst versündigt.«

Isabell schaute sie fragend an. Eben noch hatte Anna so liebevoll von ihrem Vater gesprochen. Sie hatte das Gefühl, dass noch mehr zwischen Anna und ihrem Vater stand, nicht nur die Geschichte mit Ole. Ehe sie fragen konnte, erklärte Anna: »Weißt du, es ist nicht nur wegen Ole, warum ich nicht mit meinem Vater spreche.« Sie nahm Benjamins linke Hand. »Ich habe ein paar Tage, bevor mein Vater Ole rausgeschmissen hat, nach dem Stammbuch gesucht. Ole wollte mich heiraten, aber ich wusste, dass das meinem Vater nicht gefallen würde. Und da hab ich mich heimlich auf die Suche nach dem Stammbuch gemacht. In seinem Schreibtisch fand ich dann nicht nur das Stammbuch.« Anna machte eine Pause und Isabell spürte, wie schwer ihr das Reden fiel.

»Ich fand einen Umschlag, adressiert an meinen Vater. Er war von einem Rechtsanwalt. In dem Umschlag befand sich eine Mappe und ein Anschreiben, datiert vom 17. März 2001: »Sehr geehrter Herr Wendland, hiermit sende ich Ihnen die Scheidungspapiere zu.« Das stand auf dem Anschreiben. Ich war so geschockt. Ich hatte nicht gewusst, dass meine Eltern sich scheiden lassen wollten. Und fünf Wochen später war meine Mutter tot. Wie konnte er ihr das nur antun, eine todkranke Frau verlassen zu wollen! Ich dachte immer, er hätte sie geliebt. Aber ich habe es schwarz auf weiß gesehen. Und als es dann mit Ole diesen Streit wegen des gestohlenen Geldes gab, war es mir eigentlich ganz recht, dass er mich und Ole vor die Tür gesetzt hat. Mit meinem Vater will ich wirklich nichts mehr zu tun haben.«

Isabell war verwirrt. Eben noch hatte Anna erzählt, wie liebevoll ihr Varer über seine Frau nach ihrem Tod gesprochen hatte, und nun diese Geschichte mit der Scheidung. Das passte doch nicht zusammen. »Hast du mit deinem Vater über deinen Fund mal geredet?«

Anna schüttelte heftig den Kopf. »Nein, was hätte das für einen Zweck? Der Umschlag vom Anwalt sagt doch alles. Natürlich hat er sich nach dem Tod meiner Mutter wirklich liebevoll um mich gekümmert. Wir haben auch viel über Mama gesprochen. Und ich hatte immer den Eindruck, dass er sie geliebt hat. Aber warum wollte er sich dann trennen? Viel gekümmert um Mama hat er sich kurz vor ihrer Krankheit auch nicht. Er war ja als Bauingenieur selbstständig und fast nur unterwegs. Mama und ich haben dann viel mit Onkel Thomas unternommen, dem Cousin meiner Mutter. Ich mochte ihn unheimlich gern, aber leider habe ich ihn auf der Beerdigung das letzte Mal gesehen.«

Isabell meinte eindringlich: »Anna, es wäre aber doch wichtig gewesen, deinen Vater auf dieses Schreiben einmal anzusprechen.«

Anna war aufgebracht. »Was sollte das bringen? Nein, es ist besser, wenn ich ihm aus dem Weg gehe.« Isabell erkannte, dass jetzt nicht der richtige Zeitpunkt war, über diese Sache zu reden.

Inzwischen fing Benjamin auf dem Schoß seiner Mutter an zu quengeln. Anna versuchte, ihn zu beruhigen, und steckte ihm einen Schnuller in den Mund, was auch kurz half.

Dann schaute sie Isabell an. »Nach dem Tod meiner Mutter fing Papa an, in der Bibel zu lesen, und er schleppte mich in die Kirche bei uns am Ort. Es hat mir dort auch gefallen. Ich mochte die Bibelgeschichten. Aber als Teenager hatte ich immer das Gefühl, es ginge nur um Verbote. Ein Christ tut dies nicht und das nicht. Da bin ich ausgebrochen.«

Isabell war verblüfft. Sie hatte nie gewusst, dass Annas Vater auch Christ war. Dann schaute sie Anna an, die traurig zu Boden blickte.

Isabell stand auf und legte ihre Hand auf Annas Arm. »Anna, Gott ist doch niemand, der dich zwingt, irgendwelche Gesetze einzuhalten. Er liebt dich, und sein größtes Geschenk an dich ist Vergebung.«

Isabell stutzte. Was machte sie eigentlich hier? Sie hielt ein Plädoyer für einen Gott, mit dem sie eigentlich gar nichts mehr zu tun haben wollte. Und dann berührten sie die Worte, die sie Anna gesagt hatte, auch noch selbst. Es war, als hätte jemand anderes diese Worte gesprochen: »Er liebt dich …« Sie bekam eine Gänsehaut und ärgerte sich darüber.

Liebe – aber was war mit Stefan? Wenn Gott sie und Stefan geliebt hätte, hätte er ihn gerettet. Ihr Herz verhärtete sich wieder, während Anna Isabells Worte sehr berührten. »Wenn ich nur wieder zurückkönnte«, seufzte Anna und nahm Benjamins kleine Hand.

Isabell wusste nicht, ob sie damit Gott meinte oder ihren Vater. Aber weil sie keine Lust hatte, weiter über Gott zu reden, sagte sie: »Dein Vater würde dir jederzeit verzeihen, dessen bin ich mir sicher. Und ihr könntet euch dann auch richtig aussprechen.«

Anna starrte auf ihre Kaffeetasse. »Ich weiß nicht. Ich … ich kann ihm nicht verzeihen. Es geht ja nicht nur um die Geschichte mit Ole.«

Isabell nickte. »Ich verstehe dich. Aber es wäre wirklich wichtig, auch für dich selbst, mit deinem Vater über diese Sache zu reden.« Sie sah Annas Augen, die so traurig in die Ferne schauten.

Dann fing Benjamin wieder an zu quengeln und Anna stand auf und kümmerte sich um ihn. Sie ging ein bisschen mit ihm umher und strich ihm über den Rücken. Dabei meinte sie zu Isabell: »Mir fehlt wirklich dieser Wipper. Da drin hat er sich immer beruhigt.« Benjamin fing jetzt auch noch an zu schreien und Anna versuchte, ihn mit einem Schnuller zu beruhigen, aber den spuckte er immer wieder aus.

Isabell meinte entschlossen: »Nach dem Frühstück fahren wir gleich zu Ole und holen deine Sachen und den Wipper.«

4

Anna hatte einen Schlüssel für die Wohnung. Trotzdem klingelte sie an Oles Haustür. Isabell hatte Benjamin auf dem Arm, der gerade im Auto eingeschlafen war und jetzt auf ihrer Schulter lag. Eigentlich hätte sie auch mit ihm im Auto warten können. Aber Anna hatte sie gebeten mitzukommen. Sie hatte Angst, das spürte Isabell. Und Isabell war über Oles Verhalten so wütend, dass sie gern bereit war mitzukommen. Sie würde dem jungen Mann schon zeigen, wie mies er sich verhalten hatte.

Anna klingelte ein paarmal, bis schließlich geöffnet wurde. Ole erschien total verschlafen, er wankte ein bisschen. Isabell schloss daraus, dass er wohl schon Alkohol getrunken hatte. Er hatte Boxershorts und ein T-Shirt an. Seine Haare waren zersaust und er war unrasiert. Isabell fragte sich, wie sich eine so hübsche junge Frau wie Anna bloß in so einen ungepflegten Mann hatte verlieben können.

Ole schaute Anna verwundert an und fragte unfreundlich: »Was willst du denn hier?« Anna war die ganze Situation sehr unangenehm, aber sie versuchte, ruhig zu bleiben. »Ich möchte meine restlichen Sachen holen«, erwiderte sie und versuchte, an ihm vorbei zum Schlafzimmer zu gelangen. Aber er versperrte den Weg. Er zeigte auf Isabell, ohne den Blick auf seinen Sohn zu richten, der noch immer tief und fest auf deren Arm schlief. »Und was will die da?« Anna erklärte knapp: »Das ist Isabell, bei der wohnen Benjamin und ich jetzt.«

Er musterte Isabell von oben bis unten. Isabell wurde es zu bunt, sich weiterhin den Blicken dieses widerlichen Menschen auszusetzen. »Hören Sie, es wäre schön, wenn Sie Ihrer Exfreundin erlauben würden, ihre Sachen jetzt aus der Wohnung zu holen.« Isabell klang alles andere als freundlich. Sie war wütend auf Ole, versuchte aber trotzdem noch, sich im Zaum zu halten. Da kam aus dem Schlafzimmer eine junge Frau angeschlurft. Ihre hellblonden Haare hatte sie zu einem Zopf nach hinten gebunden. Sie trug ein viel zu großes Männer-T-Shirt, das ihr bis zu den Knien reichte. »Was wollen die denn hier?«, fragte sie ihren Freund und stellte sich hinter ihn, wobei sie einen Arm um ihn legte. Isabell schaute Anna an und spürte, wie der Anblick von Oles neuer Freundin sie tief verletzte.

Anna verlor ihre Fassung. Sie schrie Ole an: »Kaum bin ich weg, holst du dir schon die Neue ins Haus. Du bist einfach widerlich.« Sie war knallrot geworden, so wütend war sie.

Isabell ging es genauso, obwohl sie fand, dass Anna froh sein konnte, dass sie diesen unangenehmen Kerl los war. Ole kam einen Schritt auf Anna zu, während die neue Freundin ihm folgte, immer noch mit dem Arm auf seiner Schulter. Auch er war jetzt wütend. »Hey, du beleidigst nicht meine Freundin«, schrie er sie an. Die junge Frau strahlte vor Stolz, dass Ole sie so verteidigte. Isabell schüttelte innerlich den Kopf. Anna konnte wirklich froh sein, diesen Typen los zu sein.

Sie stellte sich zwischen Anna und Ole. Dabei musste sie feststellen, dass Ole stark nach Alkohol roch. »Nun mal langsam. Hier ist ein kleines Baby auf dem Arm, das Ihnen gehört. Ich möchte nicht, dass dieses Kind mit anhören muss, wie Sie mit seiner Mutter reden.«

Ole drückte sie mit der Hand ein wenig zur Seite. »Dieses Kind«, dabei zeigte er auf Benjamin, »ist nicht mein Kind. Sie hat mir diesen Bastard untergeschoben.« Jetzt kochte Isabell innerlich. Bisher hatte sie versucht, ruhig zu bleiben. Aber jetzt war ein Punkt erreicht, wo sie ihm gehörig die Meinung sagen wollte. »Wie können Sie so etwas sagen? Dieses niedliche kleine Baby ist Ihr Kind, obwohl Sie es in keiner Weise verdient haben. Sie schmeißen Anna mit dem Kleinen aus der Wohnung in die Eiseskälte nach draußen und holen sich gleich eine Neue ins Haus – was sind Sie bloß für ein Mensch! Sie wissen überhaupt nicht, was Liebe ist.«

Dann wandte sie sich an die junge Frau. »Meinen Sie wirklich, dass dieser verantwortungslose Mensch Sie liebt? Der benutzt Sie doch nur. Und wenn er Sie aufgebraucht hat, dann schmeißt er Sie raus.« Die junge Frau nahm ihren Arm von Oles Schulter. Es schien, als würden sie die Worte treffen, aber der Alkohol hatte ihre Empfindungen schon so weit beeinflusst, dass sie nicht weiter darüber nachdachte. Und so sagte sie, als wollte sie ihre Gedanken beruhigen: »Ole liebt mich«, und legte wie zur Bekräftigung beide Arme um ihn.

Isabell schaute zu Anna, die Mühe hatte, ihre Tränen zurückzuhalten.

Ole zeigte auf das Treppenhaus. »Sie haben nicht das Recht, mich und meine Freundin zu beleidigen; nehmen Sie Anna und den Bastard und verlassen Sie diese Wohnung.« Er grölte jetzt richtig.

Isabell wäre fast geplatzt, so wütend war sie, doch sie wusste auch, dass Ole das Recht hatte, sie aus der Wohnung zu schmeißen. Aber Anna musste endlich ihre Sachen bekommen, damit sie mit Ole abschließen konnte.

Anna war anscheinend kurz davor, zusammenzubrechen. Ihre Gesichtsfarbe war jetzt blass und ihre Hände hatte sie zu Fäusten geballt; ihre Unterarme zitterten. Gerade als sie etwas sagen wollte, legte Isabell ihr die Hand auf den Mund. Sie versuchte, ganz ruhig zu sprechen. »Natürlich haben Sie das Recht, uns aus der Wohnung zu werfen. Aber das nächste Mal kommen wir dann mit der Polizei. Und ob Sie der Vater dieses kleinen Jungen sind, das werden wir ja sehen. Es gibt nämlich Vaterschaftstests. Und dann müssen Sie natürlich auch für den Kleinen aufkommen, finanziell meine ich.«

Benjamin schien zu merken, dass man von ihm sprach. Er

fing leicht an zu quengeln, nachdem er die lautstarken Auseinandersetzungen verschlafen hatte.

Jetzt läuteten bei Ole die Alarmglocken. Mit der Polizei wollte er nichts zu tun haben und er hatte nicht die Absicht, für Benjamin auch nur einen Cent zu zahlen. Er schob seine Freundin ein wenig zur Seite und sagte unfreundlich zu Anna: »Na los. Hol dir schon deinen Kram und du kannst ihr helfen, dann ist sie wenigstens schneller hier weg.« Er trat zur Seite, damit auch Isabell in die Wohnung kommen konnte.

Beide packten, so schnell sie konnten, Annas Sachen. Benjamin hatten sie in den Wipper gesetzt, woraufhin er fröhlich vor sich hin plapperte. Die Sachen hatten sie bald eingepackt. Jetzt fehlte noch das Kinderbett. Anna und Isabell versuchten, es auseinanderzuschrauben; dabei fielen ihnen die Gehäusestangen entgegen und eine zerbrach sogar. Das war zu viel für Anna. Sie fing an zu weinen. Isabell legte den Arm um sie. »Das macht nichts, wir haben ja noch Louisas Bett.« Anna nickte und wischte sich die Tränen auf dem Gesicht. Sie versuchte, tapfer zu sein, aber sie war völlig angespannt.

Nun mussten sie auch noch Geschirr aus der Küche holen, das Anna gehörte. Ole und seine Freundin saßen dort und rauchten. Anna versuchte, nicht auf sie zu achten, während sie den oberen Schrank öffnete und einige Tassen und Teller herausholte.

»Was machst du da?«, fuhr Ole sie an. Anna räumte weiter ihr Geschirr aus dem Schrank und sagte ganz ruhig: »Das Geschirr gehörte meiner Mutter. Ich habe es mitgebracht, also gehört es auch mir.«

»Du spinnst wohl. Du kannst mir doch nicht meine ganzen Teller wegnehmen. Das ist Diebstahl.« Ole war aufgesprungen und riss Anna eine Tasse aus der Hand.

Isabell war so wütend, dass sie Ole am liebsten getreten hätte. Aber jetzt ging es darum, mit allen Sachen unbeschadet aus dieser Wohnung zu kommen. Da fiel ihr etwas ein: »Ich glaube, hier liegt ein Missverständnis vor. Dieses Geschirr gehört eindeutig Anna. Wenn Sie das als Diebstahl bezeichnen, können wir es gern rechtlich klären. Vielleicht interessiert die Polizei sich dann auch für den Diebstahl in der Wohnung von Annas Vater.«

Ole blickte seine Exfreundin wütend an. Es war ihm äußerst unangenehm, dass Anna Isabell den Vorfall erzählt hatte. Er drückte Anna die Tasse wieder in die Hand und schrie: »Dann nimm schon deinen Kram und verschwinde endlich!«

Anna packte, so schnell es ging, ihr Geschirr in einen Karton und verließ mit Isabell die Wohnung. Dann versuchten sie, die ganzen Taschen ins Auto zu verfrachten, aber es ließ sich einfach nicht alles unterbringen. Zwei Taschen konnten sie beim besten Willen nicht mehr verstauen.

»Warte hier, Anna, ich werde Ole bitten, die Taschen bei mir abzugeben«, meinte Isabell.

Anna schüttelte den Kopf: »Das wird er nie tun.«

Isabell war anderer Meinung. »Warte einfach hier.« Isabell wusste, dass Anna froh war, Ole nicht mehr zu sehen. Sie hatte ihre Sachen genommen und war einfach gegangen – ohne ein Wort des Abschieds. Deshalb ging Isabell allein mit den beiden Taschen erneut in die Wohnung.

Die Tür stand noch offen. Isabell ging hinein. Ole und die junge Frau saßen noch immer in der Küche und rauchten. Isabell stellte die beiden Taschen vor Ole ab. »Hier, diese Taschen passen nicht mehr in mein Auto. Könnten Sie sie uns bitte in den nächsten Tagen vorbeibringen?«

Isabell schrieb eine Adresse auf einen Zettel. »Hier, in diesem Café arbeite ich dienstags, donnerstags und samstags jeweils am Vormittag. Wenn Sie die Sachen dort bitte abgeben würden.« Isabell hatte nicht die Absicht, ihm ihre Privatadresse zu geben. Diesen unangenehmen Kerl wollte sie keinesfalls in ihrem Haus begrüßen.

Ole drückte seine Zigarette aus und grinste. »Warum sollte ich das wohl tun?«

Isabell hätte ihm am liebsten eine Ohrfeige in seine grinsende Visage gegeben, aber sie blieb ganz ruhig. »Nun, ich denke mal, das tun Sie bestimmt gern, oder was würden Sie im Gegenzug von einer Anzeige wegen Diebstahls halten?«

Oles Gesichtsausruck ließ erkennen, dass die Erpressung gewirkt hatte. Er sprang auf: »Na gut. Ich bin ja kein Unmensch. Ich bring die Sachen vorbei. Aber nun machen Sie endlich, dass Sie aus der Wohnung kommen.«

Isabell nickte und ging. Als sie im Treppenhaus angekommen war, blieb sie kurz stehen und klatschte einmal in die Hände. Lächelnd ging sie zum Auto. Sie war stolz auf sich. Und sie wunderte sich über sich selber, dass sie in dieser Situation die Energie aufgebracht hatte, sich mit Ole auseinanderzusetzen. Sie hatte es geschafft, dass Annas Sachen fast alle im Auto waren und Ole ihnen den Rest bringen würde.

Als sie beim Auto ankam, stand Anna davor und rauchte. Gespannt schaute sie Isabell an. »Und?«, fragte sie ängstlich. Isabell grinste: »Du bekommst deine Sachen in den nächsten Tagen.« Im Auto erzählte Isabell dann, wie sie Ole unter Druck gesetzt hatte.

Als sie bei Isabell ankamen, legte Anna ihre Hand auf Isabells Schulter. »Danke, danke, dass du mir geholfen hast. Du bist toll.« Und dann umarmte sie sie. Isabell war gerührt. Es tat so gut, für Anna und Benjamin da zu sein.

Als Isabell am nächsten Tag den Vormittag im Café hinter sich gebracht hatte, fing Greta an, den Raum weihnachtlich zu schmücken. Isabell half ihr. Sie stellten kleine Tannenbäume auf jeden einzelnen Tisch.

Als sie fertig waren, meinte Greta: »Ach, jetzt sieht's doch schon richtig weihnachtlich aus.«

Isabell nickte. Ihr war überhaupt nicht nach Weihnachten, obwohl sie zugeben musste, dass die kleinen Bäumchen mit den Teelichtern schon sehr hübsch waren. Aber sie selbst hatte sich vorgenommen, in diesem Jahr auf sämtliche Weihnachtsdekoration zu verzichten. All das wäre mit zu vielen Erinnerungen verbunden.

Greta war auf dem Weg in die Küche. »Komm, Isabell, trinken wir noch einen Kaffee.« Das taten die beiden noch oft, wenn sie den Vormittag hinter sich gebracht hatten.

Isabell setzte sich auf einen Stuhl in der Küche und Greta goss ihr eine Tasse Kaffee ein. »Und wie geht es der jungen Frau, die neulich hier im Café war?«

»Anna wohnt jetzt bei mir. Ihr Freund hat sie rausgeschmissen. Greta, du kannst dir nicht vorstellen, was das für ein widerlicher Typ ist.« Isabell schüttelte sich bei dem Gedanken an die Begegnung in seiner Wohnung.

Greta setzte sich nun auch. »Die Arme. Aber ich find's toll, dass sie bei dir wohnen darf. Dann bist du ja auch nicht mehr so allein.«

Isabell nickte. Ihr Leben hatte sich innerhalb kürzester Zeit um 180 Grad gedreht. Es war wirklich schön, nicht mehr allein zu sein. Anna versuchte, im Haushalt mitzuhelfen. Heute Morgen hatte sie Isabell auch das Frühstück gemacht und gestern Abend hatte sie gekocht. Sie hatten dann später noch gemeinsam die Sachen aus dem Auto getragen und weggepackt. Anna war wirklich fertig gewesen nach dem Zusammentreffen mit Ole. Sie hatte viel geraucht. Isabell hatte sie bei ihrem Einzug gebeten, nur auf der Terrasse zu rauchen, woran Anna sich auch hielt. Benjamin war gestern erstaunlich ruhig gewesen, als wollte er seiner Mutter zeigen, dass er wusste, dass sie ihre Ruhe brauchte. Und so hatte sich Anna oft auf die Terrasse verzogen und geraucht. Das war ihre Art, mit dem Stress umzugehen.

Isabell nahm einen Schluck Kaffee. »Wir kommen wirklich gut miteinander aus. Ich kenne Anna ja noch von früher. Sie war mal Louisas allerbeste Freundin.«

»Ach, das ist ja toll. Da wird Louisa sich morgen aber freuen, wenn sie nach Hause kommt.«

Daran zweifelte Isabell etwas. Sicherlich würde sie sich freuen, Anna wiederzusehen, aber die Begeisterung über den Einzug bei ihrer Mutter, der würde sich in Grenzen halten.

Es war einfach immer so, dass sich alles um Louisa drehte. Und Isabell konnte sich vorstellen, dass sie eifersüchtig sein würde, weil Anna jetzt in ihrem Elternhaus wohnte, aus dem Louisa vor einem halben Jahr ausgezogen war.

Greta fuhr fort: »Es ist wirklich toll, dass Gott dir die Anna ins Haus geschickt hat. Er wusste, wie einsam du warst.« Isabell seufzte. Das war wieder typisch für Greta. Es verging eben kein Gespräch mit ihr, in dem Gott nicht eine Rolle spielte.

Obwohl Isabell zugeben musste: Sie hatte ja selbst schon in ihrem tiefsten Innern gedacht, dass Gott für den Einzug von Anna verantwortlich war. Das änderte aber nichts an der Tatsache, dass er für den Tod von Stefan die Verantwortung trug.

Isabell versuchte, möglichst neutral zu bleiben, als sie antwortete: »Ja, es ist schon schön, dass Anna bei mir ist. Und der kleine Benjamin ist einfach zum Verlieben süß.«

Greta lächelte. »Ja, so ein Baby verändert doch immer alles.«

Isabell überlegte, woher sie wohl diese Erkenntnis hatte. Schließlich hatte sie selbst keine Kinder. Aber dann erinnerte sie sich daran, wie Greta mit ihr zusammen mit viel Hingabe den Kindergottesdienst geleitet hatte. Sie war sehr beliebt bei den Kleinen. Und sie hatte ja auch eine ganz liebe Art, mit den Kindern umzugehen.

Eigentlich war es komisch, dass Greta gar keine Familie hatte. Sie war eine hübsche Frau. Auch in ihrem Alter war sie immer gepflegt und modisch gekleidet. Aber ob ein Mann es an ihrer Seite aushalten könnte, wenn sie in jedem zweiten Satz einen Bibelvers zitierte? Es gab eine Zeit, da hatte Isabell sie dafür bewundert, dass sie so missionarisch aktiv war. Aber seit sie Gott aus ihrem Leben verbannt hatte, fühlte sie sich durch ihr geistliches Reden oftmals genervt.

Isabell schaute auf die Uhr und stand auf. »Ich glaube, ich werde dann mal gehen.«

Greta nickte. »Ja, es wird auch Zeit für meinen Mittagsschlaf.« Isabell wusste, dass Greta die Mittagspause immer für ein Schläfchen nutzte. Schließlich war sie nicht mehr die Jüngste, und der Caféalltag war schon sehr anstrengend.

Isabell stellte die Tassen in den Geschirrspüler und verabschiedete sich. Unterwegs im Auto musste sie immer wieder an Gretas Worte denken, dass Gott ihr Anna ins Haus geschickt habe. Vielleicht war es wirklich so. Warum hatte Anna gerade vor dem Café gesessen, als Isabell ihren Arbeitstag hatte? Es war schon erstaunlich. Und irgendwie war es auch toll, wie gut Isabell und Anna sich verstanden. Und der kleine Benjamin war natürlich der beste Grund für Annas Einzug.

Isabell war richtig beflügelt, als sie vor ihrem Haus aus dem Auto ausstieg. Diese Empfindungen hatte sie lange schon nicht mehr gehabt. Sie freute sich auf zu Hause. Da warteten zwei Menschen auf sie.

Das war einfach ein schönes Gefühl.

5

Isabell öffnete die Tür und rief: »Hallo, Anna. Bist du da?«

Aber niemand antwortete. Nun, wahrscheinlich war sie oben mit Benjamin im Arbeitszimmer. Vielleicht hatte sie sich ein bisschen mit dem Jungen hingelegt. Isabell legte die Tasche auf die Garderobe und hängte ihre Jacke auf.

Als sie die Stufen nach oben ging, hörte sie Benjamin schreien. Im Flur blieb sie kurz stehen. Ihr kam ein Geruch entgegen aus Annas Zimmer. Das war doch … ja, eindeutig, es roch nach Rauch. Isabell öffnete die Tür, ohne anzuklopfen.

Auf dem Bett saß Anna und streichelte Benjamin. Sie versuchte, ihm immer wieder den Schnuller in den Mund zu stecken, aber er spuckte ihn jedes Mal wieder aus und schrie weiter.

Auf Stefans Schreibtisch stand der Aschenbecher mit einigen ausgedrückten Zigaretten, den Anna sonst auf der Terrasse benutzte. Das ganze Zimmer stank nach Rauch, obwohl Anna das Fenster gekippt hatte.

Isabell blickte zu Anna und fragte ungläubig, obwohl sie die Antwort schon wusste: »Du hast doch nicht etwa in diesem Zimmer geraucht?«

Anna schaute auf ihren Benjamin. »Es tut mir leid, Isabell. Benjamin hat so viel geschrien heute Vormittag, da habe ich hier geraucht, weil ich nicht zur Terrasse gehen konnte.«

Isabell wurde wütend. Sie hatten bei Annas Einzug klare Richtlinien festgelegt. Schließlich war dies Isabells Haus. Anna hatte geraucht – in Stefans Arbeitszimmer, in dem Raum, wo sie mit ihm so viele glückliche Stunden erlebt hatte. Das ging zu weit. Sie war wütend darüber, dass Anna ihr Vertrauen missbraucht hatte. »Anna, warum hast du das getan?

Du wusstest doch, dass ich nicht will, dass du hier rauchst. Abgesehen davon, dass Zigarettenrauch für Benjamin gefährlich ist.«

Anna nahm Benjamin auf den Arm, der sich immer noch nicht beruhigen wollte und vor sich hin quengelte. »Es tut mir leid, Isabell. Ich war nur so verzweifelt. Die Sache gestern mit Ole, die hat mich so fertiggemacht. Ich werde es hier nie wieder tun.« Isabell kam Anna wie ein kleines Kind vor, das um Gnade bettelte.

Trotzdem hatte sie kein Mitleid. Sie fühlte sich einfach verletzt. Wütend erwiderte sie: »Es ist aber kein Grund, dass du dich nicht an Spielregeln hältst, die wir vereinbart haben.« Und etwas versöhnlicher meinte sie anschließend: »Ich nehme die Entschuldigung an. Aber sollte so etwas noch einmal vorkommen, dann musst du dieses Haus verlassen und dir eine andere Bleibe suchen.« Isabells Schlussworte klangen kalt und hart.

Anna zuckte unmerklich zusammen. Sie blickte traurig auf den Fußboden, als wäre sie ein Kind, das gerade Prügel bekommen hatte. Sie nickte nur. Isabell wollte gehen, bevor Anna ihr leidtun würde. Sie öffnete die Tür und ging nach unten. Innerlich war sie immer noch wütend. Am besten suchte sie sich eine Beschäftigung, das würde sie von ihren Gefühlen ablenken.

Aber die Küche war sauber und Isabell sah auch, dass Anna gesaugt hatte. Schon begann sie ein schlechtes Gewissen zu bekommen. Anna tat wirklich alles, um Isabell zu zeigen, wie dankbar sie ihr für diese Unterkunft war. Aber trotzdem hatte sie sich nicht an die Regeln gehalten. Das Schlimme war gar nicht die Wut darüber, sondern dass Isabell so enttäuscht war.

Sie musste jetzt irgendetwas tun, um nicht weiter nachzudenken. So entschloss sie sich, die Fenster zu putzen. Die hatten es auch nötig. Aber selbst beim Fensterputzen musste sie an den Streit mit Anna denken. War sie zu hart gewesen?

Von oben hörte sie, wie Benjamin immer noch schrie und Anna beruhigend mit ihm sprach. Sie musste daran denken, wie glücklich sie vorhin gewesen war, nach Hause zu kommen, und wie sie sich auf Anna und Benjamin gefreut hatte. Und dann dachte sie an Gretas Worte: »Es ist wirklich toll, dass Gott dir die Anna ins Haus geschickt hat.« Wenn es nun wirklich so wäre …?

Anna hatte es nicht leicht. Sie hatte gestern miterleben müssen, wie ihr Exfreund sie gleich gegen eine andere Frau eingetauscht hatte und ihr Kind als einen »Bastard« bezeichnete. Sie hatte niemanden – außer Isabell. Und die hatte sie nun wegen des Rauchens im Zimmer so fertiggemacht, als hätte sie einen Mord begangen.

Isabell ließ den Lappen in den Eimer fallen, sodass es spritzte. Sie wischte sich die Spritzer aus dem Gesicht und machte sich auf den Weg nach oben. Aber bevor sie Annas Zimmertür öffnen konnte, erschien diese mit Benjamin auf dem Arm.

»Benjamin hat Fieber. Deshalb hat er so viel geweint. Er ist krank. Ich muss mit ihm zum Kinderarzt.«

Isabell war zuerst verwirrt, weil sie sich eigentlich bei Anna entschuldigen wollte. Dann legte sie eine Hand auf Benjamins Stirn, die glühend heiß war. »Ich fahre euch hin«, sagte sie entschlossen.

Anna schüttelte den Kopf. »Nein, lass mal. Ich gehe zu Fuß mit dem Kinderwagen.« Man merkte ihr an, dass sie von dem vorherigen Streit immer noch gekränkt war.

Isabell legte Anna eine Hand auf die Schulter. »Nein, Anna, ich fahre dich. Wenn Benjamin Fieber hat, ist es besser, er sitzt im Auto.« Anna nickte nur. Ihre zarten Gesichtszüge wirkten angespannt und in ihren Augen konnte man lesen, dass sie Angst hatte.

Im Auto wurde nichts gesprochen. Es ging auch gar nicht, weil Benjamin die ganze Zeit schrie und Anna große Mühe hatte, ihn zu beruhigen.

Als sie bei der Praxis waren, meinte Isabell: »Ich komme mit und fahre euch danach wieder nach Hause.« Isabell stutzte: Sie hatte »nach Hause« gesagt und es auch so gemeint.

Anna schien das nicht bemerkt zu haben. Sie konzentrierte sich ganz auf Benjamin, der sich in ihrem Arm immer hin und her bewegte.

Die beiden kamen gleich dran. Isabell hörte Benjamin im Behandlungszimmer weinen. Das tat ihr von Herzen leid. Nach ein paar Minuten erschien Anna mit Benjamin.

Isabell sprang auf und Anna erklärte: »Er hat eine Mittelohrentzündung und soll Antibiotika bekommen. Können wir das Rezept noch aus der Apotheke holen?«

Isabell nickte. »Natürlich.«

Nach einiger Zeit im Auto beruhigte sich Benjamin und schlief völlig erschöpft auf seinem Kindersitz ein. Anna erklärte: »Der Arzt hat ihm ein Fieberzäpfchen gegeben. Es ärgert mich, dass ich selber keine da hatte. Benjamin hatte solche Schmerzen und ich habe es nicht gemerkt. Ich hätte viel eher Fieber messen müssen. Und dann habe ich diese blöden Zäpfchen nicht mitgebracht aus Oles Wohnung.«

Anna klang verzweifelt. Kurzerhand hielt Isabell beim nächsten Parkplatz und drehte sich zu ihr um. »Anna, du bist eine sehr gute Mutter. Du kannst nicht an alles denken. Und Benjamin schreit und quengelt öfter mal. Da kann man ja nicht gleich davon ausgehen, dass er eine Mittelohrentzündung hat.« Anna schaute Isabell dankbar an, aber im nächsten Moment blickte sie zur Seite und murmelte: »Ich mache einfach alles falsch.«

Isabell tat Anna von Herzen leid. Sie legte ihre Hand auf Annas Knie. »Anna, es tut mir leid wegen vorhin. Ich habe mich unmöglich benommen. Ich hätte nicht gleich so ausrasten dürfen. Es war nur … dieser Raum bedeutet mir irgendwie so viel. Hier habe ich mit Stefan viele schöne Stunden verbracht. Außerdem war ich enttäuscht von dir. Aber es war absolut nicht richtig, dass ich so geschimpft habe.«

Anna blickte auf. Ihre wunderschönen Augen schauten sie verzweifelt an. »Es tut mir leid, Isabell. Du nimmst mich bei dir auf und ich missbrauche dein Vertrauen.«

Isabell lächelte. »Es ist alles wieder in Ordnung, Anna. Ich bin froh, dass du mit Benjamin bei mir wohnst. Ihr könnt bleiben, solange ihr wollt.«

Anna lächelte zurück und wischte sich eine Träne aus dem Gesicht.

»Danke, Isabell. Wir werden so lange bleiben, bis ich eine Wohnung für uns gefunden habe.«

Isabell drehte sich um und startete das Auto. »So, und jetzt fahren wir nach Hause und ich koche uns einen schönen Cappuccino, und ein paar Brötchen von heute Morgen hat mir Greta auch noch mitgegeben. Die können wir jetzt gut brauchen.«

Zu Hause angekommen, trugen Anna und Isabell den schlafenden Benjamin ins Kinderbett und verabreichten ihm das Antibiotikum; zum Glück schlief er gleich wieder ein. Danach machten es sich die beiden Frauen im Wohnzimmer gemütlich. Auf der Fensterbank stand immer noch der Eimer zum Fensterputzen. Aber Isabell hatte nicht die Absicht, damit weiterzumachen.

»Was wird Louisa morgen wohl sagen, wenn sie mich hier trifft?« Anna stellte ihre Cappuccinotasse auf den Tisch.

Isabell schaute ein bisschen unsicher, als sie die Frage hörte. Das war etwas, worüber sie sich selber Sorgen machte. Sie konnte sich vorstellen, dass Louisa nicht gerade begeistert von Annas Einzug sein würde.

»Ich denke, sie wird sich freuen, dich zu sehen«, sagte Isabell vorsichtig. Das meinte sie wirklich so.

»Ich freue mich auch darauf, Louisa wiederzusehen. Unsere Grundschulzeit war so schön. Wir hatten so viel Spaß zusammen.«

Gedankenverloren lächelte Anna vor sich hin. »Louisa wird Lehrerin, das finde ich toll.« Ihre Miene wurde traurig. »Wenn ich daran denke, was aus mir geworden ist. Eine alleinerziehende Friseuse, die ihr Leben nicht im Griff hat.« Sie starrte auf den Fußboden.

Isabell versuchte, ihr Mut zu machen. »Nun mal langsam, Anna. Du hast einen wunderbaren kleinen Sohn. Und du kämpfst für ihn ganz allein. Was du leistest, würde kaum ein anderer schaffen. Mutter zu sein ist eine schwere und große Aufgabe.«

Es entstand eine Pause, bis Anna meinte: »Ich hätte auch so gern studiert, am liebsten Pharmazie. Weißt du, meine Tante hatte eine Apotheke. Und ich fand es immer total interessant, wie sie Salben und Tinkturen angemischt hat.«

Isabell nickte. Wie konnte es bloß sein, dass diese intelligente junge Frau ihren Traum nicht verwirklichen konnte?

Anna gab selbst die Antwort darauf. »Als Mama starb, hat es in der Schule einfach nicht mehr geklappt. Es ging mit den Zensuren nach unten. Und dann hat mir die Mutter einer Bekannten in ihrem Salon eine Lehrstelle angeboten. Mit dem Zeugnis konnte ich froh sein, überhaupt etwas zu bekommen, und so nahm ich die Stelle an. Es ist nicht so, dass mir das Frisieren keinen Spaß machen würde, aber es ist eben nicht mein Traumberuf. Na, und dann wurde ich mit Benjamin schwanger. Aber ich will so schnell wie möglich wieder arbeiten und Geld verdienen. Ich muss doch für Benjamin sorgen.«

Isabell antwortete: »Nun warte erst mal ab. Benjamin ist ja noch klein und braucht dich.«

Anna nickte. Sie tat Isabell so leid. Sie hatte sich schon in jungen Jahren so viele Probleme aufgeladen und musste in eine sorgenvolle Zukunft blicken.

In diesem Moment schrie Benjamin und Anna stand auf. Isabell schaute ihr nach, wie sie nach oben ging. Ob Annas Vater auch stolz auf seine Tochter wäre, wenn er wüsste, wie gut Anna mit ihrem Kleinen zurechtkam? Isabell war der Ansicht, er könnte es sein.

Als Anna nach längerer Zeit nicht wiederkam, machte sich Isabell doch noch an die Fenster.

6

»Hallo, Mama!« Mit einer Umarmung wurde Isabell von ihrer Tochter begrüßt. »Hallo, meine Süße!«, antwortete Isabell und nahm ihr den Wäschesack ab. »Ach Mama. Ich hab mich richtig auf das Abendessen gefreut! Was gibt's denn?«

»Lasagne«, antwortete Isabell. Sie war einigermaßen aufgeregt. Was würde Louisa zu Anna sagen? »Aber ich habe es nicht gekocht.«

Louisa zog ihre Jacke aus und schaute etwas irritiert. »Nein? Wer denn dann?«

Isabell meinte ausweichend: »Lass uns erst mal ins Wohnzimmer gehen.« Sie setzten sich an den Tisch. »Wieso haben wir denn drei Gedecke? Bekommst du Besuch?«

»Ich bin das dritte Gedeck!« Anna erschien im Türrahmen.

Louisa sprang auf und rief: »Mensch, Anna! Wo kommst du denn her?« Freudig umarmte sie ihre frühere Freundin. »Wir haben uns ja eine Ewigkeit nicht gesehen.« Die beiden lachten.

Zu ihrer Mutter gewandt, meinte Louisa lachend: »Mensch, Mama. Das finde ich ja toll, dass du Anna eingeladen hast. Wo habt ihr euch denn getroffen?«

Anna löste sich aus der Umarmung und schaute zu Isabell. »Wir haben uns im Café getroffen, wo deine Mutter arbeitet.« Isabell blickte sie dankbar an. Sie war froh, dass sie ihr noch nicht die ganze Wahrheit gesagt hatte.

»Ach, das ist ja ein Zufall, wo wir jahrelang nichts mehr von dir gehört haben.« Louisa freute sich sichtlich über Annas Anwesenheit.

Anna nickte. »Ja, das war wirklich ein Ding, als ich deine Mutter traf.«

Isabell stand auf und nahm die beiden in den Arm. »Wollen wir nicht beim Essen weiterreden?« Anna stimmte zu: »Ja, ich hoffe, euch schmeckt meine Lasagne.«

Louisa meinte: »Mensch, Anna, na klar. Wenn du wüsstest, was ich kochen kann … nämlich gar nichts.« Sie lachte.

Auch Anna lächelte. »Ich werde dann mal das Essen holen.« Sie verschwand in die Küche.

Isabell und Louisa setzten sich wieder. »Mama, das finde ich ja toll, dass Anna hier ist, aber dass sie nun auch kochen muss …« Isabell unterbrach sie schnell. »Sie wollte es so gern.«

Anna erschien mit der Lasagne und füllte jedem etwas auf den Teller.

Louisa sprach mit vollem Mund. »Anna, es schmeckt köstlich. Du kannst auch wirklich alles. Ich hab dich immer so bewundert. Du warst immer die Beste in der Klasse. Weißt du noch, wie du mir immer bei Mathe helfen musstest? Hast du deinen Traum, Apothekerin zu werden, jetzt eigentlich umgesetzt?«

Isabell tat Anna leid. Aber Louisa konnte ja nicht wissen, dass sie gerade in ein Fettnäpfchen getreten war.

Anna schaute auf ihren Teller. Wahrheitsgemäß antwortete sie: »Nein, leider hat es damit nicht geklappt. Weißt du, auf der anderen Schule konnte ich die Noten nicht halten und da habe ich eben nach dem Realschulabschluss eine Lehre angefangen.«

Louisa schaute Anna ungläubig an. Das hatte sie nicht erwartet. Oft hatte sie an Anna gedacht und daran, dass sie wohl Pharmazie studieren würde. Und irgendwie hatte die Erinnerung an Annas diszipliniertes Lernen ihr selber immer wieder Mut für ihr Studium gegeben. Sie wollte auch so zielstrebig sein, wie ihre Freundin es immer gewesen war, und konnte sich nicht vorstellen, dass es jetzt anders sein sollte.

Erstaunt fragte sie: »Und was bist du jetzt?« Anna fühlte sich klein und wertlos, als sie sagte: »Ich bin Friseuse, arbeite zurzeit aber nicht.«

Louisa wollte etwas sagen, aber hielt sich selbst den Mund zu. Anna, die Einsen-Schreiberin, die sogar eine Klasse überspringen sollte, die immer so viel Mut und Lerneifer gezeigt hatte, war Friseurin geworden? Und warum arbeitete sie zurzeit nicht?

Isabell sah, was im Kopf ihrer Tochter vor sich ging. Sie versuchte, Anna zu Hilfe zu kommen. »Anna hat im Moment den schönsten Beruf, den es überhaupt gibt.«

Louisa verstand kein Wort. Anna löste selber das Rätsel auf: »Ich habe ein sechs Monate altes Baby.«

Louisas Augen wurden immer größer. Die Lebensplanung ihrer Freundin hatte sie sich wahrlich anders vorgestellt. »Du hast ein Kind? Bist du etwa schon verheiratet?«

Anna schüttelte den Kopf. »Nein, ich bin alleinerziehend.«

»Anna, du schockst mich!«, sagte Louisa ehrlich. Isabell dachte: »Typisch meine Tochter. Sie spielt mit ihren Gedanken kein Versteck.«

Isabell versuchte weiter, Anna zu helfen. »Benjamin ist ein zauberhafter kleiner Junge. Du wirst ihn noch kennenlernen. Er schläft oben in deinem Kinderbett.«

Louisa staunte: »In meinem Bett? Das hast du extra für heute Abend aufgebaut, Mama?«

Isabell nickte. Sie wusste, dass jetzt der Zeitpunkt gekommen war. »Nicht nur für heute Abend. Benjamin schläft schon fast eine ganze Woche darin. Anna ist vorübergehend hier eingezogen.«

Louisa schaute ungläubig von ihrer Mutter zu ihrer alten Freundin. Die fügte traurig hinzu: »Weißt du, mein Freund hat mich rausgeschmissen. Und da war deine Mutter so freundlich, mich bei sich aufzunehmen.«

In diesem Moment schrie das Baby. »Entschuldigt mich bitte, ich muss zu Benjamin.« Anna war wirklich froh, der unangenehmen Situation entkommen zu können.

Als sie weg war, fragte Louisa erstaunt, aber auch ein wenig ärgerlich: »Du hast Anna hier aufgenommen? Und hast mir nicht einmal Bescheid gesagt?«

Isabell legte die Hand auf Louisas Arm. »Ich wollte es dir lieber persönlich sagen, deshalb habe ich bis heute gewartet. Weißt du, Anna tauchte am Dienstag vollkommen unerwartet im Café auf und war völlig verzweifelt. Ihr ehemaliger Freund ist wirklich widerlich. Wir haben vorgestern ihre restlichen Sachen geholt. Erst einmal wohnt sie in Papas Arbeitszimmer.«

Louisa sprang auf. Ihre braunen Locken warf sie mit einer Kopfbewegung nach hinten. Sie war jetzt richtig wütend. »In Papas Arbeitszimmer? Mama, wie konntest du das tun?« Louisa tat so, als hätte Isabell einen Diebstahl begangen.

»Ja, wo hätte ich sie sonst unterbringen sollen? In deinem Zimmer? Das wollte ich nun wirklich nicht.« Isabell sprach eindringlich mit Louisa. »Sie war total verzweifelt – und schließlich war sie doch einmal deine beste Freundin. Da musste ich ihr einfach helfen.«

Louisa wollte das nicht verstehen. Hart meinte sie: »Es gibt Frauenhäuser.« Isabell war schockiert über Louisas gefühlskalten Ton.

In diesem Moment erschien Anna. Sie musste den letzten Satz ihrer Freundin noch mitbekommen haben. Sie versuchte, sich nichts anmerken zu lassen, als sie zu Isabell sagte: »Ich wollte mein Essen gern mit nach oben nehmen. Benjamin ist so unruhig, da ist es besser, wenn ich bei ihm bleibe.« Und schon nahm sie ihren Teller und verschwand.

Jetzt wurde Isabell wütend. »War das nötig, Louisa? Du hast Anna verletzt. Warum soll sie hier nicht ein paar Wochen bleiben? Ich mag Anna sehr gern. Und sie hilft mir auch im Haushalt. Ich bin doch ohnehin allein in diesem Haus.« Aus dem letzten Satz konnte man eine leichte Verbitterung heraushören.

Die Botschaft war bei Louisa angekommen. »Mama, du weißt ganz genau, dass ich wegen dem Studium gegangen bin.«

Isabell nickte. Etwas ruhiger antwortete sie: »Das weiß ich. Trotzdem kann ich dir doch sagen, dass ich mich oft einsam fühle, seit Papa nicht mehr hier ist. Seit Anna da ist, geht es mir besser.« Louisa war eifersüchtig, das wusste Isabell. Aber sie sollte auch ehrlich wissen, wie gut Benjamin und Anna ihr taten.

»Das ist ja schön, dass es dir durch Anna besser geht. Dann brauche ich ja freitags auch nicht mehr zu kommen«, war Louisas schnippisch-trotzige Antwort.

»Louisa, was soll denn das? Anna ist doch nicht meine Ersatztochter geworden. Nur weil sie jetzt hier ist, ändert sich doch zwischen uns nichts.« Isabell versuchte, ruhig zu bleiben, obwohl ihr das kindische Gerede ihrer Tochter auf die Nerven ging.

»Es ändert alles in diesem Haus. Du gibst ihr Papas Arbeitszimmer, das Zimmer, in dem ich so viel Zeit mit ihm verbracht habe. Dieses Zimmer bedeutet mir eine Menge und du vermietest es an eine Fremde.« Louisa legte ihre Gabel geräuschvoll zur Seite.

Isabell hatte nicht gewusst, dass auch ihre Tochter so viele Erinnerungen mit dem Zimmer verband, in dem sie oft mit ihrem Vater zusammen am Computer gesessen hatte, um irgendwelche Arbeiten für die Schule anzufertigen.

»Aber, Louisa, Anna ist doch keine Fremde. Sie war schließlich mal deine beste Freundin.«

»Natürlich mag ich Anna. Aber das ist doch kein Grund, sie

hier bei dir aufzunehmen.« Louisa war immer noch sichtlich aufgeregt.

»Anna ging es richtig schlecht, als sie bei mir im Café war. Ihr widerlicher Freund hatte sie rausgeschmissen und ein paar Tage später ist dann auch noch seine neue Freundin bei ihm eingezogen. Stell dir vor, er bezeichnet seinen eigenen Sohn als Bastard. Meinst du, da hätte ich sie wegschicken sollen?« Isabell kämpfte leidenschaftlich für Anna.

Es war nicht so, dass ihr Anna nicht leidgetan hätte, aber Louisa konnte es einfach nicht akzeptieren, dass ihr Platz hier in ihrem Elternhaus nun von Anna eingenommen wurde. So empfand sie es zumindest. Louisa machte ihren üblichen Augenaufschlag, von dem sie wusste, dass sie damit bei ihrer Mutter alles erreichte. »Mama, es ist doch nur so, dass sie jetzt in Papas Zimmer wohnt, und das tut mir so weh.«

Isabell wusste, dass sie diesem Blick nicht standhalten konnte. Der bettelnde Blick ihrer Tochter, die ihre rehbraunen Augen weit öffnete – damit hatte sie schließlich auch ihren Vater immer rumgekriegt. Und nun gab es Stefan nicht mehr und Isabell musste das tun, was er für richtig gehalten hätte. »Ich verstehe dich, Louisa. Aber ich kann Anna nicht von einem Tag auf den anderen rauswerfen, das würdest du ja auch nicht wollen. Aber ich werde ihr sagen, dass sie sich schnell eine neue Unterkunft suchen soll.«

Isabell fühlte sich unwohl bei ihren Worten. Wie sollte sie das Anna beibringen, die schon seit Tagen versuchte, eine Wohnung zu finden, und immer wieder zu hören bekam, es gebe keine für eine Alleinerziehende mit Baby? Außerdem musste man Annas finanzielle Lage sehen. Wie sollte sie da eine günstige Wohnung finden? Aber Isabell sah auch ihre Tochter, und die war nun einmal der wichtigste Mensch in ihrem Leben.

Louisa nickte. Sie hatte erreicht, was sie wollte.

Als alles gesagt war, was gesagt werden musste, aßen sie weiter. Sie genossen die Lasagne, die Anna gekocht hatte, während Anna oben allein saß.

Isabell hatte ein schlechtes Gewissen. Auch wenn Louisa das nun nicht passte, sagte ihre Mutter es trotzdem: »Ich werde Anna mal holen, es ist doch schlimm, dass sie da oben allein sitzen muss.«

Sie wollte gerade aufstehen, als Louisa meinte: »Ach Mama, warte noch ein bisschen damit. Ich bin doch so selten hier und bin doch froh, wenn wir uns mal in Ruhe unterhalten können.«

Isabell kämpfte mit sich. Einerseits freute sie sich natürlich darüber, dass ihre Tochter hier war, aber andererseits tat Anna ihr von Herzen leid, zumal sie Louisas verletzende Worte mitbekommen hatte. Aber Louisa war nun mal ihre Tochter. »Na gut. Aber nachher hole ich Anna dazu.« Louisa nickte.

Nach ein paar Minuten des Schweigens fragte Isabell: »Wie geht es Simon?«

»Ach, gut. Er hat gerade mit seinem Studium viel zu tun. Aber er lässt dich grüßen.«

Isabell lächelte. »Danke schön. Grüße ihn bitte zurück. Er ist wirklich sehr nett. Ich fand es lieb von ihm, dass er Papa einen Blumenstrauß mitgebracht hat.«

Louisa strahlte. »Ja, Simon ist echt ein Schatz.«

Isabell lachte. »Ja, dein Schatz sozusagen.« Jetzt stimmte ihre Tochter ins Lachen mit ein. Sie sprachen auch über ihr Studium. Und Isabell erzählte von Greta und dem kleinen Timo aus dem Café. Und Louisa schwärmte natürlich von ihrem Simon.

Isabell war glücklich. Louisas Anwesenheit machte sie froh. Sie hatte Anna fast vergessen. Aber dann hörte sie Benjamin oben schreien.

»Ich glaube, ich frage Anna jetzt mal, ob sie runterkommen

will«, sagte sie entschlossen, und ohne eine Antwort ihrer Tochter abzuwarten, ging sie nach oben.

Sie klopfte an Annas Tür. Anna hatte Benjamin auf dem Arm und lief auf und ab mit ihm. Er hatte sich schon wieder beruhigt und saugte an seinem Schnuller.

»Alles okay mit Benjamin?«, fragte Isabell besorgt.

Anna nickte. »Ja, ja. Er hat kein Fieber mehr und ich habe das Gefühl, dass das Antibiotikum angeschlagen hat.«

»Zum Glück. Hast du nicht Lust, mit Benjamin noch ein bisschen runterzukommen?«, fragte Isabell vorsichtig.

Anna schien nicht sehr begeistert zu sein. Die Bemerkung über das Frauenhaus hatte sie verletzt, das war offensichtlich.

»Ach, ich glaube, ich bleibe lieber hier bei Benjamin«, sagte sie und gab ihrem Sohn einen Kuss auf die Stirn.

Isabell nahm Anna in den Arm. »Anna, ich weiß, dass du Louisas Bemerkung mitbekommen hast. Es tut mir leid. Du weißt doch von früher, wie impulsiv sie manchmal ist. Du bist hier in meinem Haus willkommen, Anna. Und so denkt auch Louisa in ihrem Herzen.« Beim letzten Satz war sie sich zwar überhaupt nicht sicher, aber sie wollte nicht, dass Anna sich unglücklich fühlte. Die Frist ihres Aufenthaltes erwähnte Isabell nicht. Dafür war jetzt nicht der richtige Zeitpunkt.

Anna zögerte noch. Aber Isabell zog sie sanft zur Tür. »Ach, komm schon, Anna. Du weißt doch, wie oft Louisa sich früher wegen ihres Verhaltens entschuldigen musste. Du warst doch immer die Klügere, die nachgab.« Isabell lächelte sie freundlich an.

Anna nickte. »Du hast recht. Na gut. Ich komme ein paar Minuten mit runter.«

Und so erschienen die beiden im Wohnzimmer. Louisa tat, als wäre nichts gewesen. Sie schien nicht daran zu denken, dass sie Anna unrecht getan hatte.

Und irgendwie brach Benjamin den Bann. »Mensch, Anna.

Der ist ja total süß. Darf ich ihn mal auf den Arm nehmen?«

Anna schaute erst zu Benjamin, als ob er sagen sollte, was er wollte. Der schnullerte zufrieden vor sich hin, und so gab Anna Louisa ihren Sohn auf den Arm.

Benjamin schien der Seitenwechsel nicht zu interessieren. Außerdem hatte Louisa eine lange Kette um, die ihn sehr begeisterte und mit der er spielte. Louisa streichelte seinen Arm.

»Anna, er ist einfach total niedlich.« Isabell berührte das Bild ihrer Tochter mit dem Baby auf dem Arm, sodass sie sich eine Träne aus den Augen wischte.

Anna setzte sich neben Louisa und lächelte. »Pass aber auf, dass er dir nicht die Kette zerreißt.«

Louisa winkte ab. »Ach, das macht er schon nicht. Falls doch, dann bastelt Simon sie mir schon wieder zusammen. Der kann alles.«

Louisa war von Benjamin ganz verzaubert. »Weißt du noch, Anna, wie wir immer mit unseren Babypuppen spazieren gegangen sind? Du hattest doch eine, die ab und zu mal schrie.«

Anna nickte und lachte. »Einmal ist sie mir runtergefallen und der Schalter zum Ausmachen ging kaputt. Wir bekamen sie nicht mehr aus und sie schrie in einer Tour.«

Louisa fing an zu lachen. »Ja genau. Sie wollte einfach keine Ruhe mehr geben. Na, das war dann ja ein guter Test für dich und Benjamin.«

Anna lächelte. »Du wirst es nicht glauben, Louisa, aber manchmal wünschte ich mir, Benjamin hätte auch einen Abstellknopf.« Louisa lachte erneut auf.

Isabell lächelte und stand auf, stellte die Teller zusammen und ging in die Küche. Sie wollte den jungen Frauen Zeit für sich lassen. Als sie in der Küche vor dem Spülbecken stand, lächelte sie immer noch. Sie freute sich darüber, dass die beiden Freundinnen wieder zueinandergefunden hatten, und beschloss, Anna die Auszugsfrist zu verschweigen.

7

Isabell packte ihr Tablett mit Kaffeetassen und Teetassen voll und verteilte sie auf die Tische. Es war noch immer viel los im Café, obwohl es bereits 12 Uhr war. Mit dem leeren Tablett machte sie sich wieder in Richtung Küche auf den Weg.

In diesem Moment erschien ein junger Mann mit zwei Reisetaschen – Ole.

Isabell seufzte leicht. Auf diese Begegnung hätte sie heute verzichten können. Sie dachte nur daran, das Ganze möglichst schnell hinter sich zu bringen.

»Hallo, Sie bringen die Taschen. Danke, ich werde sie Anna geben«, sagte sie kurz und nahm ihm die Taschen aus der Hand, während sie versuchte, das Tablett mit zwei Fingern festzuhalten. Dabei fiel es ihr aus der Hand.

Ole hob es auf. Jetzt erst sah Isabell, dass er keineswegs so ungepflegt war wie vor ein paar Tagen. Er hatte seine Haare aus dem Gesicht gekämmt, trug einen sauberen Pullover und roch nicht nach Alkohol. »Wie geht es Anna?«, fragte er verlegen.

Isabell war fast schockiert über diese Frage. Ihr schien, als habe dieser Ole mit dem jungen Mann, dem sie vor Kurzem zum ersten Mal begegnet war, nichts gemeinsam. Sie merkte, wie sie innerlich wieder anfing zu kochen. Wie konnte dieser Mann nur diese Frage stellen? Vor ein paar Tagen hatte er sie noch aus der Wohnung geschmissen und seinen eigenen Sohn als Bastard bezeichnet!

»Wie soll es ihr gehen? Ihr geht es gut, schließlich ist sie weg von Ihnen.« Isabell beantwortete seine Frage äußerst unfreundlich.

Ole schaute betreten zu Boden, worüber sich Isabell wunderte. Sie hatte das Gefühl, dass er wirklich betroffen war. Vielleicht lag es daran, dass er diesmal nichts getrunken hatte. »Das mit neulich tut mir leid. Ich habe so viel Mist gebaut. Ob sie mir verzeihen kann?«, fragte er zerknirscht, seinen Blick immer noch nach unten gerichtet.

Isabell glaubte ihren Ohren nicht zu trauen. Sie schaute Ole durchdringend an. Meinte er das wirklich ernst? Sie konnte es sich nicht vorstellen, aber andererseits … Ole wirkte wirklich verzweifelt. Sollte er sich geändert haben? Sie dachte daran, wie er sich bei Annas Auszug verhalten hatte, wie er mit ihren Gefühlen gespielt und sie zutiefst verletzt hatte, als er ihr gleich seine neue Freundin präsentiert hatte.

»Warum sollte Anna Ihnen verzeihen? Sie hat mit Ihnen abgeschlossen«, antwortete Isabell und ihr Tonfall war hart und unerbittlich. Ole blickte auf und Isabell meinte Verzweiflung in seinen Augen zu lesen.

»Es ist immer so – wenn ich trinke, dann rede ich Blödsinn. Außerdem gibt es keine Freundin mehr.«

Isabell starrte ihn an. Ach, daher wehte der Wind! Dann hatte diese junge Frau wohl schnell erkannt, was für ein Typ er war. Aber er konnte jetzt doch wohl nicht ernsthaft an eine Versöhnung mit Anna denken?

»Und nun meinen Sie also tatsächlich, dass Anna wieder zu Ihnen zurückkehrt?« Isabell war immer noch ganz geschockt.

Ole schüttelte traurig den Kopf, sodass er Isabell schon fast leidtat. »Nein, wohl nicht. Aber ich würde es mir so sehr wünschen.«

»Kann ich bitte noch einen schwarzen Tee haben?« Die Dame von Tisch zehn wirkte ungeduldig.

Freundlich nickte Isabell ihr zu. »Gern.« Und zu Ole gewandt: »Sie sehen ja, ich muss arbeiten. Also, danke für die Taschen.« Isabell wollte gerade weitergehen, da hielt Ole sie leicht am Arm fest. »Bitte, grüßen Sie Anna von mir.« Isabell erwiderte nichts darauf.

In der Küche fragte sie Greta: »War das der Freund von Anna?« Isabell nickte, während sie das Teewasser eingoss. »Armer Junge«, meinte Greta daraufhin.

»Arm? Der hat Anna beschimpft und rausgeschmissen und dann bezeichnet er sein Kind auch noch als Bastard«, meinte Isabell aufgebracht. Greta nickte betroffen. Sie murmelte: »Aber glücklich darüber scheint er nicht zu sein.«

Isabell hatte keine Lust, sich weiter mit Greta über Ole zu unterhalten, zumal im Café viel zu viel Betrieb war. An Tisch neun hatte inzwischen ein Mann Platz genommen. Irgendwie kam er Isabell bekannt vor. Er war klein, hatte eine Halbglatze und trug eine rahmenlose Brille. Freundlich winkte er Isabell zu. Sie kam auf ihn zu und fragte sich innerlich, woher sie diesen Herrn wohl kannte. Sie überlegte weiter, während sie sein Gesicht studierte. Er hatte ein überaus sympathisches Lächeln, das ihr bekannt vorkam.

»Ich hätte gern ein Kännchen Kaffee.« Isabell nickte. Sie wollte gerade gehen und die Bestellung fertig machen, als er sie zurückhielt: »Bitte warten Sie noch einen Augenblick. Sind Sie Isabell Kröger?«

Isabell schaute irritiert. Woher kannte er ihren Namen? »Ja, die bin ich.« Fragend blickte sie ihn an.

»Entschuldigung, aber ich sah Sie eben mit Ole Harder reden. Ich bin nämlich der Vater von Anna.«

Ja natürlich, das war Annas Vater! Sie hatte ihn seit der Beerdigung seiner Frau nicht mehr gesehen. Er hatte sich zwar leicht verändert – zumindest was seine Körperfülle betraf. Aber sein Lächeln war markant, das hatte er seiner Tochter vererbt. Doch woher wusste Annas Vater, dass sie hier arbeitete und dass Anna bei ihr wohnte?

Sicherlich war er bei Ole gewesen, um seine Tochter zu sprechen, und der hatte es ihm gesagt.

Isabell gab ihm die Hand. »Guten Tag, Herr Wendland. Ja, wie gesagt, ich bin Isabell Kröger. Sie kamen mir gleich so bekannt vor.« Sie lächelte ihn an.

Er lächelte freundlich zurück. »Ich habe gehört, dass Anna bei Ihnen wohnt mit dem Baby.« Jetzt schaute er traurig auf die Speisekarte, die er in der Hand hielt. Isabell tat er sofort leid. Wie sehr musste er seine einzige Tochter vermissen! Isabell hättte sich niemals vorstellen können, keinen Kontakt mehr mit Louisa zu haben.

»Ja, Anna ist bei mir und es geht ihr gut und dem kleinen Benjamin auch. Er ist ein süßer kleiner Junge«, sagte Isabell freundlich.

Herr Wendland schaute auf und wischte sich eine Träne aus dem Gesicht. »Das freut mich sehr. Ich bin so froh, dass sie bei Ole ausgezogen ist.«

Isabell nickte. Dann schaute sie zu den Tischen dreizehn und fünf, deren Gäste sehnsüchtig auf ihre Bestellung warteten. »Entschuldigen Sie, Herr Wendland, aber ich muss weiterarbeiten.«

»Ja, natürlich. Frau Kröger, wann haben Sie denn Feierabend? Darf ich Sie vielleicht zum Essen einladen ins Restaurant? Ich würde mich so gern mit Ihnen in Ruhe über Anna unterhalten.« Herr Wendland schaute sie fragend an und Isabell stellte fest, dass er die gleichen großen blauen Augen wie Anna hatte.

Isabell überlegte kurz. Warum sollte sie sich nicht mit Herrn Wendland treffen? Anna musste ja nichts davon erfahren. »Ja, gern. Ich habe um 13 Uhr Feierabend und dann muss ich noch ein bisschen aufräumen. Sie können mich um halb zwei abholen.«

Herr Wendland lächelte wieder freundlich. »Das tue ich

gern. Vielen Dank, dass Sie mir Ihre Zeit schenken.« Annas Vater war wirklich sehr sympathisch! Isabell konnte gar nicht verstehen, wie Anna sich mit ihrem Vater so zerstritten haben konnte.

Der Vormittag verging schnell. Als Isabell das restliche Geschirr in den Geschirrspüler packte, wartete sie gespannt auf das Treffen mit Herrn Wendland. Und etwas euphorisch malte sie sich aus, wie sie den beiden helfen könnte, wieder zueinanderzufinden.

Greta kam in die Küche, einen hübschen kleinen Adventskranz mit vier roten Kerzen in der Hand. »Hier, Isabell, ich hab was für dich. Ich wollte mir auf dem Markt einen fürs Café und einen für mich kaufen. Die Verkäuferin meinte, wenn ich drei nehme, wird es noch billiger. Da dachte ich mir, ich nehme den dritten für dich mit.«

Isabell schaute auf. Eigentlich hatte sie sich fest vorgenommen, in diesem Jahr auf jegliche Weihnachtsdekoration zu verzichten. Aber gegen einen Adventskranz war ja nichts einzuwenden. Anna und Benjamin würden sich bestimmt freuen.

»Danke, Greta. Das ist sehr lieb von dir.« Isabell umarmte Greta kurz, legte den Kranz in ihren Korb und räumte weiter das Geschirr ein, während Greta in den Speiseraum ging und schaute, ob auf den Tischen alles in Ordnung sei.

Auf einmal rief sie: »Isabell, ich glaube, du wirst abgeholt.« Isabell schaute auf und sah durch das Caféfenster Herrn Wendland, der vor der Tür wartete. Sie wurde rot. Was Greta jetzt wohl dachte?

»Ja, das ist Annas Vater. Er will mit mir über Anna reden«, erklärte sie die Situation.

Greta nickte. »Ach so. Hat Anna denn gar keinen Kontakt zu ihm?« Isabell ärgerte sich ein bisschen über Gretas Neugierde. Aber sie antwortete trotzdem bereitwillig: »Nein, es gab einen Streit. Und die beiden haben sich noch nicht versöhnt.«

Greta kam in die Küche. »Ach, wie traurig. Dann werde ich mal für die beiden beten.«

Isabell dachte: »Typisch Greta. Gibt es ein Problem, denkt sie gleich ans Beten. Sie beschäftigt sich gar nicht weiter damit, sondern überlässt es gleich Gott.«

Einerseits war es ja sehr nett, dass Greta für alles und jeden betete. Oft kam Isabell das aber zu einfach vor. Man musste doch auch selber etwas tun! Außerdem hatte sie ihr Leben auch in Gottes Hand gelegt und stets um Schutz für sich und ihre Familie gebetet. Und was hatte es ihr gebracht?

Als Isabell mit Annas Vater in der Pizzeria saß, hatte sie Gretas Bemerkung vergessen. Sie stellte ihren Korb auf den Stuhl neben sich. »Was für ein hübscher Adventskranz«, bemerkte Herr Wendland.

Isabell nickte. »Ja, den hat mir meine Chefin geschenkt. Eigentlich wollte ich dieses Jahr gar keinen haben.«

Herr Wendland schaute sie fragend an. Isabell biss sich auf die Lippen. Nun musste sie die Wahrheit sagen, obwohl sie doch so ungern darüber sprach. Aber vielleicht war es auch gut so: Dann wusste er es gleich und sie musste nicht mehr darüber sprechen.

»Ja, wissen Sie, mein Mann ist dieses Jahr am 3. Januar verstorben und daher ist mir nicht nach Weihnachten.« So, das war ehrlich.

Herr Wendland schaute betroffen. »Ja, ich habe die Anzeige in der Zeitung gelesen. Es tut mir so leid.« Isabell nickte. Das Thema war damit hoffentlich vom Tisch.

Doch Annas Vater fuhr fort: »Als meine Frau starb, ging es mir auch so, ich hatte keinerlei Lust auf irgendwelche Feste. Aber ich hatte ja noch Anna, deshalb musste ich zumindest die Geburtstage und Weihnachten feiern. Anna hatte dann die Idee, immer einen Teller extra hinzustellen mit dem Bild ihrer Mutter darauf. So war sie eben immer irgendwie dabei.«

Isabell schaute irritiert. Sie dachte an Anna, die gesagt hatte, dass sie mit ihrer Mutter gesprochen hatte, obwohl sie nicht mehr da war, und so irgendwie das Gefühl hatte, dass sie doch noch anwesend war. Dieses Bild hatte sie schon sehr berührt; und jetzt noch dieser Satz von ihrem Vater. Warum war sie selber eigentlich nie auf die Idee gekommen, über Stefan zu sprechen? Er war tot und sie hatte es dabei belassen. Aber wie hatte Anna sich ausgedrückt? In den gemeinsamen Erinnerungen lebte ihre Mutter weiter. Warum war Isabell nie auf den Gedanken gekommen, mit Louisa Erinnerungen auszutauschen? Es kam ihr vor, als hätte Annas Vater gerade ein Loch in die hässliche Mauer geschlagen, hinter der sich Isabell in ihrem tiefsten Inneren verschanzt hatte. Sie schaute Herrn Wendland an. Er sprach so liebevoll von seiner Frau. Isabell konnte sich diese Scheidungssache überhaupt nicht erklären.

Annas Vater schien ihre Betroffenheit zu spüren. »Habe ich irgendetwas Falsches gesagt?«

Isabell schüttelte den Kopf. »Nein, nein. Ich finde das Bild einfach so rührend, dass ihre Frau bei jedem Fest irgendwie dabei war.«

Herr Wendland lächelte und schaute in die Ferne. »Ja, ich habe versucht, möglichst natürlich mit dem Tod meiner Frau umzugehen. Anna war schließlich noch ein Kind und ich konnte und wollte sie nicht mit meiner Trauer belasten. Aber irgendwie ist durch diesen natürlichen Umgang mit der Trauer alles etwas leichter geworden. Ich weiß nicht, ob Sie das verstehen.«

Nein, verstehen konnte Isabell es nicht, weil sie selbst nie positiv mit dem Trauerprozess umgegangen war. Sie hatte selten mit Louisa darüber geredet und sich stattdessen in depressive Stimmungen verzogen. Genau das half ihr aber nicht und sie fühlte sich immer noch wie am Anfang ihres Trauerweges.

Und dann fragte Herr Wendland leise: »Wie geht es Ihnen denn?« Eigentlich wollten sie doch über Anna reden, doch nun waren sie mitten in einem Gespräch über Isabells Problem.

»Es geht. Ich existiere seit Stefans Tod nur noch. Ich habe das Gefühl, nicht mehr zu leben.«

Isabell erschrak selbst über ihre Offenheit. Herr Wendland war zwar kein wildfremder Mensch. Sie kannte ihn ja von früher. Aber sie hatten damals nie mehr als ein belangloses Wort miteinander gewechselt. Und nun erzählte sie ihm Dinge, die sie noch nie jemandem erzählt hatte. Und das Komische war: Sie hatte das Gefühl, dass es richtig war. Schließlich hatte auch Annas Vater den Ehepartner verloren. Und wenn einer Verständnis für ihre Situation haben würde, dann wohl er.

»Das kann ich gut verstehen. Mir ging es ähnlich, bis ich begriff: Ich muss damit leben lernen und versuchen, so natürlich wie möglich damit umzugehen. Ich stellte mir viele Fragen und machte mich auf die Suche nach Gott. Und ich fand ihn. Ein Nachbar lud mich in seine Kirche ein; dort hatte ich ein Gespräch mit dem Pastor. Er betete mit mir und ich hatte von diesem Zeitpunkt an das Gefühl: Ich muss meine Trauer nicht allein tragen, sondern kann darüber mit Gott reden.«

Warum sagte er das jetzt? Natürlich, er hatte ja damals durch Anna gewusst, dass im Hause Kröger gebetet wurde und sie Christen waren. Deshalb hatte er wohl keine Hemmungen, ihr davon zu erzählen. Er konnte ja nicht wissen, dass Isabell sich von Gott entfernt hatte.

»Ich habe tausend Fragen an Gott«, sagte Isabell fast trotzig.

Herr Wendland erkannte den Unterton. »Die hatte ich und habe ich auch. Aber letztendlich tut es so gut zu wissen, dass

Gott immer das Ganze sieht und im Blick hat. Vieles versteht man nicht. Warum muss ein Mensch so früh sterben? Aber ist es auch unsere Aufgabe, das zu verstehen? Mir halfen immer die Psalmen Davids. Er hat seinen ganzen Frust, aber auch seine Freude da hineingelegt.«

Isabell staunte. Warum wurde sie überhaupt nicht wütend bei seinen Ausführungen über Gott? Wenn Greta das gesagt hätte, wäre sie einfach genervt weggegangen. Aber bei Annas Vater war es etwas anderes. Er hatte ebenfalls diese Trauer durchlebt.

»Was darf ich Ihnen bringen?« Die Kellnerin stand freundlich vor ihnen und fragte nach der Bestellung. Isabell hatte sie gar nicht bemerkt und Herrn Wendland ging es ebenso. Zögernd bestellte er eine kleine Pizza und ein Bier. Isabell entschied sich für einen Salat und ein Wasser.

Einen Augenblick war es ganz still. Isabell wollte das Gespräch über ihre Trauer nicht wieder aufnehmen. Sie fing einfach an, von Anna zu sprechen. »Anna geht es gut und der kleine Benjamin entwickelt sich prächtig. Er ist so süß.«

Herr Wendland nahm einen Schluck Bier. »Das freut mich sehr. Leider habe ich meinen Enkel noch nie gesehen. Wie alt ist der Kleine denn?«

»Er ist jetzt sechs Monate. Gerade hat er eine Mittelohrentzündung gehabt, aber nun er ist wieder auf dem Weg der Besserung. Anna kümmert sich total rührend um ihn. Sie können sehr stolz auf Ihre Tochter sein.« Sie lächelte ihn an. Wie sehr hoffte sie, Vater und Tochter wieder zusammenbringen zu können!

Herr Wendland seufzte leicht. »Das bin ich und war es immer. Ich habe leider sehr viele Fehler gemacht. Anna hat Ihnen sicherlich davon erzählt. Ich hätte sie damals nicht gehen lassen sollen. Aber als Ole bei mir Geld gestohlen hat, da war für mich eine Grenze überschritten. Ich machte meine Tochter dafür mitverantwortlich. Ich glaube, sie kann mir nicht verzeihen.«

Isabell schaute ihn an. Er tat ihr so leid. Und er wusste überhaupt nichts von der Sache mit dem Umschlag, den Anna gefunden hatte. Wie sehr litt er darunter, mit seiner Tochter keinen Kontakt mehr zu haben! Sie musste alles tun, die beiden wieder zusammenzuführen.

»Ich glaube, dass Anna Ihnen längst verziehen hat. Aber sie möchte Ihnen beweisen, dass sie auf eigenen Füßen stehen kann. Außerdem schämt sie sich dafür, dass die Beziehung mit Ole nicht funktioniert hat. Dann müsste sie ja zugeben, dass Sie recht hatten.«

Annas Vater nickte. »Dieser Ole ist wirklich ein unangenehmer Mensch. Vor ein paar Tagen war ich bei ihm, und da sagte er mir, dass Anna jetzt bei Ihnen wohne. Warum ist sie nicht zu mir gekommen?«

»Sie schämt sich. Sie tat mir so unendlich leid, als sie im Café saß mit ihrer ganzen Verzweiflung«, versuchte Isabell zu erklären.

Annas Vater schaute sie an und lächelte. Isabell stellte fest, dass Anna ihre zarten Gesichtszüge von ihrer Mutter, das Lächeln aber eindeutig von ihrem Vater geerbt hatte. Es war ein strahlendes, warmes Lächeln, das so viel Helligkeit und Sympathie ausstrahlte.

»Es ist so großzügig, dass Sie meine Tochter aufgenommen haben«, bedankte er sich bei ihr.

»Das habe ich gern getan. Wissen Sie, meine Tochter Louisa studiert in Hamburg. Sie wohnt nicht mehr zu Hause, und da bin ich froh, wieder jemanden bei mir zu haben«, antwortete Isabell.

Herr Wendland lächelte immer noch. »Geht es Ihrer Tochter gut? Ich weiß noch, wie unzertrennlich unsere beiden Mädchen als Kinder waren.«

»Ja, das waren sie wirklich. Schade, dass sie sich aus den Augen verloren hatten. Meiner Tochter geht es gut. Sie wird Grundschullehrerin und studiert in Hamburg«, beantwortete Isabell seine Frage und nippte an ihrem Glas. In diesem Moment kam das Essen.

Eine kleine Weile saßen die beiden da, sagten nichts und aßen.

»Hallo, Isabell. Das ist ja eine Überraschung, dass ich dich hier treffe.«

Isabell schaute sich um. Hinter ihr stand Moni mit Simone, einer Frau, die Isabell flüchtig aus der Gemeinde kannte. Mit Moni hatte sie hier nicht gerechnet. Sie wusste, dass Moni immer am Sonntagabend mit ihrem Mann Sven hier essen ging. Oft hatten Stefan und sie die beiden auch begleitet. Aber dass sie nun gerade heute hier sein musste …

»Hallo, Moni.« Und dann erst wurde Isabell bewusst, was Moni wohl davon halten musste, Isabell hier mit einem fremden Mann beim Essen sitzen zu sehen. Moni könnte womöglich glauben, sie habe einen Freund …

Isabells Befürchtung war nicht aus der Luft gegriffen. Fast überschwänglich begrüßte Moni Annas Vater: »Guten Tag, ich bin Monika Drechsler, eine Freundin von Isabell. Schön, dass ich Sie kennenlerne.« Moni nahm wie immer kein Blatt vor den Mund.

Isabell war das Ganze äußerst peinlich. Sie versuchte, die Situation zu retten.

»Das ist Herr Wendland, der Vater von Anna, einer jungen Frau, die zurzeit bei mir zur Miete wohnt.«

Moni nickte, aber sie schien nicht von ihrer Vermutung abzuweichen. »Ach, wie schön, Isabell. Davon wusste ich ja gar nichts.«

Isabell lächelte gequält. Sie wusste: Wenn Moni einmal anfing zu reden, dann hörte sie nicht auf. So war es auch hier und jetzt. Moni wandte sich an Herrn Wendland. »Sind Sie öfter hier in diesem Restaurant?«

Herr Wendland schüttelte den Kopf. Er schien Monis Vermutung zu ahnen. »Nein, ich wohne nicht in dieser Stadt.«

»Ach, wie schade, dann können sie sich beide ja gar nicht so oft sehen«, war Monis Antwort. Isabell wurde rot. Warum konnte Moni nicht bloß ihren Mund halten? Das Ganze war eine Zumutung!

Annas Vater versuchte, die Situation zu retten. »Also, im Moment ist es so, dass ich Ihre Freundin hier zum ersten Mal treffe.« Er war ehrlich, auch wenn es Moni nun wirklich nichts anging. Moni schaute fragend von einem zum anderen.

Isabell beendete die peinliche Lage. »Es wird langsam voll. Ich glaube, ihr müsst euch einen Platz suchen. Ich wünsche euch auf jeden Fall einen guten Appetit.« Isabell wusste, dass das nicht gerade freundlich war. Doch sie hatte wirklich keine Lust darauf, Monis nächstes Fettnäpfchen zu erleben.

Die nickte und merkte endlich, dass sie hier im Moment fehl am Platz war. »Dann wünsche ich auch einen guten Appetit. Und, Isabell, ich rufe dich mal an. Dann können wir uns vielleicht mal treffen.«

Isabell nickte, obwohl sie keinerlei Interesse daran hatte, sich nach diesem Vorfall mit Moni zu treffen. Auch Simone verabschiedete sich, und die beiden setzten sich an einen Tisch ganz hinten im Lokal. Zum Glück war keiner in ihrer Nähe frei.

Isabell nahm erleichtert einen Schluck Wasser. »Es tut mir leid, dass meine Freundin die Situation missverstanden hat.«

Annas Vater lachte. »Mir überhaupt nicht. Es ist doch toll, so kurzerhand eine Partnerin angedichtet zu bekommen.«

Jetzt musste auch Isabell lachen. »Ja, so schnell kann das gehen. Ich fürchte, wir sind morgen Stadtgespräch in unserer Gemeinde.«

Herr Wendland lachte immer noch. »Ach, das macht mir nichts. Ich spiele gern den unbekannten Verehrer.« Isabell stimmte mit ein. Sie konnte sich nicht daran erinnern, in letzter Zeit jemals so befreit gelacht zu haben. Und es tat unheimlich gut.

Nachdem sich die beiden beruhigt und wieder ihrem Essen zugewandt hatten, meinte Herr Wendland: »Hoffentlich haben Sie morgen wegen mir keine unangenehmen Fragen zu beantworten.«

Isabell antwortete ehrlich. »Nein, ich gehe ja nicht mehr in die Gemeinde.«

Jetzt wurde Annas Vater ernst. »Oh, wie schade. Das wusste ich nicht.«

Isabell verstand auch nicht, warum sie ihm das erzählte. »Seit mein Mann tot ist, war ich nicht wieder da.«

Herr Wendland nickte und dann sagte er: »Ich gehe in eine kleine Gemeinde in unserem Ort. Wir sind wirklich nicht viele, aber der Gottesdienst ist immer sehr lebendig.«

Isabell lächelte schwach. Sollte sie ihm erklären, warum sie nicht mehr in den Gottesdienst ging? Es war schon komisch. Sie hatte sich durch Stefans Tod von Gott entfernt und Annas Vater hatte ihn durch den Tod seiner Frau gefunden.

»Wissen Sie, für mich haben die Gottesdienste nichts mehr gebracht. Ich konnte Gott einfach nicht verstehen, dass er mir das alles angetan hat. Und ich käme mir wie eine Heuchlerin vor, wenn ich in den Gottesdienst ginge.« Wie schaffte es dieser Mensch bloß, dass sie ihm ihr Innerstes offenbarte?

Herr Wendland nickte. »Das kann ich verstehen. Bei mir war es eher das Gegenteil. Die Gottesdienste gaben mir in meiner Lage Kraft. Aber das ist ja bei jedem Trauernden verschieden. Gott kann auch durch andere Dinge mit Menschen sprechen. Es muss ja nicht der Gottesdienst sein.«

Diese Worte taten Isabell gut. Da war keinerlei Vorwurf in

seiner Stimme, sondern einfach nur Verständnis. Wie oft hatte Greta sie zum Gottesdienst eingeladen, sodass es Isabell schon nervte. Aber Annas Vater ließ das alles so stehen und verstand einfach.

»Anna ist früher auch gern in den Kindergottesdienst gegangen. Aber leider hatte sie später kein Interesse mehr am Glauben«, sagte Herr Wendland traurig.

»Anna macht sich viele Gedanken um Gott. Ich hatte gerade vor ein paar Tagen ein Gespräch mit ihr darüber«, erwiderte Isabell und dachte daran, wie Anna sie gefragt hatte, ob Gott ihr verzeihen könne.

»Ehrlich? Das freut mich. Ich würde mir so wünschen, dass meine Anna wieder zu Gott findet und sie zu mir zurückkommt.« Herr Wendland wirkte auf einmal verzweifelt.

Isabell legte ihre Hand ganz leicht auf seinen Arm. »Machen Sie sich keine Sorgen. Geben Sie Anna Zeit. Sie muss jetzt erst einmal selber klarkommen. Die Geschichte mit Ole hat sie sehr angegriffen. Als wir ihre Sachen aus der Wohnung holten, hatte er schon seine Freundin dort wohnen.«

Annas Vater nickte. »Ja, ich habe sie dort auch gesehen, als ich nach Anna fragte. Dieser Ole ist wirklich schlimm. Akzeptiert er denn überhaupt den Kleinen als sein Kind?«

Isabell dachte daran, wie Anna und sie bei Ole waren und er von dem kleinen Benjamin immer als »Bastard« gesprochen hatte. »Nein, er glaubt nicht, dass es sein Sohn ist«, sagte sie ehrlich.

Jetzt wurde Herr Wendland wütend: »Wie kann er so etwas behaupten? Das ist ja furchtbar. Und dann setzt er noch eine junge Mutter mit einem Baby auf die Straße!«

Isabell nickte. Auch sie war wieder aufgewühlt, als sie an Ole dachte. »Heute war er im Café und hat sich doch tatsächlich nach Anna erkundigt. Ich hatte den Eindruck, dass er nüchtern war.«

Herr Wendland schüttelte den Kopf. »Sein schlechtes Gewissen kommt aber reichlich spät.«

Isabell nickte. »Ich denke, Ole ist Alkoholiker und wird sich nicht ändern, bevor er nicht eine Therapie macht.«

Annas Vater blickte traurig auf seinen fast leeren Teller. »Wie konnte meine Tochter bloß an so einen geraten? Es ist meine Schuld. Ich hätte ihr mehr Freiräume geben müssen.«

Isabell schüttelte den Kopf. »Niemand kann etwas dafür, dass Anna an den falschen Mann geraten ist. Jetzt hat sie doch das allerschönste Geschenk, das es gibt – den kleinen Benjamin.«

Annas Vater lächelte und schaute sehnsuchtsvoll zum Fenster. »Wie gern würde ich mein Enkelkind einmal sehen.«

Isabell dachte an ihr Gespräch mit Anna über ihren Vater. »Geben Sie Anna Zeit, Herr Wendland.« Ihre Stimme klang warm.

»Ja, Sie haben recht. Aber bitte informieren Sie mich weiter über Anna und Benjamin. Wie ist es finanziell? Sie braucht doch sicherlich Hilfe?« Er schaute Isabell fragend an.

»Zurzeit bekommt sie noch Geld und im nächsten Jahr will sie wieder arbeiten gehen. Bei mir gibt sie nur Kostgeld ab. Sie wohnt mietfrei«, antwortete Isabell.

»Dann möchte ich Ihnen gern die Miete überweisen.« Er zog einen Zettel aus der Tasche, um sich ihre Kontonummer zu notieren.

Isabell war fast beleidigt. »Anna wohnt bei mir mietfrei, und dabei bleibt es.«

Herr Wendland schaute Isabell an. »Was sind Sie bloß für eine beeindruckende Frau!«

Das Kompliment machte Isabell verlegen, aber sie freute sich darüber. Sie unterhielten sich noch eine Weile über Anna. Dann bezahlte Herr Wendland.

Beim Aufstehen meinte er verschmitzt: »Sollen wir uns

noch bei Ihrer Freundin verabschieden?« Er schaute zu dem Tisch, wo Moni und Simone saßen und interessiert herüberschauten.

Isabell fing schallend an zu lachen. »Nein, ich glaube, das lassen wir lieber.« Sie winkte Moni nur kurz zu und dann verließen sie das Restaurant. Vor der Tür verabschiedeten sie sich.

»Bitte, Frau Kröger, informieren Sie mich, wenn irgendetwas mit Anna ist. Sie haben ja jetzt meine Handynummer«, bat Herr Wendland.

»Natürlich. Und ich glaube, es ist besser, wenn ich Anna noch nichts von unserem Treffen sage. Ich glaube, sie braucht noch Zeit«, meinte Isabell.

Herr Wendland nickte traurig und gab ihr die Hand. »Vielen Dank für alles, was Sie für meine Anna getan haben und tun.«

Isabell war gerührt. »Das tue ich gern. Sie dürfen auch gern ins Café kommen und sich nach Anna erkundigen. Ich arbeite dienstags, donnerstags und samstags. Ab 13 Uhr habe ich frei.«

Annas Vater nickte. »Das ist sehr nett. Auf Wiedersehen, Frau Kröger.«

»Auf Wiedersehen«, sagte Isabell. Sie war nur froh, dass ihr Auto nicht in der Nähe parkte und sie noch ein Stück laufen konnte. Sie hatte jetzt über so vieles nachzudenken.

8

Isabell öffnete die Tür. »Hallo, Anna?«, rief sie.

»Ja, ich bin in der Küche.«

Isabell zog ihre Jacke aus, legte ihre Handtasche beiseite und ging mit ihrem Korb in die Küche. Anna bereitete gerade das Fläschchen für Benjamin, der im Wipper saß und vor sich hin quengelte. Er hatte Hunger.

»Hallo, Isabell. War deine Verabredung nett?«, fragte Anna freundlich.

Isabell nickte. Sie hatte vorhin kurz mit dem Handy angerufen und Anna Bescheid gegeben, dass sie wegen einer Verabredung heute später kommen würde. Sie hatte natürlich von Annas Vater nichts gesagt. »Ja, es war sehr schön. Wir waren beim Italiener. Ach übrigens, Ole war im Café. Er hat die Taschen vorbeigebracht. Ich habe sie noch im Auto.«

Anna wandte sich der Milch auf dem Herd zu. »Ja, okay. Ich hole sie mir nachher. Wie geht es ihm?«, fragte sie, während sie sich nicht umdrehte, sondern weiterhin mit dem Füllen der Flasche beschäftigt war.

Isabell konnte nicht glauben, dass Anna nach Oles Wohlergehen fragte. Hatte sie die Beziehung etwa doch noch nicht abgehakt?

»Wie soll es ihm gehen? Ich habe keine Ahnung. Er lässt dich grüßen«, erwiderte Isabell fast ärgerlich und die Verachtung für Ole war aus ihren Worten und ihrer Stimme zu hören.

Anna nahm Benjamin hoch. »Wirklich?«

Irgendwie klang das für Isabell zu erfreut. Sie würde ihr auf keinen Fall erzählen, dass er keine Freundin mehr hatte. »Ja, er grüßt dich, aber von Benjamin war nicht die Rede«, fügte Isabell hinzu.

Anna gab ihrem Benjamin das Fläschchen und sagte gar nichts. Dann fiel ihr Blick auf den Adventskranz im Korb. »Das ist ja ein hübscher Kranz. Hast du den gekauft?«, fragte Anna und wechselte das Thema.

Isabell holte den Kranz aus dem Korb und legte ihn auf den Tisch, wobei sich ein paar einzelne Tannennadeln lösten. »Ja, stell dir vor, den hat meine Chefin mir geschenkt. Dann können wir morgen eine Kerze anzünden.«

Anna lächelte. »Das ist toll. Zu Hause gab es immer einen Adventskranz. Und wir haben das ganze Haus mit Tannen und Lichterketten geschmückt.«

Ja, dieses Lächeln war wirklich unverkennbar für Vater und Tochter, stellte Isabell wieder fest. Und sie musste daran denken, wie Herr Wendland von den Festen erzählt hatte, nachdem seine Frau gestorben war. Immer noch berührte es sie.

Und nun war Anna hier. Und was gab es in diesem Haus? Einen Adventskranz, das war alles. Isabell holte tief Luft und dann sagte sie: »Ich will nachher auch noch die Weihnachtsdekoration vom Dachboden holen und das Haus schmücken. Hilfst du mir dabei?« Anna lächelte begeistert. »Sehr gern!«

Als Isabell auf dem Speicher die Kiste mit den Weihnachtssachen sah, zog sich ihr Herz zusammen. In dieser Kiste waren die Erinnerungen, die sie mit Stefan verband. Warum hatte sie bloß gesagt, dass sie das Haus schmücken wollte? Sie setzte sich auf den Fußboden und wischte den Staub von der Kiste. Sie hatte Angst, sie zu öffnen. Und so strich sie gedankenverloren über den Deckel, so als berge dieses Behältnis einen wertvollen, aber auch gefährlichen Schatz. Sie atmete einmal tief durch und musste gleich vom Staub husten. Dann öffnete sie langsam die Kiste.

Obenauf lag der Weihnachtsengel, den Louisa einst in der

Kinderkirche gebastelt hatte. Isabell nahm ihn in die Hand. Sie lächelte, als sie daran dachte, wie ihre Tochter damit nach Hause gekommen war. Leider hatte sie unterwegs einen Flügel verloren und fürchterlich deswegen geweint. Aber Stefan hatte sie liebevoll in den Arm genommen und gesagt: »Nun weine mal nicht, Louisa. Wo gibt es schon einen Weihnachtsengel mit einem Flügel? Das ist wirklich etwas Besonderes – so wie du, mein kleiner Engel.« Daraufhin hatte Louisa sich beruhigt.

Isabell liefen die Tränen übers Gesicht, als sie daran dachte. »Ach Stefan. Ich vermisse dich so.« Sie fing an zu weinen. Und ihre Tränen tropften auf den einflügeligen Engel.

Und dann kam es einfach aus ihr heraus. Es war mehr ein Impuls als ein Gebet. »Gott, hilf mir, dass ich das schaffe.« Sie erschrak über sich selbst. Dann wischte sie ihre Tränen aus den Augen. Es war unendlich schwer, aber unten warteten Anna und Benjamin auf sie. Und sie hatte das Gefühl, es war wichtig, dass sie das jetzt tat. So nahm sie den Karton und ging nach unten.

Anna spürte, dass Isabell bedrückt war. Aber sie hatte Angst, nach dem Grund zu fragen. So packte sie mit Isabell wortlos die Kiste aus. Zum Vorschein kam auch eine kleine goldene Glocke. Anna hielt sie Benjamin hin, der wieder in seinem Wipper saß. Dieser fing an, vor Freude zu juchzen.

Anna lächelte Isabell an. »Benjamin gefällt die Glocke.« Da nahm Isabell sie ihr aus der Hand und gab sie Benjamin, der das Teil von allen Seiten interessiert musterte. Dann wollte er es in den Mund nehmen. Das ließ Isabell nicht zu und nahm es ihm aus seinem Händchen, woraufhin er anfing zu quengeln. Isabell hielt die Glocke vor sein Gesicht und bewegte sie hin und her, wobei sie klingelte. Das schien dem Kleinen unheimlich zu gefallen. Er lachte und juchzte vor sich hin. Isabell lächelte. Es war so goldig, wie Benjamin sich freute!

Da fiel ihr etwas ein. Sie durchsuchte die Kiste. Ja, da war sie, die Spieluhr, die Louisa ihr vor zwei Jahren geschenkt hatte. Es war ein kleines Karussell aus Holz mit zierlichen Pferdchen. Wenn man daran drehte, ertönte die Melodie von »O du fröhliche«.

Isabell stellte die Spieluhr neben Benjamin, der seiner Begeisterung lautstark Ausdruck verlieh. Sie lachte. »Ja, die gefällt dir, Benjamin, nicht wahr?«

Anna lächelte. »Isabell, du hast wirklich tolle Schätze. Benjamin flippt ja fast aus vor Freude.«

Isabell nickte. Die beiden Frauen dekorierten weiter das Haus, während Isabell zwischendurch immer wieder die Spieluhr in Bewegung setzte und Benjamin das jedes Mal mit einem freudigen Juchzer belohnte. Das Kind hatte die Situation gerettet. Sie hatte Gott um Hilfe gebeten. Und nun war es der kleine Benjamin, der ihr Kraft gab. Ja, es machte jetzt sogar Spaß, die Lichterketten und den Schmuck im Haus zu verteilen. Und immer wenn Isabell ein Hauch von Traurigkeit befiel, ging sie einfach zu Benjamin und schaute ihm lächelnd zu, wie er sich über die Spieluhr freute.

Sie hatte es geschafft – und irgendwie war sie stolz auf sich. Sie spürte, dass sie ein Stück weitergekommen war. Und ganz tief in ihrem Innern hatte sie das Gefühl, dass Gott sie vielleicht doch nicht vergessen hatte und dass er sich um sie kümmerte. Er hatte zumindest ihren Hilfeschrei auf dem Dachboden gehört und ihr durch den kleinen Jungen die düsteren Gedanken genommen.

Als sie abends im Bett lag, dachte sie über den Tag nach, über die Unterhaltung mit Annas Vater, die ihr so gutgetan hatte, und über den süßen Benjamin, der so viel Freude in ihr Haus gebracht hatte. Sie betete leise: »Danke, Gott.« Und dann schlief sie ein.

Als Isabell am nächsten Tag in der Küche erschien, wunderte sie sich darüber, dass Anna schon gefrühstückt hatte. »Hallo, guten Morgen, Anna. Du bist schon auf?«

Anna war gerade dabei, Benjamin eine Jacke anzuziehen, der sich lauthals darüber beschwerte. »Ja, ich hab schon Frühstück gemacht. Ich dachte, dass du heute vielleicht in den Gottesdienst gehst.«

Isabell schüttelte den Kopf und sagte ausweichend: »Nein, heute gehe ich nicht.« Dann fragte sie: »Willst du mit Benjamin spazieren gehen? Du, ich komme mit. Ich ziehe mich nur schnell an.«

Anna wurde verlegen. »Weißt du, ich treffe mich mit einer Freundin. Aber vielleicht können wir heute Nachmittag etwas unternehmen.«

Isabell wunderte sich, dass Anna sich mit einer Freundin treffen wollte. Hatte sie ihr doch erzählt, dass sie seit der Beziehung zu Ole niemanden habe. Aber Isabell wollte nicht weiter nachfragen, schließlich war das Annas Sache.

»Ja, gut. Dann werde ich jetzt erst mal ausgiebig frühstücken. Danke, du hast alles so toll vorbereitet!«

Anna lächelte und nahm ihre Handtasche. »Das habe ich gern gemacht. Also, bis dann. In ein paar Stunden bin ich zurück. Tschüs!«

»Tschüs, Anna. Viel Spaß«, sagte Isabell und goss sich eine Tasse Kaffee ein. Schon fiel die Tür ins Schloss.

Isabell nahm einen Schluck, atmete tief durch und schloss die Augen. Diese Stille, irgendwie war sie auf einmal ungewohnt. Anna wohnte jetzt erst eine Woche bei ihr, aber sie hatte sich schon richtig an sie gewöhnt. Und vor allem war es der kleine Benjamin, der so viel Leben in dieses Haus brachte.

Isabell öffnete die Augen und schaute auf den Goldstern, der im Fenster hing. Sie lächelte. Diesen Stern hatte Louisa gebastelt. Voller Stolz hatte sie ihn aus der Schule mitgebracht. Isabell hatte sie gelobt für ihre tolle Bastelei. Seitdem hing er an ihrem Küchenfenster. Isabell war in diesem Jahr besonders froh, dass er hier hing.

Sie stand auf, nahm ein Feuerzeug aus der Schublade und zündete die erste Kerze des Adventskranzes an. Sie lächelte vor sich hin. Dann genoss sie ihr Adventsfrühstück.

Mittags rief Louisa bei ihr an: »Hallo, Mama. Wie geht es dir?«

»Mir geht es gut.« Isabell war wirklich überrascht über ihre Antwort.

Louisa schien es ähnlich zu ergehen. »Ehrlich? Das ist ja toll. Was machst du gerade?«

»Ich sitze hier im Wohnzimmer und schaue ein bisschen fern. Nachher kommt Anna wieder und dann wollen wir noch etwas unternehmen«, antwortete Isabell.

»So, so.« Isabell hörte den Misston heraus. Sie begann ein anderes Thema. »Und wie geht es dir?«

»Ach, gut. Ich war eben mit Simon im Gottesdienst. Es war sehr schön.«

Isabell wusste, dass Louisa ab und zu mal in den Gottesdienst ging. Aber dass Simon sie begleitete, war neu für sie.

»Und Simon, hat es ihm auch gefallen im Gottesdienst?«, fragte sie interessiert.

Louisa lachte. »Ja natürlich! Er geht ja schon lange in die Gemeinde. Hier habe ich ihn ja auch kennengelernt.«

Isabell staunte. So wenig wusste sie von ihrer Tochter. Aber es machte sie froh, dass Louisas Freund aus einem christlichen Hintergrund kam. Darüber hätte sich Stefan auch sehr gefreut. Louisa war nach ihrer Teeniezeit nur noch selten mit in den Gottesdienst gegangen. Umso mehr freute es Isabell, dass sie jetzt in Hamburg wieder Anschluss an eine Gemeinde gefunden hatte.

»Das habe ich ja gar nicht gewusst. Schön finde ich das«, erwiderte Isabell.

»Ja, ist es auch. Und wann gehst du wieder in den Gottesdienst?«

»Ach du, im Moment ist mir nicht so danach«, antwortete Isabell ausweichend.

Louisa verstand, dass ihrer Mutter diese Frage unangenehm war, und wechselte das Thema. »Und wo ist Anna heute?«

»Sie trifft sich mit einer Freundin«, antwortete Isabell.

»So? Ich dachte, sie hat niemanden. Na ja. Mama, aber der Benjamin ist total süß. Findest du nicht auch?« Louisa war immer noch begeistert von dem Kleinen.

»Ja, er ist ein Schatz. Ich bin so froh, dass er hier ist«, meinte Isabell und lächelte dabei. Louisa ging nicht darauf ein. Sie sprachen noch ein bisschen über das Studium. Dann war das Gespräch beendet.

Isabell verbrachte den weiteren Nachmittag vor dem Fernseher, bis Anna um vier Uhr wiederkam.

»Hallo, Anna. Na, wie war dein Treffen?«

»Ach, ganz gut.« Anna legte Benjamin auf eine Decke, wo der sich mit seinem Spielzeug amüsierte.

»Weißt du, Anna, ich hab gedacht, ich lade dich heute Abend mal ins Restaurant ein. Oder hast du schon groß Mittag gegessen?«, fragte Isabell, während sie sich zu Benjamin auf den Fußboden setzte.

Anna schüttelte den Kopf. »Nein, nur eine Kleinigkeit.«

»Gut, dann gehen wir heute Abend essen«, meinte Isabell bestimmt. Sie strich Benjamin sanft über den Kopf. Anna nickte und lächelte. »Ja, gern. Danke, Isabell.«

Anna und Isabell gingen in die Pizzeria, in der Isabell mit Herrn Wendland gewesen war. Es war ziemlich voll, aber die beiden fanden einen Platz und konnten auch Benjamins Kinderwagen in eine ruhige Ecke schieben. Der Kleine schlief tief und fest.

Als beide die Karte studierten, fragte Anna: »Warst du in letzter Zeit mal hier?«

Isabell nickte. Sie wollte ehrlich sein, aber von Annas Vater durfte sie noch nichts erzählen.

Die beiden Frauen bestellten Pizza. Einen Moment war es still. Dann meinte Anna, während sie den Kopf gebückt hielt und verlegen mit ihrer Gabel spielte: »Isabell, ich muss dir etwas sagen.« Isabell horchte auf.

»Ich habe vielleicht eine Wohnmöglichkeit in Aussicht.« Isabell spürte einen Stich in der Herzgegend. Sie wusste ja, dass Anna auf Wohnungssuche war. Aber dass sie so schnell ausziehen würde, damit hatte sie nicht gerechnet.

»Ehrlich? Wo denn?« Isabell versuchte, sachlich zu bleiben.

»Bei einer Bekannten hier in der Nähe. Aber solange das noch nicht endgültig ist, möchte ich nicht darüber reden.« Sie schaute etwas verlegen in ihr Glas.

Isabell war etwas verwundert darüber, dass Anna so geheimnisvoll tat. »So? Aber ich hoffe sehr, dass du bis Weihnachten noch bei mir wohnen bleibst.« Sie dachte wieder daran, dass Louisa erst am zweiten Weihnachtstag kommen würde. Und irgendwie hatte sich Isabell schon darauf gefreut, an Heiligabend nicht allein sein zu müssen. Benjamin würde sie von allem Schmerz ablenken.

»Ich weiß es noch nicht, Isabell«, antwortete Anna ehrlich. »Aber ich habe schon gemerkt, dass Louisa mein Einzug bei dir nicht recht ist.«

Isabell schüttelte den Kopf. »Ach Anna. Louisa hat ganz große Schwierigkeiten mit dem Verlust ihres Vaters. Deshalb ist sie so eifersüchtig darauf, dass du in seinem Arbeitszimmer wohnst. Das ist alles. Das hat aber nichts mit dir zu tun.«

Anna nickte verständnisvoll. »Ich hätte nach dem Tod meiner Mutter auch jeden als Eindringling behandelt, der nur irgendeinen Gegenstand meiner Mutter berührt hätte.«

Isabell war gerührt über Annas Verständnis für Louisa. »Weißt du, Anna, Louisa war ein absolutes Papa-Kind. Der Tod von Stefan war und ist für sie, glaube ich, total furchtbar.«

»Das verstehe ich. Zum Glück könnt ihr beide euch darüber austauschen. Ich war damals auch so froh, dass Papa für mich da war und ich mit ihm immer über Mama reden konnte«, antwortete Anna.

Isabell dachte nach. Sie redete mit Louisa kaum über Stefan. Sie hatte immer das Gefühl, dass sie Louisa vor der Trauer beschützen müsste. Deshalb vermied sie es, über ihn zu sprechen. Aber war das richtig?

Sie schwieg einen Moment. Dann schluckte sie und sagte: »Anna, wenn du ausziehst, werde ich dich sehr vermissen.« Das meinte sie ernst. Ihr war jetzt schon ganz komisch zumute, wenn sie an den Auszug dachte. Anna war ihr so ans Herz gewachsen – und der kleine Benjamin hatte sowieso ihr Herz erobert.

Anna schaute Isabell an. Sie legte ihre Hand auf Isabells Arm und ihr Blick verriet, dass sie sehr gerührt war. »Ich werde dich auch vermissen, Isabell. Und ich werde dir nie vergessen, was du für mich getan hast.«

Isabell spürte, wie ihr die Tränen in die Augen schossen. Sie konnte nichts sagen. Zum Glück kam in diesem Augenblick das Essen.

Anna und Isabell widmeten sich der Pizza. Isabell hielt einen Moment inne und schaute gedankenverloren zur Tür. Wie würde es zu Hause ohne Anna werden? Würde sie wieder in Melancholie und Verzweiflung verfallen?

Uninteressiert beobachtete sie die Gäste, die kamen oder das Restaurant verließen. Und dann … das war doch nicht möglich! Sven und Moni kamen herein und sahen sie sofort. Aber natürlich, es war ja Sonntagabend.

Moni winkte Isabell zu. Isabell winkte zurück und hoffte, dass die beiden sie nicht noch persönlich begrüßen würden. Aber – sie taten es. »Hallo, Isabell, das ist ja ein Zufall, dass wir uns hier heute schon wieder treffen. Ist das deine Mieterin?«

Isabell nickte. Ihr wurde etwas mulmig. Wenn Moni jetzt bloß nicht das Treffen mit Herrn Wendland erwähnte! Sie antwortete wahrheitsgemäß: »Ja, das ist Anna Wendland.«

»Guten Tag, ich bin Monika Friedberg und das ist mein Mann Sven. Das ist ja nett, Sie kennenzulernen. Gefällt es Ihnen bei Isabell?« Moni nahm mal wieder kein Blatt vor den Mund, und Isabell hoffte, dass das Gespräch bald vorbeigehen würde. Sie kannte Moni nur zu gut und wusste, dass ihre Neugierde ohne Hintergedanken war. Sie meinte es eigentlich mit allen Menschen gut. Aber im Moment ging sie Isabell gehörig auf die Nerven!

Anna lächelte. »Ich wohne sehr gern bei Isabell.«

Moni lächelte zurück. »Das glaube ich. Isabell ist ja auch wirklich ein Schatz.«

Isabell wusste nicht, was sie auf das Kompliment ihrer Freundin sagen sollte. Aber das war auch nicht nötig, denn Moni ergriff wieder das Wort. »Das ist ja wirklich nett, dass wir uns hier begegnen. Heute lerne ich Sie kennen und am Samstag habe ich Ihren Vater kennengelernt.«

Isabell erschrak. Konnte Moni nicht einfach ihren Mund halten? Aber jetzt war es zu spät.

Anna blickte Isabell fragend an. »Meinen Vater? Du warst mit meinem Vater hier?«

Isabell nickte und legte ihr Besteck beiseite. »Ja, Anna. Dein Vater hat mich im Café aufgesucht und um ein Gespräch gebeten.« Ihre Stimme klang fest, obwohl sie sich alles andere als sicher fühlte.

Sven drängte Moni, sich einen Tisch zu suchen, und Isabell war froh, dass die beiden gingen – nach dem, was Moni mit ihren unbedachten Worten angerichtet hatte.

Anna war aufgebracht. »Und wieso hast du mir das nicht erzählt?«

Isabell versuchte, Anna zu beruhigen. »Es tut mir leid, Anna. Aber dein Vater war so verzweifelt, er wollte unbedingt wissen, wie es dir geht und Benjamin.«

Anna machte große Augen. »So, und du hast ihm alles über mich erzählt?« Sie wirkte genauso wütend wie vor ein paar Tagen in Oles Wohnung.

Isabell antwortete ehrlich: »Ja, das habe ich. Aber dass du ein Kind hast, wusste er selber schon, wahrscheinlich von Ole.«

In diesem Moment fing Benjamin an zu quengeln. Anna stand auf und nahm ihn aus dem Bett. Sie war ganz rot im Gesicht. Als sie Benjamin mit einem Schnuller beruhigt hatte, wandte sie sich wütend an Isabell: »Isabell, wie konntest du mir das antun! Ich dachte, ich könnte dir vertrauen.«

Isabell trafen diese Worte mitten ins Herz. Das hatte sie nicht gewollt. Sie versuchte, Anna die Situation zu erklären.

»Es tut mir leid, Anna. Ich wollte dich nicht verletzen. Ich habe mich mit deinem Vater getroffen, einfach weil er sich Sorgen um dich macht.«

Anna wurde immer wütender. »Du bist ja schon genauso wie er. Was geht euch mein Leben an? Warum mischt ihr euch in Sachen ein, die euch nichts angehen?«

Isabell legte die Hand auf Annas Schulter. »Aber, Anna, wir mischen uns doch nicht ein. Wir machen uns nur Sorgen um dich, weil wir dich lieb haben.« Den letzten Satz meinte Isabell sehr ernst. Ja, sie hatte Anna sehr gern. Sie war ihr ans Herz gewachsen. Eine Woche war sie erst bei ihr und doch hatte Isabell manchmal das Gefühl, ein intensiveres Verhältnis zu ihr zu haben als zu Louisa.

Anna ließ sich aber nicht beruhigen. »Du hättest mir von meinem Vater erzählen sollen. Du hast mich hintergangen.«

»Es tut mir leid, Anna.« Das war das Einzige, was Isabell noch sagen konnte.

Anna starrte auf ihre halb aufgegessene Pizza. »Ich würde jetzt gern gehen. Ich laufe zu Fuß. Benjamin wird die frische Luft guttun. Danke für die Pizza.« Und schon nahm sie den Kinderwagen und ihre Jacke und ging.

»Warte doch, Anna. Ich bringe dich.« Isabell sprang auf.

Anna drehte sich um. »Nein, Isabell. Das möchte ich nicht. Ich gehe zu Fuß.« Und dann war sie auch schon durch die Tür verschwunden.

Isabell lehnte sich seufzend zurück. Wie könnte sie das bloß wiedergutmachen?

9

Isabell saß im Wohnzimmer und zappte sich durch das Abendprogramm. Es war 20 Uhr und Anna war immer noch nicht hier. Sie war heute Morgen schon früh aus dem Haus gegangen mit der Begründung, sie wolle zu einer Bekannten. Isabell dachte, dass es sich wohl um die Bekannte handelte, bei der sie demnächst einziehen wollte. Isabell seufzte. Sie wünschte sich so sehr, dass Anna bleiben würde. Aber nach dem gestrigen Vorfall war ihr Verhältnis zu Anna gestört. Sie hatte versucht, mir ihr zu reden, doch Anna wollte nicht. Isabell hoffte inständig, dass es heute Abend endlich zu einer Aussprache kommen würde.

Mit einem Mal ging die Haustür. Isabell schaltete den Fernseher aus, sprang auf und lief Anna entgegen. »Schön, dass du wieder da bist.« Anna nickte nur, als sie dem schlafenden Benjamin die Jacke auszog. »Hattest du einen schönen Tag?«, fragte Isabell freundlich. »Ja, danke«, antwortete Anna kurz.

Isabell versuchte es weiter. »Anna, ich würde so gern noch einmal mit dir über gestern reden.«

Anna sagte einen Moment gar nichts. Sie hängte Benjamins und ihre Jacke auf. Dann meinte sie: »Na gut. Ich bringe Benjamin ins Bett und komme dann.«

Isabell lächelte. »Das ist schön. Soll ich dir noch etwas zu essen machen?« Anna schüttelte den Kopf während sie Benjamin aus dem Wagen hob. »Nein, danke. Ich habe gegessen.«

Isabell setzte sich ins Wohnzimmer und rieb ihre Hände aneinander. Sie war aufgeregt. Würde sich Anna wieder mit ihr versöhnen? Nichts wünschte sie sich im Moment mehr.

Nach einer kurzen Weile erschien Anna im Wohnzimmer. Sie setzte sich, und Isabell goss ihr eine Tasse Tee ein. »Anna, ich wollte mich nochmals bei dir entschuldigen. Ich hätte mich nicht ohne dein Wissen mit deinem Vater treffen sollen. Aber, weißt du, er tat mir so leid, als er ins Café kam, um mit mir zu sprechen. Er liebt dich so sehr, Anna.« Sie schaute Anna ernst an.

Die starrte in ihre Teetasse. »Ich hätte nie gedacht, dass du mich so hintergehst.«

Isabell kam sich wie eine Mörderin auf der Anklagebank vor. »Ich weiß, ich hätte dir von dem Treffen mit deinem Vater erzählen sollen. Aber ich habe gedacht, ihr braucht beide noch ein wenig Zeit, um euch wiederzusehen.«

Anna wurde wütend und schmiss ihren Teelöffel neben die Tasse. »Ich will ihn überhaupt nicht wiedersehen. Und woher weißt du, was das Richtige für mich ist? Du bist nicht meine Mutter.«

Diese harten Worte verletzten Isabell. Aber sie versuchte, ganz ruhig zu bleiben. Sie legte ihre Hand auf Annas Arm. »Du bist mir wichtig, Anna. Ich habe dich sehr gern. Und deshalb mache ich mir eben Gedanken. Aber es stimmt, ich habe kein Recht, mich in dein Leben einzumischen. Wenn du deinen Vater nicht sehen willst, ist das deine Sache. Bitte verzeih mir.«

Anna nahm ihren Teelöffel und rührte eine Weile in der Tasse. »Also gut, ich versuche, dir zu verzeihen«, sagte sie und es klang fast gönnerhaft.

Isabell hörte den Unterton heraus und war nicht glücklich über die Antwort. Aber sie wusste auch, dass heute Abend nicht mehr zu erreichen war. Deshalb sagte sie: »Das freut mich, Anna.«

Die blickte kurz auf. Isabell lächelte und Anna machte den schwachen Versuch zu lächeln. Einen Moment lang war es still und Isabell merkte, dass die Vorwürfe gegen sie nicht wirklich ausgeräumt waren.

Anna stand auf. »Sei mir nicht böse, Isabell. Aber ich bin müde und würde jetzt gern ins Bett gehen.«

Isabell nickte. »Gute Nacht, Anna.«

»Gute Nacht«, erwiderte Anna und verschwand nach oben.

Isabell blieb traurig zurück. Vielleicht würde Anna ihr mit der Zeit doch vergeben ... Isabell hoffte es wenigstens. Sie faltete die Hände und flüsterte: »Gott, bitte hilf, dass Anna mir verzeihen kann und dass sie hierbleibt. Ich brauche sie so sehr.«

Es tat gut, zu beten und Gott die Kontrolle der Situation zu überlassen. Isabell schüttelte über sich selber den Kopf. Vor einer Woche hätte sie nicht einmal daran gedacht, mit Gott auch nur ein Sterbenswörtchen zu reden. Aber alles hatte sich geändert, seit Gott ihr Anna ins Haus geschickt hatte. Wenn Anna doch bloß bleiben würde und ihr verzeihen könnte!

Isabell legte sich aufs Sofa. »Ach Stefan, wenn du wüsstest, was hier alles los ist«, murmelte sie vor sich hin und musste dabei lächeln.

Stefan hätte sich über Annas Anwesenheit gefreut und vor allem über den kleinen Benjamin. Isabell wusste, wie sehr er sich immer ein zweites Kind, einen Sohn, gewünscht hatte. Er hatte zwar nie etwas gesagt, aber Isabell hatte es gespürt. Wie begeistert wäre er von Benjamin gewesen!

Isabell seufzte. »Ach Stefan, ich vermisse dich so.« Und dann weinte sie um ihn und um Anna. Irgendwann schlief sie auf dem Sofa ein.

Am nächsten Tag war Isabell froh darüber, dass sie bei der Arbeit keine Zeit hatte, weiter über die Probleme mit Anna nachzudenken. Es schien, als hätte sich heute die ganze Stadt im Café verabredet. Vielleicht lag es an Gretas Adventsfrühstücks-Angeboten?

Isabell stellte das Geschirr auf ein Tablett. Greta schaute sie fragend an. »Geht es dir heute nicht so gut?« Isabell wunderte sich, dass man ihr die Sorgen um Anna ansah. Sie hatte aber nicht die Absicht, mit Greta über Anna zu reden. »Ach, ich bin wohl etwas übermüdet.«

Greta nickte, obwohl sie ihr nicht glaubte.

Isabell brachte die gewünschten Getränke an die Tische. Da erschien Timos Mutter in der Tür. Isabell erschrak, als sie sie sah. Sie war ganz bleich und hatte verweinte Augen; man sah, dass es ihr überhaupt nicht gut ging.

Isabell trat auf sie zu. »Hallo, guten Tag. Wo ist denn Timo?«

»Er liegt im Krankenhaus. Er hatte so starke Schmerzen und jetzt wird er mit Schmerzmitteln neu eingestellt«, erwiderte sie verzweifelt. Isabell legte ihre Hand auf ihre Schulter. »Das tut mir sehr leid. Kommen Sie, setzen Sie sich. Ich bringe Ihnen erst einmal einen Kaffee.«

Timos Mutter nickte dankbar und setzte sich auf einen Stuhl. Isabell ging in die Küche und füllte Kaffee in ein Kännchen. Sie fragte Greta: »Darf ich mich einen kurzen Moment zu Timos Mutter setzen? Der Kleine ist im Krankenhaus.«

Greta verstand. »Ja natürlich. Der arme Junge und die arme Frau.«

Isabell nickte, während sie ein Brötchen mit Wurst und Käse belegte. Dann ging sie wieder zu Timos Mutter und stellte den Kaffee und den Teller mit dem Brötchen auf den Tisch. Timos Mutter blickte auf. »Aber ich habe doch gar kein Brötchen bestellt«, meinte sie verwirrt. Isabell nickte beruhigend, während sie sich zu ihr setzte. »Stimmt. Aber ich weiß, dass Sie es brauchen. Das Frühstück geht auf mich. Ich lade Sie ein. Wann haben Sie das letzte Mal etwas gegessen?«

Über das Gesicht von Timos Mutter huschte ein kleines Lächeln. »Danke«, sagte sie, ohne Isabells Frage zu beantworten. Dann hielt sie Isabell ihre Hand hin. »Ich heiße übrigens Juliane Waldmann.«

»Ich bin Isabell Kröger.« Sie erwiderte den Handschlag. »Wie geht es Timo?«

Frau Waldmann seufzte. »Er hat starke Schmerzen. Aber die Ärzte geben sich wirklich Mühe, ihm die richtigen Medikamente zu geben, damit er schmerzfrei wird. Es ging ihm schon so gut. Ich verstehe nicht, warum das nun wieder sein muss. Wir haben im letzten Jahr so viele Höhen und Tiefen erlebt seit diesem Unfall. Es war schrecklich.«

Isabell sah zum Fenster wie in weite Ferne. »Ich verstehe, man fühlt sich irgendwie ausgeliefert.«

Frau Waldmann war überrascht, dass Isabell sie so gut verstand. »Immer wieder musste Timo ins Krankenhaus. Und nach dem Unfall, als ihm das Bein abgenommen worden war, da wollte er zuerst gar nicht mehr leben.«

Isabell nickte verständnisvoll und erschüttert zugleich.

»Er war so verzweifelt. Aber als er dann in der Reha lernte, mit der Beinschiene zu laufen, da wurde es besser und er wurde wieder der fröhliche kleine Timo, der er mal war. Und nun hat er erneut diese furchtbaren Phantomschmerzen.« Frau Waldmann schaute in ihre Kaffeetasse und fing an zu weinen.

Isabell legte ihre Hand auf ihren Arm. »Ich kann Ihre Verzweiflung gut verstehen. Man fragt sich immer wieder: ›Warum das alles?‹ Das Problem ist, dass man sich in einem Gedankenkarussell befindet. Und es ändert doch nichts an der Situation. Im Gegenteil, es zieht einen noch mehr runter. Wissen Sie, vor fast einem Jahr verlor ich meinen Mann, er starb an einem Herzinfarkt. Es ist unheimlich schwer. Und immer wieder kommt diese Frage nach dem Warum. Aber was hat sie mir gebracht? Nur dass ich in meiner Trauer immer noch nicht weiter bin.« Isabell sah wie abwesend vor sich hin und erschrak über ihre Selbstanalyse und Diagnose, die sie sich gerade gestellt hatte.

Frau Waldmann schaute sie betroffen an, während Isabell

sich immer noch über sich selbst wunderte. Sie hatte eigentlich zu sich selbst gesprochen, laut gedacht. Mit dem Gedanken »Warum?« hatte sie sich selbst gequält und Gott Vorwürfe gemacht. Aber ihr stand auf einmal klar vor Augen, dass es sie nicht einen Schritt weitergebracht hatte. Es war, als hätte sich in ihrem Innern irgendetwas gelöst. Es gab keine Antwort auf die Frage nach dem Grund und es würde nie eine geben. Aber sie musste versuchen, mit dieser Frage zu leben und damit, dass Gott Stefans Tod hatte geschehen lassen. War Gott nicht gerade dabei, wieder ihre Nähe zu suchen? Er hatte ihr Anna ins Haus geschickt und den kleinen Benjamin, der ihr so viel Freude machte.

Sie schaute Frau Waldmann an. Schnell schaltete sie um – Timos Mutter war es, die jetzt Trost brauchte. Isabell nahm ihre Hand. »Ich verstehe Ihre Verzweiflung gut. Und Ihr Junge tut mir so leid. Er ist ein kleiner Sonnenschein. Wie selbstverständlich er mit seinen Krücken hier hereinkam! Er hat so viel Mut. Und jetzt braucht er Ihren Mut und Ihre Kraft.«

Frau Waldmann wischte sich die Tränen aus dem Gesicht und nahm einen Schluck Kaffee. »Wenn ich nur diese Kraft und diesen Mut hätte.«

Isabell meinte sanft: »Sie haben beides. Sie sind eine Mutter. Mütter haben immer Kraft; kein Mensch weiß, warum. Aber es ist so.«

Frau Waldmann lächelte leicht und sagte nichts.

Isabell schaute sie eindringlich an. »Es ist schwer, was Sie in diesem Jahr durchmachen mussten. Ich kann mit Ihnen fühlen. Aber Ihr Timo lebt und die Ärzte werden bestimmt alles für ihn tun, damit er keine Schmerzen mehr hat.«

Frau Waldmann drückte Isabells Hand. »Ich danke Ihnen. Sie sind ein Engel.«

Isabell wurde ganz warm ums Herz. Sie fühlte sich seit den letzten Minuten wie befreit. Sie schob Frau Waldmann das

Brötchen hin. »Und jetzt essen Sie etwas. Sie brauchen auch körperliche Kraft.«

Frau Waldmann lächelte und nahm einen Bissen. »Sie haben recht. Ich danke Ihnen von Herzen. Das Gespräch mit Ihnen hat mir gutgetan. Wissen Sie, seit dem Unfall am 3. Januar gab es so viele Menschen, die mir immer wieder Mut gemacht haben. Aber Ihre Worte werde ich nie vergessen.«

Isabell stutzte. Es war, als würde jemand ihren Brustkorb zuschnüren. 3. Januar? Das war doch Stefans Todestag. Sie fragte und ihre Stimme zitterte: »Am 3. Januar war der Unfall?«

Frau Waldmann nickte. »Ja, es stand auch in der Zeitung. In den Unfall waren viele Autos verwickelt. Es war eine Massenkarambolage. Wir waren auf dem Weg in die Stadt. Und plötzlich fuhr uns ein Auto seitlich in die Beifahrerseite, wo Timo saß. Er war schwer verletzt. Und wenn der Rettungswagen nicht sofort gekommen wäre, wäre er verblutet.«

Isabell hatte das Gefühl, den Boden unter den Füßen zu verlieren, obwohl sie saß. Ihr Herz klopfte bis zum Hals. Wie von Weitem hörte sie ihre eigene Stimme. »Ich habe von dem Unfall gehört. Er stand ja in allen Zeitungen.«

Sie versuchte aufzustehen und hielt sich dabei am Tisch fest. Sie riss sich mit aller Kraft zusammen. »Frau Waldmann, ich muss leider wieder arbeiten. Ich wünsche Ihnen alles Gute und bestellen Sie Timo bitte ganz liebe Grüße von mir. Ich hoffe sehr, dass es ihm bald besser geht. Und wenn er wieder ins Café kommen kann, bekommt er von mir einen großen Kakao mit extra viel Sahne, bitte sagen Sie ihm das.«

Frau Waldmann lächelte. Sie hatte nichts von Isabells innerem Zustand bemerkt. »Danke, das richte ich ihm aus. Ich gehe gleich wieder zu ihm. Und vielen Dank für das Gespräch und das Frühstück.«

Isabell versuchte zurückzulächeln. »Bitte, sehr gern. Auf

Wiedersehen.« Dann taumelte sie in die Küche. Greta erschrak. Sie war gerade dabei, eine Bestellung vorzubereiten. »Geht es dir nicht gut, Isabell? Gibt es schlechte Nachrichten von dem kleinen Timo?«

»Ja, er hat starke Schmerzen. Deshalb ist er im Krankenhaus. Die Ärzte versuchen, ihn medikamentös neu einzustellen.« Isabell versuchte, ruhig zu klingen.

Sie fragte Greta, und es machte ihr Mühe zu sprechen, weil sie das Gefühl hatte, in ihrem Hals steckte ein großer Kloß: »Greta, darf ich jetzt hier in der Küche weitermachen und du übernimmst die Bestellungen? Weißt du, mir ist im Moment nicht so gut. Mein Magen …«

Greta schien die Erklärung zu akzeptieren. »Ja natürlich. Wenn es gar nicht mehr geht, dann sagst du Bescheid.«

Isabell nickte. Sie war froh, dass Greta nicht weiter nachfragte. Ihr Magen war wirklich am Rotieren. Sie hatte das Gefühl, den Duft von Kaffee, den sie sonst so liebte, nicht ertragen zu können. Aber sie wollte stark sein. Sie musste diesen Vormittag irgendwie schaffen, auch wenn ihre Gedanken verrückt spielten. Es hämmerte in ihrem Kopf: Timo lebte, weil der Krankenwagen rechtzeitig da war; Stefan war tot, weil kein Krankenwagen verfügbar war.

Ihre Gefühle fuhren Achterbahn, während sie versuchte, sich auf die Arbeit zu konzentrieren. Es gelang ihr einigermaßen, auch wenn sie ein paarmal Kaffee statt Tee zubereitete. Aber die gute Greta nahm ihr das nicht übel.

Schließlich ging der Vormittag tatsächlich zu Ende. Greta schickte sie gleich nach Hause. Aber als Isabell im Auto saß, wusste sie, dass sie jetzt nicht nach Hause konnte. Sie musste mit jemandem über das Erlebte reden. Anna kam verständlicherweise dafür zurzeit nicht in Frage. Sie rief bei ihr an und sagte ihr, dass sie erst heute Abend nach Hause kommen würde. Das Telefongespräch verlief kurz.

Isabell wusste, wohin sie wollte. Sie machte sich auf den Weg Richtung Autobahn und dann nach Hamburg.

Auf der Autofahrt dachte sie immer wieder an das Gespräch mit Timos Mutter. »Zum Glück kam der Krankenwagen gleich, sonst wäre Timo verblutet« – diese Worte kamen ihr immer wieder in den Sinn. Wie gern hätte sie das auch über Stefan sagen können, aber bei ihm kam der Krankenwagen nicht rechtzeitig. Was ergab das alles für einen Sinn?

Ihr Herz schlug bis zum Hals, als sie in die Straße von Louisas Wohnung einbog. Sie parkte das Auto und stieg aus. Das hatte sie noch nie gemacht, einfach unangemeldet bei Louisa aufzutauchen. Sie war sowieso erst zweimal hier gewesen: zur Einweihungsparty und einmal zu Louisas Geburtstag.

Ob Louisa ihr Besuch überhaupt recht sein würde? Und könnte sie mit ihr über das Gespräch mit Timos Mutter reden? Was würde das in Louisa auslösen? Sie wollte ihre Tochter eigentlich nicht damit belasten.

Sie war kurz davor, auf dem Absatz kehrtzumachen, als sie hinter sich eine Stimme hörte: »Mama, was machst du denn hier?«

Isabell drehte sich um. Hinter ihr stand Louisa, beladen mit einer Einkaufstüte.

Isabell nahm ihre Tochter in den Arm. »Hallo, Louisa. Ich wollte mit dir reden.« Immer noch hörte sich ihre Stimme heiser an, der Kloß saß fest und wollte nicht weichen. Aber – wollte sie wirklich mit Louisa reden? Eben noch wäre sie am liebsten nach Hause gefahren.

Louisa schaute etwas verwirrt drein. Sie nickte nur. »Okay, dann komm mit rein.«

Isabell und Louisa betraten die kleine Wohnung. Louisa brachte die Einkaufstüte in die Küche. Sie bat ihre Mutter, in dem kleinen Wohnzimmer Platz zu nehmen. Die musste sich dort erst einmal Platz verschaffen, indem sie die auf dem Sessel und der Couch herumliegenden Kleidungsstücke ordentlich zusammenlegte und zu dem Bett brachte, das hinter dem Vorhang war. Isabell schüttelte den Kopf. Auf Louisas Bett lagen mehrere Textilien. Auch diese legte sie zusammen.

Louisa rief aus der Küche: »Mama, willst du auch eine Tiefkühlpizza? Ich wollte mir gerade Essen machen.«

Isabell rief zurück: »Nein, vielen Dank. Mir geht es heute nicht so gut mit dem Magen.«

»Und wie sieht es aus mit einem Kakao?«, fragte Louisa, während sie ihre Pizza in den Ofen schob. Eigentlich hatte Isabell auf gar nichts Appetit, aber sie wollte nicht unhöflich sein. »Ja, gut, einen Kakao nehme ich.«

Nachdem Isabell das Wohnzimmer wieder in einen ordentlichen Raum verwandelt hatte, erschien Louisa mit zwei Tassen Kakao. Sie grinste. »Mama, du bist nicht meine Putzfrau. Danke aber trotzdem, dass du die Sachen weggeräumt hast. Ich bin heute Morgen einfach nicht dazu gekommen.«

Isabell wusste, dass die Unordnung nicht das Resultat nur eines Morgens war. Aber sie hatte gelernt, sich bei ihrer Tochter aus einigen Dingen rauszuhalten.

»Mama, warum bist du eigentlich hier?«, fragte Louisa und stellte die Tassen auf den Tisch.

Isabell seufzte leicht. »Ich wollte dir eine Sache erzählen. Ich habe heute im Café etwas erlebt, was du auch wissen solltest.«

»So?« Louisa schaute etwas verwirrt. Was konnte ihre Mutter dazu bewegt haben, sie hier aufzusuchen, nachdem sie erst zweimal hier gewesen war?

Isabell nahm einen Schluck Kakao in der Hoffnung, dass es sie irgendwie beruhigen würde. Aber innerlich war sie noch genauso aufgewühlt wie vor einer Stunde. »Weißt du, Louisa, ich habe dir doch schon mal von dem kleinen Jungen erzählt, der eine Beinprothese trägt und der vor einiger Zeit im Café war. Zurzeit ist er gerade im Krankenhaus, weil er solche

Schmerzen hat.« Louisa nickte mitfühlend, verstand aber nicht, worauf ihre Mutter hinauswollte.

»Heute hat seine Mutter mit mir geredet. Weißt du, wie der Kleine sein Bein verloren hat?« Isabell versuchte, ihre Fassung zu bewahren.

Louisa schüttelte verständnislos den Kopf.

»Er hat sein Bein bei einem Unfall verloren. Und wenn der Krankenwagen nicht rechtzeitig da gewesen wäre, dann wäre er nicht mehr am Leben. Er war schwer verletzt. Er saß in dem Auto seiner Mutter, während ein anderes Auto in die Beifahrerseite fuhr.« Isabell machte eine Pause.

Louisa schaute betroffen. »Wie furchtbar.«

Isabell blickte in ihre Kakaotasse. »Und weißt du, wann dieser Unfall war? Am 3. Januar! Du erinnerst dich doch an die Massenkarambolage in der Stadt? Der Krankenwagen war rechtzeitig bei Timo. Aber es war zu spät bei Stefan.« Jetzt konnte sie ihre Tränen nicht mehr zurückhalten. Sie weinte hemmungslos.

Einen Augenblick war es ganz still. Louisa war aufgestanden. Sie ging zum Wohnzimmerschrank und nahm das Bild in die Hand, das dort stand. Es war ein Foto ihres Vaters. Liebevoll strich sie darüber. Nach einer ganzen Weile sagte sie leise, während sie immer noch das Foto betrachtete: »Dann ist Papa nicht umsonst gestorben.«

Isabell zuckte zusammen. »Wie kannst du so etwas sagen?«, rief sie aus.

Louisa stellte das Bild wieder zur Seite und setzte sich. »Aber es ist doch so. Ein kleiner Junge lebt. Wäre Papa am Leben, dann wäre er tot.«

Isabell antwortete, wobei sie verzweifelt das Gesicht in beide Hände vergrub. »Aber ich verstehe das alles nicht. Warum hat Gott das so zugelassen?« Wieder war es eine geraume Weile still.

Louisa setzte sich neben sie und nahm ihre Hand. »Mama, auf diese Frage bekommen wir keine Antwort. Aber ist es nicht ein Zeichen von Gott, dass er dir die Mutter von Timo ins Café geschickt hat? Das hat doch einen Grund.«

Isabell dachte daran, wie Greta gesagt hatte, Gott habe ihr Anna geschickt. Das konnte sie auch so sehen. Aber Timo? Diese Begegnung hatte ihre Gefühlswelt vollkommen durcheinandergebracht. Was brachte es ihr zu wissen, dass Timo lebte und Stefan gestorben war? Es wäre ihr lieber gewesen, sie hätte Timo und seine Mutter nie kennengelernt. »Was hat das alles für einen Sinn?«, schrie sie und sprang auf.

»Mama, ein kleiner Junge lebt«, sagte Louisa wieder ganz leise.

Isabell war enttäuscht, dass Louisa so tapfer und ruhig reagierte. Sie schrie fast: »Und mein Stefan ist tot, tot! Geht dir das denn gar nicht nah?«

Louisa erschrak über den Gefühlsausbruch ihrer Mutter. Und sie ärgerte sich darüber, dass diese meinte, der Tod ihres Vaters berühre sie gar nicht. »Mama, was soll das? Ich habe Papa unendlich geliebt. Du warst es doch, die Anna in sein Arbeitszimmer einziehen ließ, als wenn dir dieser Raum überhaupt nichts bedeutete.«

Jetzt kochten auch bei Isabell die Emotionen hoch. »Anna steckte in einer aussichtslosen Lage, da musste ich ihr helfen. Nach wie vor bedeutet mir das Arbeitszimmer deines Vaters sehr viel, das weißt du. Aber hättte ich Anna etwa nicht aufnehmen sollen? Außerdem war ich dadurch nicht mehr so allein. Was meinst du denn, wie ich mich gefühlt habe, als du nach Hamburg gezogen bist? Stefan war gestorben, du warst weg und das ganze Haus leer. Was meinst du, wie es mir da ging? Hast du dir darüber nie Gedanken gemacht?«

Jetzt war es Louisa, die aufsprang. »Mama, das ist nicht fair.

Ich musste nach Hamburg wegen meines Studiums. Außerdem komme ich dich jeden Freitag besuchen.«

Isabell lachte auf. »Ja, um deine Wäsche loszuwerden.«

Louisa erschrak. So hatte ihre Mutter noch nie mit ihr geredet. Ärger und Wut stiegen in ihr auf. »Weißt du denn überhaupt, warum ich ausgezogen bin? Ich habe es einfach nicht mehr ertragen, deine depressive Stimmung. Und nie konnte ich mit dir über Papa reden, nie haben wir Erinnerungen ausgetauscht. Dabei hätte mir das gutgetan. Denn nicht nur du hast jemanden verloren. Ich habe meinen Vater verloren. Ich konnte es nicht mehr ertragen, wie du dich aufgegeben hast, wie du Gott angeklagt hast, wie du in Selbstmitleid versunken bist. Ich musste einfach weg.«

Isabell trafen die Worte wie ein Pfeil mitten ins Herz. Warum sagte ihre Tochter etwas derart Verletzendes? »Louisa, ich habe meinen Mann verloren. Ich konnte darüber nicht reden. Außerdem wollte ich dich schützen.«

»Mich schützen?«, fragte Louisa. Ihr Gesicht war knallrot, so wütend war sie.

»Ja, ich hatte Angst, wenn ich anfange, von Papa zu reden, dass es für dich zu schmerzhaft ist«, versuchte Isabell zu erklären.

»Aber genau das hätte ich gebraucht. Man muss über den Toten reden, um die Trauer zu verarbeiten. Das sagt auch Pastor Schneider.« Louisa war immer noch aufgebracht.

»Pastor Schneider, wer ist das?« Isabell hatte das Gefühl, als wüsste sie gar nichts mehr von ihrer Tochter.

»Das ist der Pastor von Simons Gemeinde. Ich habe vor einiger Zeit mal mit ihm über Papa geredet.« Louisa wurde etwas ruhiger.

Isabell staunte. Warum hatte Louisa ihr nie davon erzählt? Hatte sie als Mutter versagt? Die Vorwürfe, die Louisa ihr machte, taten weh. Es war einen Augenblick still, bis sie aufstand. »Ich glaube, es ist besser, wenn ich jetzt gehe.« Sie musste mit dem Gesagten jetzt erst einmal selber fertigwerden.

Louisa blieb sitzen und murmelte: »Das ist typisch für dich. Wenn etwas unangenehm wird, gehst du.«

Jetzt war es wieder Isabell, die wütend wurde. »Wie kannst du so mit mir reden?«

Louisa sprang auf und strich sich eine Haarsträhne aus dem Gesicht. »Es ist aber doch so. Nie konnte ich mit dir über Papa reden. Immer bist du ausgewichen. Dabei habe ich mir das so sehr gewünscht.« Sie setzte sich wieder und stützte das Gesicht in ihre Hände.

Isabell schaute sie an. Plötzlich empfand sie Mitleid mit ihr. Hatte sie sich wirklich hinter einer Mauer von Selbstmitleid versteckt und so die Not ihrer Tochter nicht gesehen? »Es tut mir leid, Louisa, dass ich so auf Stefans Tod reagiert habe. Aber ich konnte einfach nicht anders.« Sie erschrak über ihre Worte, die sich wie auswendig gelernt anhörten. Sie legte Louisa die Hand auf die Schulter. »Lass mich erst einmal über alles nachdenken. Die Geschichte mit Timo hat mich aufgewühlt. Es ist besser, wenn ich jetzt nach Hause fahre.«

Louisa schaute auf. Sie wollte etwas sagen. Aber dann blickte sie nur traurig auf den Fußboden. »Ist gut, Mama.« Sie begleitete ihre Mutter zur Tür.

Isabell rang mit sich. Sollte sie bleiben? Nein, heute konnte sie einfach nicht mehr über Stefan reden. Sie brauchte Zeit. An der Tür nahm sie ihre Tochter in den Arm. Die sträubte sich ein wenig. Und Isabell spürte, wie ihr Herz sich verhärtete.

Louisa löste sich aus der Umarmung. Sie fragte: »Und? Wirst du Anna von unserem Gespräch erzählen?«

Isabell erschrak über ihren Unterton. Sie wusste, dass Louisa eifersüchtig auf Anna war. Aber ihre Worte taten ihr weh. So versuchte sie, ganz ruhig zu antworten: »Das weiß ich noch nicht. Ich sehe Anna zurzeit nicht viel. Sie besucht häufig eine

Bekannte. Sie hat mir auch mitgeteilt, dass sie demnächst ausziehen wird.«

Das schien Louisa zu freuen. »Ehrlich? Na, dann bekommt Papa endlich sein Arbeitszimmer zurück.«

Isabell erschrak über die spitze Bemerkung, aber sie versuchte, sie zu ignorieren. Und auch wenn es Louisa nicht gefiel, wollte sie ehrlich antworten. »Ich bin traurig, dass Anna und Benjamin gehen. Ich mag die beiden sehr und sie haben Leben in mein Haus gebracht.« Jetzt war sie es, die eine verletzende Bemerkung machte. Im selben Moment tat es ihr auch schon leid. Es war nicht der Moment, die Emotionen wieder hochkochen zu lassen.

Louisas schöne Augen waren zu einem Eisklotz erstarrt. »Mama, ich glaube, dann ist es jetzt besser, wenn du zu Anna nach Hause fährst.«

Isabell erschrak. Sie wollte nicht so mit Louisa auseinandergehen. Aber heute würde es keine Aussprache mehr mit ihr geben, das war klar. Dazu waren beide innerlich viel zu verwundet. »Gut, Louisa, ich gehe. Auf Wiedersehen, mein Kind.« Isabell sagte diesen Satz sehr liebevoll und strich ihrer Tochter über den Arm.

Louisas Augen hatten sich nicht verändert, als sie ihre Mutter mit einem kurzen »Tschüs, Mama« verabschiedete.

10

Als Isabell im Auto war, hielt sie mit beiden Händen das Lenkrad fest, legte ihren Kopf darauf und weinte. Sie weinte bitterlich – über Louisa, über Stefan und über Timo und auch über sich selbst. Es waren Verzweiflungstränen. Ihr Leben war aus den Fugen geraten. Das hatte am 3. Januar dieses Jahres angefangen und bis heute nicht aufgehört. Sie rief leise: »Gott, bitte hilf mir.«

Sie dachte an den Moment auf dem Dachboden. Da hatte Gott ihr geholfen. Warum könnte das nicht auch jetzt der Fall sein? Aber wie sollte sie jemals wieder mit Louisa vernünftig reden können?

Sie wischte sich die Tränen aus dem Gesicht und startete das Auto. Ihre Gedanken kreisten weiter um den Streit mit Louisa. Louisa war zu weit gegangen. Aber auch sie selbst hatte sich nicht unter Kontrolle gehabt. Sie hatte in den letzten Monaten alles falsch gemacht. Sie hatte sich in ihrer Trauer eingeschlossen und niemanden an sich herangelassen, nicht einmal ihre Tochter.

Anna war es gewesen, die diese Tür ein kleines Stückchen geöffnet hatte.

Wie hatte sie das Gespräch mit Louisa so eskalieren lassen können? Sie hatte sich noch nie so heftig mit ihr gestritten. Sicher, da waren die ganz normalen Auseinandersetzungen zwischen Mutter und Tochter gewesen. Aber einen solch verletzenden Streit hatte es noch nie gegeben.

Isabell fuhr von der Autobahn ab. Inzwischen war der Feierabendverkehr in vollem Gange.

Ihr Herz pochte. Wenn Louisa ihr nun nicht verzeihen würde? Sie war völlig verzweifelt. Einen kleinen Augenblick schaute sie nicht nach vorn. Als das Auto vor ihr plötzlich bremste, war sie nicht mehr in der Lage, rechtzeitig zu reagieren. Und schon knallte es. Sie dachte noch: »Endlich ist alles vorbei. Stefan, ich komme zu dir.« Dann war alles um sie herum schwarz.

Als sie aus ihrer kurzzeitigen Ohnmacht erwachte, verspürte sie einen unglaublichen Schmerz im Kopf. Neben ihr stand eine ältere Frau, die gerade die Tür ihres Wagens geöffnet hatte. »Hallo, wie geht es Ihnen, ist alles in Ordnung?«

Isabell hob ihren Kopf, was ihr noch mehr Schmerzen verursachte. »Ja, es geht schon. Ich habe nur solche Schmerzen.« Sie spürte, dass über ihr Gesicht etwas Warmes lief. Sie fasste sich mit der Hand an die Wange und erschrak, als sie sah, dass es ihr eigenes Blut war.

»Bleiben Sie ganz ruhig. Mein Mann hat schon den Krankenwagen verständigt.« Die Frau strich ihr sanft über den Arm. Jetzt erst sah Isabell, dass sich neben der Frau einige Menschen versammelt hatten. Ein junger Mann hatte eine Wundkompresse in der Hand, die er ihr auf die Wunde im Gesicht drückte. Er lächelte Isabell freundlich zu. »Sind Sie in der Lage, sie festzuhalten?« Isabell sagte nichts und tat einfach, was er sagte.

Die ältere Frau sprach weiter beruhigend auf sie ein. »Machen Sie sich keine Sorgen. Es wird schon alles wieder gut. Der Krankenwagen kommt gleich. Ich bin übrigens Charlotte Wegner. Wie heißen Sie?« Freundlich schaute sie Isabell an.

»Ich bin Isabell Kröger.« Sie war erstaunt, dass sie trotz der starken Schmerzen in der Lage war zu antworten.

»Frau Kröger, haben Sie Schmerzen?«

»Ja, mein Kopf tut so weh.« In diesem Moment klingelte ihr Handy. Es war nach dem Unfall aus der Tasche gefallen und lag nun auf dem Boden der Beifahrerseite. Louisa ... das musste Louisa sein. Isabell versuchte, sich in Richtung Boden zu bewegen, aber ihr wurde ganz schwindelig und sie ließ sich in den Sitz fallen. Hilfe suchend schaute sie die ältere Dame an. Sie stammelte: »Meine Tochter …«

»Soll ich für Sie ans Telefon gehen?«, fragte Frau Wegner und angelte das Handy aus dem Auto heraus. »Hallo, hier ist Charlotte Wegner am Apparat von Frau Kröger.«

»– – –«

»Nein, Frau Kröger kann gerade nicht ans Telefon. Sie hatte einen Unfall. Sind Sie der Ehemann?«

»– – –«

»Ach so, ein Bekannter. Nein, ich kann Ihnen nichts weiter sagen. Frau Kröger ist ansprechbar, aber sie wird gleich ins Krankenhaus eingeliefert.«

»– – –«

»Eine junge Frau, ein Kind? Nein, ich weiß nicht, was Sie meinen.«

In diesem Moment hörte man die Sirene des Krankenwagens.

»– – –«

»Ja, ist gut. Auf Wiederhören.« Frau Wegner beendete das Gespräch. Sie wandte sich an Isabell. »Das war Herr Robert Wendland.«

Isabell nickte. Er wollte sicherlich mit ihr über Anna sprechen. Nun, irgendwann würde sie ihn zurückrufen. Sie hatte gehofft, Louisa wäre am Telefon.

Inzwischen waren die Sanitäter erschienen. Isabell bekam einen »Tropf« und wurde vorsichtig auf eine Trage gelegt. Ein Sanitäter redete beruhigend auf sie ein. »Machen Sie sich keine Sorgen, es wird alles gut. Sie fühlen sich schon bald besser. Wahrscheinlich haben Sie lediglich eine Gehirnerschütterung.«

Als Isabell in ihrem Krankenzimmer lag, hatten sich die Kopfschmerzen dank der Schmerzmittel etwas gebessert. Aber sie fühlte sich furchtbar schlapp und ihr war schlecht. Das waren eben die Begleiterscheinungen einer Gehirnerschütterung, die nach mehreren Untersuchungen festgestellt worden war. Wenn morgen bei der Visite alles in Ordnung sein würde, dürfte sie das Krankenhaus wieder verlassen.

Der Arzt hatte ihr strikte Bettruhe verordnet. Sie blickte auf das Nachthemd, dass ihr eine freundliche Krankenschwester gerade auf den Nachttisch gelegt hatte. Sie verspürte keinerlei Lust, dieses Krankenhaushemd anzuziehen. Außerdem hatte sie mit Greta telefoniert, die ihr später ein paar Sachen aus dem Haus holen und ihr bringen wollte. So lag sie in ihrer Jeans und ihrem dunklen Pullover, der noch mit Blut beschmiert war, auf dem Bett. »Wenn Sie noch etwas brauchen, melden Sie sich bitte.« Die Krankenschwester lächelte ihr beim Rausgehen zu.

Nun war Isabell allein. Zum Glück war das andere Bett in ihrem Zimmer nicht besetzt. Sie schloss die Augen und versuchte, den Unfallhergang zu rekonstruieren: Sie war auf dem Weg von Louisa nach Hause gewesen – über den Streit mit ihr wollte sie jetzt auf keinen Fall nachdenken –, dann von der Autobahn abgefahren und … dann? Sie erinnerte sich nur noch an die nette Frau, die neben ihrem Auto gestanden hatte, und an all die Menschen um sie herum, bevor sie in den Rettungswagen verfrachtet worden war.

»Gott, warum hast du mich nicht sterben lassen? Dann wäre ich jetzt bei Stefan.« Tränen liefen ihr übers Gesicht, als sie dieses Gebet flüsterte. Als es an der Tür klopfte, zuckte Isabell zusammen.

Robert Wendland erschien. Isabell schaute ihn verwirrt an und versuchte, schnell die Tränen aus dem Gesicht zu wischen. »Herr Wendland, was machen Sie denn hier?« Aber im selben Moment fiel ihr das Handygespräch ein, das die nette Dame mit ihm geführt hatte.

Herr Wendland antwortete besorgt: »Ich wollte sehen, wie es Ihnen geht. Ich habe auf Ihrem Handy angerufen und eine Frau hat mir dann mitgeteilt, dass Sie einen Unfall hatten und ins Krankenhaus gebracht werden sollten. Ich wollte auch wissen, ob Anna und Benjamin ebenfalls hier seien. Aber ich habe eben nachgefragt und erfahren, dass sie nicht im Auto waren.«

Isabell nickte. Sie war froh, dass er nicht nur wegen ihr hier war. Natürlich hatte er gedacht, dass seine Tochter und sein Enkel in diesen Unfall verwickelt sein könnten, und war deshalb gleich ins Krankenhaus gekommen.

»Den beiden geht es gut. Sie sind zu Hause«, sagte Isabell kurz.

Herr Wendland kam näher und setzte sich auf einen Stuhl neben ihrem Bett. »Und wie geht es Ihnen, Frau Kröger?«

»Ach, danke. Es geht so. Ich habe eine Gehirnerschütterung. Voraussichtlich kann ich morgen nach Hause.« Isabell versuchte, ihre Stimme positiv zu klingen lassen. Aber Herr Wendland hatte ihre Tränen längst gesehen. Leise sagte er: »Dieser Unfall hat Sie bestimmt sehr mitgenommen. Das verstehe ich.«

Isabells Kopfschmerzen meldeten sich wieder und ihr war so übel, dass sie das Gefühl hatte, sich im nächsten Moment übergeben zu müssen.

Gereizt antwortete sie: »Nichts verstehen Sie. Am liebsten wäre ich tot. Was nützt mir dieses ganze Leben noch!« Im selben Moment tat ihr dieser Ausbruch leid. Was konnte Herr Wendland für ihren seelischen Zustand? Im Gegenteil, er besuchte sie noch freundlicherweise. Aber ihn schien ihr wütender Ausbruch nicht aus der Fassung zu bringen.

»Das kenne ich. Wie oft habe ich das nach dem Tod meiner Frau auch gedacht. Ich war sogar ein paarmal kurz davor, mir das Leben zu nehmen.« Herr Wendland schaute gedankenverloren aus dem Fenster. »Aber dann war da ja auch noch meine Tochter. Die brauchte mich.«

Isabell war betroffen. So sprach doch niemand, der die Absicht gehabt hatte, sich von seiner Frau scheiden zu lassen. Dann dachte sie wieder an ihre eigene niederschmetternde Situation.

Isabell drehte ihren Kopf zur Seite und schaute ebenfalls hinaus. »Meine Tochter und ich hatten einen fürchterlichen Streit. Sie hat mir Vorhaltungen gemacht: Ich hätte mich in meine depressive Stimmung geflüchtet und nicht mir ihr über ihren verstorbenen Vater geredet.« Im selben Moment tat es ihr schon leid, dass sie Herrn Wendland das alles erzählte. Was ging es ihn an? Er war doch ein Fremder für sie.

Herr Wendland war eine Weile still. Er blickte sie an, obwohl sie den Kopf immer noch in Richtung Fenster gewandt hatte. »Aber sie ist und bleibt Ihre Tochter. Sie braucht Sie, Frau Kröger. Sie haben so viel, für das es sich lohnt zu leben. Ihre Tochter, Ihre Arbeit im Café und Anna und Benjamin, die beiden brauchen Sie auch. Selbst wenn Sie das Gefühl haben, es hat alles keinen Sinn mehr. Glauben Sie mir, so ging es mir nach dem Tod meiner Frau auch. Aber dann begriff ich, Gott hat trotz allem noch einen Plan für mein Leben – und er hat auch einen Plan für Sie!«

Isabell drehte den Kopf zu ihm, wobei ihr ganz schwindelig wurde. Das Übelkeitsgefühl wurde immer stärker. Sie wurde ärgerlich über seine Worte. »So, welchen Plan hat er denn für mich? Meine Tochter kommt mir so weit weg vor wie noch nie. Anna wird bald ausziehen und ich sitze dann wieder allein zu Hause. Meinen Sie wirklich, dass es da einen Plan für mich gibt?«

Robert Wendland war über ihren Gefühlsausbruch gar nicht irritiert. Er lächelte ihr zu. Isabell musste gleich an Anna denken. Dieses Lächeln war wirklich unglaublich sympathisch. »Ja, das meine ich. Warten Sie doch einfach ab, was Gott tut.«

Isabell wollte jetzt nichts von Gott hören. Schließlich hatte er zugelassen, dass sie hier im Krankenhaus lag. Sie war doch schon gestraft genug. Musste Gott ihr jetzt auch noch diesen Unfall zumuten?

Isabell war innerlich aufgewühlt und ärgerte sich über Herrn Wendlands Ratschläge. Spitz erwiderte sie: »Mir bleibt ja gar nichts anderes übrig, als abzuwarten, schließlich hat mich Gottes genialer Plan hier ins Krankenhaus gebracht.«

Herr Wendland schaute auf den Boden und antwortete leise: »Aber durch seinen Plan hat er sie bei dem Unfall auch bewahrt, sodass sie keine schlimmeren Verletzungen haben.«

Herr Wendland fing an, sie zu nerven. Das empfand Isabell jedenfalls im Moment ganz stark so. Ihre Kopfschmerzen waren so stark geworden, dass sie die Schwester um eine zweite Tablette bitten wollte. »Ich habe starke Schmerzen und werde mal nach der Schwester klingeln«, entgegnete Isabell in der Hoffnung, dass er dann gehen würde.

Herr Wendland sprang auf. »Oh, das tut mir leid. Und ich verwickle Sie in so ein Gespräch. Verzeihen Sie mir bitte.«

Jetzt tat er Isabell richtig leid. Er wirkte geknickt und sein schönes Lächeln war aus seinem Gesicht verschwunden. »Nein, das können Sie ja nicht wissen. Ich danke Ihnen wirklich ganz herzlich für Ihren Besuch. Es ist wirklich nett, dass Sie vorbeigekommen sind.« Isabell versuchte trotz Schmerzen zu lächeln. Sie hatte ein schlechtes Gewissen, dass sie Herrn Wendland diese Vorwürfe gemacht hatte. Das hatte sie nicht gewollt.

Er antwortete verlegen: »Ich rede manchmal zu viel, ich weiß das. Darf ich mich trotzdem in den nächsten Tagen nach Ihrem gesundheitlichen Zustand telefonisch erkundigen?«

Isabell nickte. »Natürlich, darüber würde ich mich freuen.«

Das war jetzt aber fast zu übertrieben freundlich. »Und dann kann ich Ihnen ja vielleicht mehr über Benjamin und Anna berichten. Anna war so nett, als ich sie vorhin anrief. Sie wollte tatsächlich mit dem Bus herkommen und mich besuchen. Aber ich habe ihr gesagt, dass sie diese Strapaze mit Benjamin nun wirklich nicht auf sich nehmen muss.«

Herr Wendland schaute wieder aus dem Fenster. »Wie gern würde ich die beiden sehen. Ich vermisse Anna so schrecklich.«

Isabell musste zugeben: Obwohl sein Leben auch nicht auf Rosen gebettet war, versuchte er trotzdem noch, ihr Mut zu machen.

»Wenn ich wieder zu Hause bin, werde ich nochmals versuchen, mit Anna zu reden. Vielleicht ringt sie sich ja doch dazu durch, Sie zu treffen. Ich glaube, sie ist einfach nur sehr verletzt.« Sie hoffte, ihm mit dieser kleinen Anspielung irgendwie die Richtung weisen zu können. Sie hatte aber nicht die Absicht, ihm zu erzählen, warum Anna so verletzt war. Das war eine Sache zwischen Vater und Tochter.

Noch bevor Herr Wendland antworten konnte, erschien die Krankenschwester, nach der Isabell geklingelt hatte. Robert Wendland verabschiedete und verließ etwas gebeugt den Raum.

Nachdem die Krankenschwester Isabell die zweite Tablette verabreicht hatte, versuchte sie zu schlafen, aber es gelang ihr nicht.

Sie dachte daran, was Herr Wendland gesagt hatte: Gott habe einen Plan für ihr Leben.

Sie, die trauernde Witwe, depressiv, wie Louisa es ausdrückte – was sollte das wohl für ein Plan sein? Sie war nichts ohne Stefan, sie vermisste ihn so unwahrscheinlich. Wieder liefen ihr Tränen übers Gesicht. Sie fühlte sich so klein und einsam in ihrem Krankenhausbett. Wie sehr sehnte sie sich nach Stefan, seinen Umarmungen und seiner Nähe. Sie knipste das Licht der Nachttischlampe an und schaute nach draußen in die Dunkelheit.

In diesem Moment klopfte es und Greta erschien mit einer Reisetasche und einem Blumenstrauß in der Hand.

»Greta, da bist du ja schon. Aber wer ist denn im Café?« Isabell wischte sich schnell die Tränen aus dem Gesicht.

Greta lächelte. »Wenn meine Lieblingsangestellte im Krankenhaus ist, komme ich so schnell wie möglich. Frau Hoffmann hält die Stellung im Café.« Frau Hoffmann war die zweite Aushilfe, für nachmittags.

»Was machst du bloß für Sachen, Isabell?«, sagte sie, während sie ihr den Blumenstrauß in die Hand drückte und von der Fensterbank eine Vase nahm. Isabell erzählte ihr von dem Unfall. Greta schüttelte betroffen den Kopf, während sie die Blumen in der Vase sortierte. »Da kannst du wirklich dankbar sein, dass Gott dich bewahrt hat und du morgen schon wieder nach Hause darfst.«

Isabell hatte nicht die Absicht, auf die Bemerkung einzugehen. Deshalb erklärte sie: »Ich werde jetzt wohl ein paar Tage für die Arbeit im Café ausfallen. Kannst du eine Aushilfe bekommen?«

»Frau Hoffmann freut sich darüber, ein paar Stunden mehr arbeiten zu können. Jetzt vor Weihnachten kann sie das Geld gut gebrauchen. Ich bin froh, dass Gott gleich für eine Aushilfe gesorgt hat.« Greta lächelte sie an.

Isabell war erleichtert, dass Greta Ersatz gefunden hatte. Es war ihr unangenehm, gerade jetzt auszufallen.

Greta packte die Reisetasche aus und zeigte Isabell jedes Mal, was sie in den Schrank legte. Dann zog sie ein kleines Blatt aus der Tasche. »Als Anna die Tasche gepackt, hat sie mir noch dies für dich gegeben.«

Isabell nahm den Zettel in die Hand. Auf dem Blatt waren

viele wirr durcheinandergemalte Striche zu sehen. Darunter stand geschrieben: »Wir wünschen dir gute Besserung. Benjamin und Anna.«

Isabell lächelte. Sie konnte sich vorstellen, wie Anna mit Benjamin auf dem Schoß seine Hand mit dem Stift geführt hatte. Eine nette Vorstellung!

Greta meinte: »Der kleine Benjamin scheint wirklich ein malerisches Talent zu entwickeln.« Dann setzte sie sich auf den Stuhl, auf dem vorher Herr Wendland gesessen hatte. »Wir können wirklich dankbar sein, dass Gott dich bewahrt hat und du keine schlimmeren Verletzungen hast. Erinnerst du dich an den Bibelspruch? ›Denn er hat seinen Engeln befohlen, dass sie dich behüten.‹ Gott hat wirklich seine Hand über dich gehalten.«

Isabell wurde es zu bunt. Jetzt musste ihr also auch noch Greta einen religiösen Vortrag halten! Sie setzte sich auf, wobei ihr wieder schlecht wurde. »Wenn Gott mich wirklich bewahrt hätte, wäre ich jetzt nicht hier.« Ihre Bemerkung klang hart und wütend. Aber genauso fühlte sie sich auch.

Greta ließ sich nicht beirren. »Du musst Gott danken, dass er aus dieser Situation etwas Gutes machen kann. In der Bibel steht: ›Denen, die Gott lieben, werden alle Dinge zum Besten dienen.‹«

Jetzt platzte Isabell der Kragen. Nicht schon wieder irgendwelche Lebensphilosophien von Unbeteiligten! Damit musste endlich Schluss sein. Lange genug hatte sie Gretas geistliche Vorträge ertragen. »So, wie soll mir denn zum Besten dienen, dass mein Mann gestorben ist, weil ein Krankenwagen nicht schnell genug verfügbar war? Dass meine Tochter sich von mir abwendet, weil sie meint, ich trauerte falsch? Dass Anna, an die ich mich gewöhnt habe, wieder auszieht und ich wieder allein bin? Greta, du kannst das doch alles gar nicht verstehen. Du warst nie verheiratet und hast keinen Partner verloren. Du warst doch immer allein und kennst es nicht anders. Aber hör doch endlich auf damit, anderen Menschen Bibelstellen an den Kopf zu werfen, wenn diese sie gar nicht wollen. Kannst du dir nicht vorstellen, wie einem das auf die Nerven geht? Und versuch doch nicht, anderen Leuten zu erklären, wie dankbar sie Gott sein sollen.«

Es war, als sei in diesem Moment der ganze Frust der letzten Monate aus Isabell herausgebrochen.

Greta stand auf und ging zum Fenster. Einen Augenblick war es ganz still. Und Isabell wusste sofort, dass sie zu weit gegangen war.

Greta stand mit dem Rücken zu Isabell und legte ihre Hände in den Nacken. Leise kamen die Worte aus ihr haraus: »Es war ein heißer Sommertag vor 27 Jahren. Mein Verlobter Björn und mein kleiner zwölfjähriger Bruder Lars und ich waren am Strand. Björn hatte ein Schlauchboot dabei, das er mit Lars einweihen wollte. Lars war so fröhlich. Er war ein wunderbarer Junge und ich war froh, dass es ihm besser ging. Wir hatten zwei Jahre vorher unsere Mutter nach einer schweren Krankheit verloren. Mein Vater wurde mit dem Verlust nicht fertig. Er flüchtete sich immer mehr in den Alkohol. So war ich es, die sich um meinen kleinen Bruder kümmerte.«

Isabell hörte mit wachsendem Entsetzen zu. Greta hatte bisher noch nie etwas über ihre Familie erzählt.

Greta wischte sich eine Träne aus dem Gesicht. »Ich legte mich mit einem Buch in die Sonne und schaute zu, wie Björn und Lars lachend das Boot ins Wasser bewegten und sich schließlich hineinsetzten. Sie hatten eine Menge Spaß. Immer weiter schipperten sie auf den See hinaus. Ich war so vertieft in mein Buch, dass ich nicht einmal merkte, wie ein Gewitter aufzog. Es war schon den ganzen Tag drückend heiß. Der Wind wehte mit einem Mal ganz heftig. Ich packte mein Buch ein und zog mir etwas über. In diesem Moment blitzte und donnerte es gewaltig und der Regen prasselte hernieder. Ich schaute nach Björn und Lars. Ihr Boot konnte ich fast nur noch wie einen kleinen Punkt sehen. Sie waren weit draußen auf dem See. Ich schrie nach ihnen, aber in dem Gewitterlärm konnten sie nichts hören. Ganz verschwommen konnte ich Björn erkennen, aber wo war Lars? Mein Herz schlug zum Zerspringen. Ich wollte den beiden helfen. Ich versuchte, zu ihnen hinzuschwimmen, gab aber nach ein paar Zügen auf. Ich musste Hilfe holen. So lief ich zur Straße und hielt ein Auto an. Der Mann rief sofort die Feuerwehr und den Krankenwagen. Er folgte mir zum Strand. Aber auch er konnte nichts tun. Wir sahen das Boot, aber Lars und Björn waren durch den starken Regen nicht mehr zu sehen. Die Feuerwehr kam schließlich …« Greta machte eine kurze Pause und atmete tief durch. »Aber es gab nichts mehr zu helfen. Die beiden konnten nur noch tot geborgen werden.«

Im Krankenzimmer war es ganz still. Isabell war tief betroffen. Das hatte sie nicht gewusst. Niemals hätte sie gedacht, dass Greta so einen Verlust mit sich trug.

»Weißt du, damals habe ich gedacht, ich könnte niemals darüber hinwegkommen. Das Einzige, was mir in dieser Zeit half, waren Bibelworte, die ich immer wieder las und auswendig lernte. Manchmal war ein Bibelvers der letzte Strohhalm, an dem ich mich festhielt. Und dann zeigte mir Gott, dass ich über meinen Trauerrand hinausschauen müsse. So ging ich zu denen, denen es noch schlechter ging. Ich engagierte mich in einem Kinderheim. Diese Arbeit hat mich wirklich sehr bereichert. Ja, und dann kam ich hier in die Gemeinde und habe mich natürlich auch gleich für die Kinderkirche begeistert. Und Gott schenkte mir das Café.«

Isabell schaute zu Greta, die sich jetzt zu ihr umgedreht hatte und zu dem Stuhl ging, auf dem sie gesessen hatte. Sie nahm ihre Tasche und ihre Jacke. Leise sagte sie: »Die Trauer ist immer noch da. Selbst jetzt, wo dieses Erlebnis schon viele Jahre zurückliegt. Vielleicht habe ich deshalb auch nie geheiratet.« Traurig lächelte sie. »Und wer hätte es bei mir auch ausgehalten, einer Frau, die ständig Bibelstellen zitiert?« Dann gab sie Isabell die Hand. »Es ist besser, wenn ich jetzt gehe«, meinte sie. Ihr Blick war ernst und ihre schönen weichen Gesichtszüge wirkten wie erstarrt.

Isabell konnte immer noch nicht sprechen. Sie war tief erschüttert über das, was sie eben gehört hatte. Und sie spürte, wie tief sie Greta verletzt hatte. »Greta, das tut mir alles so leid. Und auch meine Worte … ich hätte das niemals sagen dürfen.« Flehentlich blickte sie Greta an und hielt ihre Hand fest.

Greta nickte. Noch immer war keine Regung in ihrem Gesicht zu erkennen. »Ja, aber es ist trotzdem besser, wenn ich jetzt gehe. Ich möchte lieber allein sein. Gute Besserung, Isabell.«

Isabell merkte, dass es Greta im Moment nicht möglich war, ihr einfach so zu verzeihen. Sie schluckte, als sie sagte: »Danke, Greta. Vielen Dank, dass du gekommen bist. Und danke, dass du mir die Sachen gebracht hast.«

Greta nickte und schon war sie aus der Tür.

11

Isabell wälzte sich in ihrem Bett hin und her. Ihre Kopfschmerzen waren fast weg. Das Übelkeitsgefühl hatte sich gebessert, nachdem sie sich zweimal übergeben hatte. Sie schaute auf die Uhr. Es war 22 Uhr 30. Im Krankenhaus war langsam Ruhe eingekehrt. Sie hörte die Nachtschwester auf dem Flur mit einer Patientin flüstern.

Gretas Geschichte ging ihr immer noch nach. Und sie dachte an das, was sie ihr an den Kopf geschmissen hatte. Sie schämte sich fürchterlich. Warum konnte sie ihre Emotionen nicht für sich behalten? Am heutigen Tag hatte sie drei Menschen verletzt. Greta, die dieselbe Trauer erlebt hatte wie sie – nur mit dem Unterschied, dass sie nicht nur den Partner, sondern auch noch den geliebten kleinen Bruder verloren hatte. Herrn Wendland – der genau wie sie seinen Ehepartner verloren hatte. Und Louisa – die ihr den Vorwurf machte, in ihrer Trauer nie für sie da gewesen zu sein.

Sie dachte an den Streit mit ihrer Tochter, die so verzweifelt zu sein schien. Was hatte Isabell in den letzten Monaten bloß alles falsch gemacht? Es stimmte: Sie hatte mit niemandem über Stefan gesprochen. In ihrer Trauer igelte sie sich immer mehr ein, sodass nicht einmal Louisa an sie herankam.

Nicht nur Isabell war einsam, Louisa fühlte dasselbe. Auch sie war mit ihrer Trauer ganz allein. Warum hatte sie das all die Monate nicht erkennen können? Sie hatte sich in ihr Selbstmitleid zurückgezogen. Was waren noch mal Gretas Worte gewesen? »Gott hat mir gezeigt, dass ich über den Trauerrand hinausgucken muss.« Und was hatte Herr Wendland gesagt? »Sie haben eine Tochter, Ihre Arbeit im Café, und Anna braucht Sie.«

Das waren drei gute Gründe weiterzuleben, auch wenn Isabell nicht wusste, wie.

»Gott hat einen Plan für mein Leben und er hat auch einen Plan für Sie«, hatte Robert Wendland hinzugefügt. Sollte es tatsächlich auch einen Plan für ihr Leben geben? Obwohl sie Stefan verloren hatte?

Das Gedankenkarussell in ihrem Inneren drehte sich. Immer wieder kamen ihr die Worte von Herrn Wendland und Greta in den Sinn. Greta hatte gleich zwei liebe Menschen verloren und es trotzdem geschafft, über den Trauerrand hinauszuschauen. Ja, das wollte Isabell auch. Wenn Gott einen Grund hatte, warum sie bei diesem Unfall nicht gestorben war, dann wollte sie versuchen zu leben. Sie wusste, dass es schwer sein würde. Und sie wusste auch, dass der Tod von Stefan immer noch zwischen ihr und Gott stand. Sie würde nie verstehen, warum er hatte gehen müssen. Aber es war eine Tatsache. Und sie hatte die Wahl, sich weiter einzuigeln und sich ihren depressiven Stimmungen hinzugeben oder aber über den Trauerrand hinauszublicken. Sie wollte so gern wieder am Leben teilnehmen, aber wie sollte sie es ohne Stefan schaffen?

Isabell setzte sich im Bett auf. Ihr wurde wieder ein bisschen übel. Aber sie wusste jetzt, was zu tun war. Sie schämte sich so. Sie hatte in den letzten Wochen und Monaten nur an ihr eigenes Leid gedacht.

Dann dachte sie wieder an die Auseinandersetzung mit Louisa, die ihr einiges an den Kopf geworfen hatte. Aber hatte sie nicht recht? In den letzten Monaten hatte sich doch alles nur um ihre eigene Trauer gedreht. Wie Louisa sich wohl ohne Vater fühlte, darüber hatte sie nicht nachgedacht. Isabell war es, als wenn die beschlagene Scheibe, durch die sie das ganze Jahr über hindurchgeschaut hatte, langsam klarer wurde.

Sie musste unbedingt mit Louisa reden. Niemals sollte es solche Probleme zwischen ihnen geben wie zwischen Anna und ihrem Vater. Sie würde Louisa morgen von zu Hause aus anrufen. Jetzt war es schon zu spät; Louisa würde sich nur aufregen, wenn sie von dem Unfall erführe.

Da fielen ihr die Worte ein, die sie zu Louisa während des Streits gesagt hatte: »Ich wollte dich schonen.« Aber genau das wollte Louisa nicht. Sie wollte aus den Problemen ihrer Mutter nicht ausgeschlossen sein.

»Nein«, sagte Isabell laut vor sich hin. Sie kramte in ihrer Nachttischschublade nach ihrem Handy. Vielleicht würde sie ihre Tochter sogar wecken, aber das war egal, dieser Anruf musste sein. Dann wählte sie Louisas Nummer. Ihr Herz klopfte laut, als sie hörte, dass der Ruf durchging. Und sie schickte ein Stoßgebet zum Himmel: »Gott, bitte hilf mir.«

»Mama?«, meldete sich Louisa.

»Hallo, Louisa. Ich muss mich bei dir melden. Ich habe mich unmöglich benommen. Du hast mit allem recht, was du gesagt hast. Ich habe in meiner Trauer niemanden an mich herangelassen. Bitte verzeih mir. Ich liebe dich und ich will für dich da sein.« Isabell war außer Atem, als sie den letzten Satz gesagt hatte. Aber jetzt war es raus und sie fühlte sich besser.

Es entstand eine Pause. »Mama«, dann brach Louisa in Tränen aus. Es zerriss Isabell fast das Herz. »Es ist gut, Louisa. Es tut mir so leid, dass ich dir wehgetan habe. Ich habe versagt als Mutter. Ich bin diejenige, die schuld ist.«

Am anderen Ende räusperte sich Louisa. »Mama, es tut mir auch leid. Ich hätte nicht so mit dir reden dürfen. Ich hab dich lieb, Mama.«

»Ich dich auch, meine Süße.« Jetzt liefen auch Isabell die Tränen übers Gesicht.

»Aber, Mama. Lass uns das nicht am Telefon besprechen. Komm doch morgen Nachmittag zu mir.«

»Das geht nicht, Louisa. Ich muss dir etwas sagen: Als ich von dir nach Hause fuhr, hatte ich einen Unfall. Ich bin im Krankenhaus.«

»Nein, Mama! Wie geht es dir?« Louisa fing wieder bitterlich an zu weinen.

Isabell versuchte, sie zu beruhigen. »Es ist alles okay, ich habe nur eine Gehirnerschütterung und werde wahrscheinlich schon morgen entlassen.«

Louisa sagte gar nichts. Sie schluchzte immer noch.

»Louisa, es ist in Ordnung. Ich fühle mich gut, habe nur Kopfschmerzen. Es ist gut, meine Kleine.« Sie hatte das große Bedürfnis, ihre Tochter in den Arm zu nehmen.

Isabell war zwar nicht zum Scherzen zumute, aber sie musste versuchen, Louisa irgendwie abzulenken, um sie wieder ins Lot zu bringen. »Louisa, es ist alles in Ordnung. So schnell wirst du mich nicht los. Sonst hast du ja niemanden mehr für deine Wäsche.« In dem Moment fiel ihr das Gespräch vom Nachmittag ein, wo sie ihrer Tochter vorgeworfen hatte, nur wegen der Wäsche nach Hause zu kommen. Hoffentlich würde Louisa das jetzt nicht falsch verstehen!

Isabell atmete auf, als Louisa lachte. »Ja, das wäre wirklich schlimm«, erwiderte sie, während sie sich geräuschvoll die Nase putzte und zaghaft lachte. Und sie fügte hinzu: »Mama, ich komme ins Krankenhaus.«

»Nein, mein Schatz. Bleib lieber zu Hause. Es ist schon spät. Und ich werde ja morgen ohnehin entlassen.«

»Dann komme ich morgen und hole dich aus dem Krankenhaus ab.«

»Aber du hast doch Vorlesungen.«

»Darauf pfeife ich. Ich komme morgen früh. Brauchst du sonst noch irgendwas? Hast du alles?«

»Ja, Anna hat mir einiges eingepackt und Greta hat mir die Sachen vorbeigebracht.«

»Ach so. Na dann.« Louisas Stimme klang alles andere als begeistert.

Isabell wollte aber auf keinen Fall wieder eine Missstimmung zwischen ihnen aufkommen lassen. »Ja, weißt du, ich dachte, weil Greta hier vor Ort ist, wäre es doch einfacher, wenn sie mir die Sachen brächte.« Isabell sprach ganz sachlich.

Das schien Louisa zu verstehen. »Ist ja auch egal. Ich komme auf jeden Fall morgen zu dir.«

»Danke, mein Schatz. Das finde ich lieb von dir.«

»Mama?«

»Ja?«

»Mama, ich bin so froh, dass dir nichts Schlimmes passiert ist.«

Es entstand eine Pause. »Ich auch, Louisa.«

Um halb eins war Isabell noch immer wach. Nach dem Anruf bei Louisa war sie so aufgewühlt. Sie war froh, sich mit ihrer Tochter ausgesöhnt zu haben – und auch, dass sie lebte. Herr Wendland hatte recht: Sie hatte noch genug Gründe zu leben, auch wenn sie sich Tag und Nacht ihren Stefan herbeisehnte.

Vielleicht hatte Gott doch noch einen Plan für ihr Leben. Sie verstand Gott zwar nicht, warum er ihr den Mann genommen hatte, und vielleicht würde sie es nie verstehen. Aber wie hatte Louisa gesagt? »Auf diese Frage bekommt man keine Antwort, sie lähmt nur unser Weiterleben.«

Louisa setzte sich auf und knipste das Licht an. Ihr Kopf schmerzte kaum noch. Sie faltete ihre Hände. »Gott, ich verstehe nicht, warum du mir Stefan genommen hast, und ich bin in dieser Beziehung auch echt enttäuscht von dir. Aber wenn du einen Plan für mein Leben hast, dann hilf mir bitte zu leben. Amen.«

Sie hatte laut gesprochen. Es war ja niemand hier. Es war nicht so, dass sie sich jetzt besser fühlte; aber sie wusste, dass sie einen großen Schritt weitergekommen war. Sie legte sich auf die linke Seite und schlief sofort ein.

»Guten Morgen.« Isabell musste erst einmal zu sich kommen, als die Schwester sie weckte. »Geht es Ihnen heute besser?«

»Ja«, antwortete Isabell, obwohl sie nicht einmal getestet hatte, ob ihr Kopf beim Sichaufsetzen wehtat. Aber schon bald stellte sie fest, dass die Kopfschmerzen und der Schwindel wirklich verschwunden waren.

Nach der Visite war klar, dass sie nach Hause konnte. Sie sollte sich zu Hause noch schonen. Beim Einpacken ihrer Sachen ertappte sie sich dabei, dass sie ein Lied vor sich hin summte. Gleich würde Louisa kommen, aber Isabell wollte nicht sofort mit ihr nach Hause fahren. Sie hatte noch etwas vor mit ihrer Tochter. Sie war etwas aufgeregt, als sie daran dachte. Aber sie wusste, dass sie das, was sie sich vorgenommen hatte, tun musste.

Es klopfte und Louisa trat ein. »Mama!« Louisa fiel ihrer Mutter um den Hals.

»Louisa, ich bin so froh, dass du hier bist.« Als sie sie umarmte, fühlte sie sich unsagbar befreit. Louisa löste sich aus der Umarmung. »Geht es dir wieder besser?« Dabei schaute sie sorgenvoll auf die beiden Pflaster, die das Gesicht ihrer Mutter zierten.

»Ja, es geht mir gut.« Und das meinte Isabell auch so.

»Gut, dann können wir ja nach Hause.« Louisa schnappte sich die Tasche ihrer Mutter.

Isabell hielt sie am Arm fest. »Noch nicht ganz, ich möchte gern noch einen Besuch machen.«

Louisa schaute sie fragend an. Aber Isabell sagte nichts, sondern ging aus der Tür. Louisa folgte ihr. Sie fuhren mit dem Aufzug nach unten.

Vor der »Information« blieb Isabell stehen und fragte die

Empfangsdame: »Entschuldigen Sie, können Sie mir sagen, in welchem Zimmer Timo Waldmann liegt?«

Während die Dame im Computer nachschaute, drehte sich Isabell zu Louisa um. »Das ist der kleine Junge mit der Beinschiene«, flüsterte sie.

»Zimmer 123, Kinderstation, zweiter Stock«, kam jetzt die kurze, aber freundliche Antwort. Isabell kaufte noch eine Tüte Bonbons am Kiosk und eine Kinderzeitschrift.

Auf dem Weg zur Kinderstation bekam Isabell richtige Magenbeschwerden und war drauf und dran, ihr Vorhaben abzubrechen. Aber Louisas ermutigende Worte schienen ihr Kraft zu geben. »Mama, ich finde das toll, dass du ihn besuchen willst. Ich glaube, das wird dir helfen.«

Schließlich standen sie vor dem Zimmer. Isabells Herz klopfte zum Zerspringen. Aber es gab kein Zurück mehr. Sie schaute Louisa fragend an. »Kommst du mit?« Die nickte. Isabell spürte, dass ihr dieser Besuch auch nicht leichtfiel.

Isabell klopfte und schon stand sie im Zimmer. Das Zimmer hatte vier Betten. Drei Kinder saßen am Tisch und spielten ein Brettspiel. Timo lag in seinem Bett am Fenster. Isabell erschrak, als sie bemerkte, wie blass und schmal er aussah. Seine Mutter saß neben ihm und hatte ein Buch in der Hand. Timo versuchte zu lächeln, als er Isabell sah.

Timos Mutter sprang auf und kam auf Isabell zu. »Frau Kröger, das ist aber nett, dass Sie kommen!«

Isabell nickte, während sie Timo zulächelte. Ihr Herz wurde ganz weich, sie empfand unendlich viel Mitleid mit diesem kleinen Jungen. Es berührte sie so sehr, dass sie kurz davor war zu weinen; mit Mühe riss sie sich zusammen. Sie gab Frau Waldmann die Hand und ging auf Timo zu. »Hallo, Timo, wie geht es dir?« Sie reichte ihm die mitgebrachten Geschenke.

»Ich hab immer noch Schmerzen, aber sie sind schon besser

geworden.« Dann schaute er sein neues Magazin an. »Oh, echt cool, die neueste Ausgabe von ›Micky Maus‹!«

Isabell lächelte und strich Timo über das Haar. Dabei durchströmte sie ein tiefes, warmes Gefühl für den Jungen. »Weißt du, Timo, auch ich war hier im Krankenhaus heute Nacht. Ich hatte gestern einen Autounfall und habe mich dabei verletzt.«

Timo bekam große Augen und schaute forschend auf die beiden Pflaster in ihrem Gesicht. »Echt? Kam bei dir auch die Polizei wie bei mir damals?«

Isabell schluckte. »Ja, die kam auch.«

»Cool!«, war Timos Kommentar.

Frau Waldmann erkundigte sich besorgt: »Wie geht es Ihnen denn jetzt?«

»Ach, ganz gut. Ich komme heute schon aus dem Krankenhaus. Meine Tochter ist gekommen, um mich abzuholen.« Isabell zog Louisa ein wenig am Arm, sodass sie sich neben Timos Bett stellte. »Das ist meine Tochter Louisa.«

Louisa gab Frau Waldmann die Hand und lächelte Timo zu.

Timo fragte, während er seine Zeitschrift durchblätterte: »Bist du die, die auch so gern Kakao trinkt?«

Louisa lachte. »Ja, genau die bin ich. Und ich mag immer noch einen extra Schlag Sahne drauf.«

Timo strahlte. »Ich auch, aber leider gibt's hier so was nicht.«

Louisa überlegte einen Moment. »Weißt du was, heute Nachmittag bringe ich dir einen Kakao aus der Cafeteria mit extra viel Sahne.«

Timo ließ seine Zunge über seine Lippen gleiten. »Echt? Das ist ja cool.«

Isabell lächelte und Frau Waldmann bedankte sich höflich. Sie sprachen noch ein wenig mit Timo, aber dann mussten sie gehen, weil sich der Arzt angekündigt hatte. Frau Waldmann begleitete sie noch zur Tür. Beim Verabschieden meinte sie: »Es ist unheimlich lieb von Ihnen, dass Sie gekommen sind.«

Isabell nickte und fragte besorgt: »Wie geht es weiter mit Timo?«

Frau Waldmann seufzte. »Es geht ihm etwas besser, aber bis er schmerzfrei sein wird, dauert es noch eine ganze Zeit, wenn er es überhaupt je sein wird.«

Isabell legte die Hand auf Frau Waldmanns Schulter. »Timo ist ein tapferer Junge. Er wird es schaffen.«

Frau Waldmann nickte und versuchte zu lächeln. Dann verabschiedete sie sich.

Schweigend gingen Isabell und Louisa zum Auto. Erst im Auto meinte Louisa: »Ich bin so froh, dass ich Timo kennengelernt habe. Es hat mir gutgetan, ihn zu sehen.«

Isabell nickte. »Du hast recht, Louisa. All das, was ich gestern gesagt habe, kann ich heute nicht mehr verstehen. Ich bin so froh, dass Timo lebt. Er ist ein toller Junge.«

Louisa nickte und die beiden schauten sich ernst an. Worte waren unnötig. Jede wusste, woran die andere dachte: Stefan war tot, aber Timo lebte. Aber das hatte nichts miteinander zu tun.

Louisa strich ihrer Mutter sanft über den Arm. Dann startete sie das Auto. Isabell freute sich auf zu Hause, auf Anna und Benjamin. Aber sie fragte sich, wie die Begegnung zwischen Louisa und Anna wohl laufen würde.

Louisa konzentrierte sich aufs Autofahren. Dann meinte sie: »Ich kann uns ja nachher eine Pizza bestellen.« Isabell antwortete vorsichtig: »Das ist eine gute Idee. Aber vielleicht hat auch Anna schon gekocht.«

Sie sah, wie Louisas Miene sich verfinsterte. Die sagte nichts. Und Isabell sagte auch nichts, sie wollte das wiedergewonnene gute Verhältnis zu ihrer Tochter nicht aufs Spiel setzen.

Als sie ankamen und Louisa aussteigen wollte, hielt Isabell ihre Tochter zurück. »Louisa, ich muss dir noch etwas sagen. Gestern Nacht habe ich Gott angeklagt, warum er mich bei diesem Unfall nicht hat sterben lassen. Aber dann habe ich verstanden, dass es noch einige gue Gründe gibt zu leben. Und der wichtigste Grund bist du. Ich habe Gott gebeten, mir zu helfen, wieder leben zu können.«

Louisa wischte sich ein paar Tränen aus den Augen und umarmte ihre Mutter. »Das finde ich gut, Mama. Ich wüsste nicht, was ich ohne dich machen sollte.«

»Louisa, es tut mir alles so leid, was ich dir in den letzten Monaten angetan habe. Ich habe nur an meine eigene Trauer gedacht. Ich kann dir nicht versprechen, dass ich es schaffe, über Stefan zu sprechen, aber ich will es versuchen. Der Besuch bei Timo hat einiges in mir ausgelöst. Es hat mich wieder einen Schritt weitergebracht.«

Louisa nickte. Sie verstand, was ihre Mutter meinte. Einen Moment war es still. Dann öffnete Louisa die Autotür. Wieder hielt Isabell sie zurück.

»Und übrigens, ich kümmere mich sehr gern um deine Wäsche. Willst du sie mir wieder bringen?«

Jetzt grinste Louisa. »Das mache ich, Mama. Aber im Moment brauchst du Ruhe.«

Isabell wollte protestieren. Aber Louisa hielt ihr die Hand auf den Mund. »Nächste Woche wieder, Mama. Ich kann wirklich nicht verstehen, wie du dich so um das Wäschewaschen reißt.«

12

»Anna, das war köstlich.« Isabell lehnte sich zurück und strich sich über den Bauch.

Anna hatte gekocht. Es gab ein Festessen mit Braten, Kartoffeln und Gemüse. Und obwohl Louisa sich, seit sie ins Haus gekommen waren, nicht gerade vor Freundlichkeit gegenüber Anna überschlagen hatte, lobte auch sie das Essen. »Das war wirklich lecker, Anna.«

Anna bedankte sich höflich. Irgendwie war sie heute merklich still. Wahrscheinlich lag es an Louisas Gegenwart. Isabell seufzte leicht. Warum konnte das Verhältnis zwischen den beiden nicht wieder so sein wie früher? Anna räumte das Geschirr weg und Louisa half ihr. Dabei meinte sie: »Ich bin wirklich froh, dass es dir besser geht, Isabell, und dass nichts Schlimmeres passiert ist.«

Die nickte. »Ja, ich auch. Aber im Café muss ich erst mal pausieren. Greta hat zum Glück einen Ersatz gefunden.« Sie dachte daran, dass sie auch mit Greta noch ein klärendes Gespräch führen musste.

»Anna, du könntest dir doch im Café auch Geld verdienen.« Louisa stellte die Teller in den Geschirrspüler.

»Ich habe Benjamin, ich kann im Moment noch nicht arbeiten.« Anna war kurz angebunden. Sie meinte aus dem Vorschlag ihrer ehemaligen Schulfreundin einen versteckten Vorwurf herauszuhören.

Isabell versuchte, die beiden zu besänftigen. »Anna kann ja nun wirklich nicht arbeiten. Sie muss doch erst warten, bis Benjamin im Kindergarten ist.«

»Und wie bezahlt sie ihre Miete bei dir?« Jetzt war Louisa ziemlich angesäuert.

»Anna zahlt keine Miete. Sie arbeitet ja hier im Haushalt.« Isabell antwortete knapp und man merkte ihr den Ärger über Louisas Verhalten an.

Anna legte die Teller aus der Hand und lehnte sich gegen den Küchenschrank. »Ich werde sowieso ausziehen.«

Isabells Herz begann heftig zu schlagen. Sie wusste ja schon, dass es irgendwann so weit sein würde. Aber sie hatte diesen Gedanken verdrängt. »Wann?«

Anna schluckte, als sie Isabells entsetztes Gesicht sah. »Morgen könnte ich bei meiner Bekannten einziehen.« Isabells Magen krampfte sich zusammen. Sie versuchte zu kämpfen. »Anna, ich würde mich so freuen, wenn du noch bleiben könntest.«

Anna schaute auf den Boden. »Das geht nicht, Isabell. Und ich glaube, es ist besser, wenn ich gehe.« Dabei blickte sie Louisa an, die sich auf einen Küchenstuhl gesetzt hatte.

Louisa sagte gar nichts.

Isabell schluckte und schaute auf den kleinen Benjamin, der in seinem Wipper schlief. »Ich werde euch unheimlich vermissen.« Sie wusste, dass sie Anna nicht überreden konnte. Seitdem Anna wusste, dass Isabell sich heimlich mit ihrem Vater getroffen hatte, war ihr Verhältnis ja merklich abgekühlt. Isabell war darüber sehr traurig. Und jetzt würde sie bald wieder allein sein.

Als Anna später wieder bei ihrer Bekannten war, saß Isabell noch mit Louisa zusammen im Wohnzimmer. Sie war innerlich aufgewühlt. Erst gestern hatte sie Gott um Hilfe für ihr Leben gebeten und heute fühlte sie sich schon wieder traurig und allein. Es würde unendlich schwer werden, Anna und Benjamin gehen zu lassen. Aber sie wollte versuchen, darauf zu vertrauen, dass Gott ihr helfen würde.

Louisa merkte, wie traurig ihre Mutter war. Sie stand auf,

nahm ein Fotoalbum aus dem Schrank und setzte sich neben sie. Isabell fühlte sich im Moment wirklich nicht in der Lage, sich auf alte Fotos zu konzentrieren. Ihr Herz war schon so schwer. Aber sie wollte Louisa nicht enttäuschen. So lächelte sie ihr zu, als sie das Album öffnete.

»Schau mal, Mama. Weißt du noch – unser Urlaub in der Türkei? Es war so was von knallig heiß und Papa wollte mir unbedingt das Schwimmen beibringen.«

Isabell schaute auf das Foto, auf dem Stefan zu sehen war, wie er Hand in Hand mit seiner sechsjährigen Tochter aus dem Wasser kam. Isabell strich liebevoll über das Bild. Die Sehnsucht nach ihm war wieder so stark. Sie lächelte. »Ja, das weiß ich noch. Und du bist nie weiter als bis zum Bauchnabel ins Wasser gegangen. Er hat es einfach nicht geschafft, dich davon zu überzeugen, dass Wasser nicht nass macht.« Sie lachte und Louisa lachte mit.

Isabell wunderte sich über sich selbst, dass sie gerade einen solchen Scherz machen konnte. Aber es tat ihr gut. So blätterten die beiden weiter in dem Album herum. Es kostete Isabell schon Kraft. Wehmütig dachte sie an die Zeit mit ihrem Mann zurück. Aber es waren auch schöne Erinnerungen. Sie merkte gar nicht, wie die Zeit verging, bis Louisa sich verabschieden musste. Sie wollte ja noch zu Timo ins Krankenhaus.

Dann war Isabell allein. Eigentlich war sie todmüde, aber schlafen konnte sie nicht. Die Traurigkeit über Annas baldigen Auszug wollte sie wieder überwältigen. Und Benjamin, den süßen Kleinen, der so viel Leben in ihr Haus gebracht hatte, den würde sie auch unheimlich vermissen. Hoffentlich würde Anna sie besuchen, das wäre dann wenigstens ein kleiner Trost.

Isabell schaute auf die Spieluhr, die auf der Fensterbank stand.

Und Weihnachten? Was würde Weihnachten sein? Sie wollte um keinen Preis allein sein, nicht in diesem Jahr. Ob sie Louisa bitten sollte, doch zu ihr zu kommen?

Sie faltete die Hände und betete: »Gott, ich will dir wieder vertrauen. Aber ich bin so enttäuscht, dass Anna auszieht. Bitte mach es möglich, dass ich an Weihnachten nicht allein sein muss.«

Sie stand auf und nahm die Spieluhr in die Hand. Dann hörte sie die Tür klappen. Anna und Benjamin waren zurück. Anna kam ins Zimmer und hatte den schlafenden Benjamin auf dem Arm. Sie legte ihn auf eine Decke auf dem Fußboden und zog ihn aus.

Isabell saß immer noch mit der Spieluhr auf dem Sessel.

Als Anna ihren Sohn ausgezogen hatte, sagte sie: »Isabell, ich werde morgen früh noch für dich einkaufen gehen. Gestern Abend habe ich noch Pizza gebacken und eingefroren. Dann hast du noch zweimal zum Mittag etwas zu essen.«

Isabell schaute Anna an. Sie war trotz der Trauer ganz gerührt von ihrer Fürsorge. »Danke, Anna, das ist sehr lieb von dir. Ich werde dich sehr vermissen. Und dich auch.« Dabei stand Isabell auf und kniete sich neben Benjamin. Sie streichelte dem schlafenden Jungen über den Kopf. Dann setzte sie sich wieder in den Sessel, weil ihr leicht schwindelig wurde. »Wo ziehst du hin, Anna?«, fragte sie vorsichtig. Hoffentlich würde es nicht so weit weg sein und sie könnten sich gegenseitig besuchen.

Anna legte Benjamin ein Sofakissen unter den Kopf. Er schlief ruhig weiter. Dann setzte sie sich in den anderen Sessel.

Es entstand eine längere Pause, bevor sie sagte: »Es ist nicht weit weg.« Isabell hatte mit einer Adresse gerechnet und wunderte sich.

Anna stand auf und ging zum Fenster. Nervös tippte sie mit ihren Fingern auf das Fensterbrett. »Es ist auch keine Bekannte, bei der ich einziehe.«

Isabell war verwirrt. Was wollte ihr Anna sagen?

Anna drehte sich nicht um. »Ich werde wieder bei Ole einziehen.«

Isabell glaubte ihren Ohren nicht zu trauen, ihr Herz fing an zu rasen. Nein, das konnte doch nicht wahr sein!

Sie sprang auf. »Du willst zu Ole zurück? Anna, wie kannst du das tun? Er ist krank, alkoholkrank. Und hast du vergessen, als was er Benjamin bezeichnet hat? Und dass er dich rausgeschmissen hat und kurze Zeit später eine andere bei sich hatte?« Isabell wollte einfach nicht glauben, was Anna gerade gesagt hatte. Das konnte doch nicht ihr Ernst sein!

Anna drehte sich um. Ihre Stimme klang eindringlich. »Er hat sich verändert, Isabell. Er hat mich um Verzeihung gebeten. Er trinkt nicht mehr. Wir haben uns jetzt fast täglich gesehen. Er ist ein ganz anderer Mensch. Du solltest mal sehen, wie liebevoll er mit Benjamin umgeht. Ich muss ihm eine Chance geben. Ich muss unserer Familie eine Chance geben.«

Isabell trat zu Anna ans Fenster und legte die Hand auf ihre Schulter. »Anna, es mag ja sein, dass er im Moment nicht trinkt. Aber er ist krank. Er wird es wieder tun, wenn er nicht eine Therapie macht. Niemand kommt einfach so vom Alkohol weg, der abhängig ist. Wenn er dich und Benjamin wirklich liebt, dann würde er diese Therapie machen.«

Anna schüttelte Isabells Hand von der Schulter. Ärgerlich und trotzig meinte sie: »Er liebt mich und Benjamin und deshalb trinkt er jetzt nicht mehr. Er hat sich total verändert. Ich liebe ihn und ich werde zu ihm zurückgehen. Wir haben in den letzten Tagen versucht, uns wieder anzunähern. Und er hat sich so viel Mühe gegeben. Ich werde zu ihm zurückkehren.«

»Nein, Anna, tu das nicht. Denk an Benjamin. Er braucht einen stabilen Vater.« Jetzt flehte Isabell fast und zugleich klang ihre Stimme zornig. Sie war einfach fassungslos darüber, dass Anna sich so blauäugig wieder auf Ole eingelassen hatte.

Nun wurde Anna richtig wütend. Sie setzte sich zu Benjamin, der auf dem Fußboden immer noch ahnungslos schlief. »Benjamin hat einen stabilen Vater. Nur weil er Fehler gemacht hat, ist er kein schlechter Mensch. Es war doch der Alkohol, der ihn verändert hat. Benjamin braucht eine komplette Familie und er wird sie bekommen.« Aus ihren Worten sprach feste Entschlossenheit.

Isabell war fassungslos. »Anna, du rennst in dein Unglück!«

Anna erhob sich. »Isabell, ich bin dir wirklich dankbar, dass du mich hier aufgenommen hast, und ich schätze dich sehr. Aber sei mir nicht böse: Es geht dich überhaupt nichts an, wie ich lebe und wo ich wohne. Ich bin für dich doch eine Fremde.«

Im Herzen fühlte Isabell einen Stich. Es tat ihr sehr weh, was Anna sagte. Sie setzte sich in den Sessel und schloss kurz die Augen, um sich zu beruhigen. Ihre Kopfschmerzen meldeten sich wieder. Sie atmete tief durch und öffnete die Augen. Leise sagte sie: »Anna, für mich bist du viel mehr als eine Fremde. Ich hatte das Gefühl, dass wir einen guten Draht zueinander hatten. Die Zeit hier mit dir und Benjamin war einfach total schön. Du bist so etwas wie eine Tochter für mich geworden.«

Anna berührten diese Worte, das spürte Isabell. Ihre wunderschönen Augen füllten sich mit Tränen. Dann setzte sie sich zu Isabell auf den Fußboden vor ihren Sessel. »Isabell, du bist auch wichtig für mich. Du hast dich ganz lieb um uns gekümmert und ich konnte immer super mit dir reden. Ich hatte gleich das Gefühl, dass wir auf einer Wellenlänge sind. Das habe ich noch nie so erlebt.«

Isabell war bewegt von Annas Worten, auch wenn sie ihr ansah, dass sich nichts an ihrer Entscheidung ändern würde.

Anna fuhr fort: »Aber trotzdem muss ich meinen Weg gehen. Ich bin schließlich erwachsen und ich habe die Verantwortung für ein Kind. Die würde ich nicht leichtfertig aufs Spiel setzen. Ich weiß, dass es richtig ist, wenn ich zu Ole zurückgehe.«

Es war still. Isabell strich mit ihren Händen immer wieder über die Sessellehne, um sich irgendwie zu beruhigen. Innerlich war sie völlig aufgewühlt. Sie konnte Anna nicht verstehen, die zu dem Mann zurückging, der sie erst kürzlich vor die Tür gesetzt und seinen Sohn einen Bastard genannt hatte. Aber sie spürte auch, dass kein Argument Anna von ihrem Weg abbringen würde.

Nach einer Weile legte Anna ihre Hand auf Isabells Knie. »Ich werde dich besuchen, Isabell. Und wir können uns doch im Café treffen.« Sie schien ihren Vorschlag ernst zu meinen und für eine gute Idee zu halten.

Isabell musste daran denken, wie Anna ihr damals erzählt hatte, dass Ole so vereinnahmend war, dass er sich keinerlei Kontakt von Anna zu anderen Menschen wünschte. Trotzdem lächelte sie tapfer. »Ja, das wäre schön.«

In diesem Moment fing Benjamin an zu quengeln. Anna nahm ihn hoch und meinte: »Ich glaube, Benjamin braucht ein Bett. Morgen haben wir schließlich einen anstrengenden Tag vor uns. Gute Nacht, Isabell.«

Isabell hörte noch, wie Benjamin auf der Treppe weinte. Dann war es still und Isabell war allein. Sie dachte daran, was Robert Wendland gesagt hatte – dass Benjamin und Anna sie brauchen würden. Das war vorbei.

Der Tag heute hatte so gut angefangen. Sie hatte sich mit Louisa versöhnt. Sie war bei Timo gewesen. Und sie hatte es sogar geschafft, mit ihrer Tochter alte Fotoalben anzuschauen. Und nun? Anna würde zu Ole ziehen. Isabell schauderte bei dem Gedanken. Sie machte sich große Sorgen um Annas und

Benjamins Zukunft. Und ob Ole Anna den Kontakt zu ihr überhaupt erlauben würde?

Verzweifelt faltete sie ihre Hände. »Lieber Vater im Himmel, was ist dein Plan für mein Leben? Wenn ich daran denke, in den nächsten Tagen wieder ganz allein zu sein, fürchte ich, verrückt zu werden. Bitte hilf mir doch. Und hilf Anna und Benjamin. Beschütze sie bei Ole, dass ihnen nichts passiert.«

Sie brach das Gebet ab und fing an zu weinen. Sie weinte aus Sorge um Anna und ihren Sohn. Und sie weinte, weil sie wieder ganz allein war. Aber irgendwo in ihrem Herzen empfand sie ein kleines Stück Frieden und die Gewissheit, dass Gott vielleicht doch noch alles verändern könnte.

Einige Tage später saß Isabell in ihrem Sessel und versuchte, sich auf ihr Buch zu konzentrieren. Es war Montag. Gestern waren Simon und Louisa bei ihr gewesen. Louisa war wirklich rührend gewesen. Sie hatte mittags Pizza geholt und für den Nachmittag Kuchen. Am Samstag war sie schon allein hier gewesen und hatte Isabells Haus von oben bis unten geputzt. Sogar ihre Wäsche hatte sie zum Waschen mitnehmen wollen. Das hatte ihr Isabell aber strikt verboten. »Dafür bin immer noch ich zuständig«, hatte sie lachend zu Louisa gesagt. Ihr Besuch hatte ihr so gutgetan.

Sie hatte in den Tagen davor gedacht, wie sie Annas und Benjamins Auszug wohl verkraften würde. Und es war wirklich schlimm gewesen, als die beiden gegangen waren. Isabell hatte das Gefühl gehabt, in ein ganz tiefes Loch zu fallen. Zudem machten ihr immer wieder die Kopfschmerzen zu schaffen. Die waren aber seit vorgestern wieder weniger geworden, und so hatte sie den gestrigen Besuch von Louisa und Simon richtig genießen können. Simon war auch so nett gewesen. Er hatte sogar das klemmende Schloss der Schlafzimmertür repariert.

Am Nachmittag hatten sie die zweite Adventskerze am Adventskranz angemacht und Louisa hatte wieder die Fotoalben herausgeholt und Simon zu jedem Bild die entsprechende Story erzählt. Es fiel Isabell immer noch schwer, die Bilder anzuschauen, aber sie hatte sich bemüht, nicht in Depression zu versinken, sondern über Geschichten, die Louisa aus ihrer Kindheit zum Besten gab, zu lachen. Und es war besser als gedacht gegangen. Sie war richtig stolz auf sich. Es war ein wirklich schöner Adventstag geworden. Louisa hatte versprochen, am Freitag nochmals vorbeizuschauen.

Isabell ließ ihr Buch in den Schoß sinken. Sie dachte an Anna. Wie es ihr wohl ging? Jeden Tag betete sie für sie und Benjamin um Schutz. Das half ihr. Sonst würde sie vor Sorge um die beiden verrückt werden.

Louisa hatte gestern einige nicht so nette Bemerkungen über Annas Auszug gemacht. Sie hatte nicht einmal Unrecht. Auch Isabell war ärgerlich über Annas Verhalten. Sie fühlte sich fast ein bisschen ausgenutzt. Hätte sie nicht wenigstens bis Weihnachten bleiben können? Weihnachten – diesen Gedanken musste Isabell ganz schnell verdrängen.

Sie zwang sich, an etwas anderes zu denken. Aber die anderen Gedanken waren auch nicht gerade erfreulich. Vorgestern hatte sie mit Greta telefoniert. Sie wusste, dass sie noch ein klärendes Gespräch mit ihr führen müsste. Schließlich hatte sie Greta zutiefst verletzt. So hatte sie allen Mut zusammengenommen und bei ihr angerufen, aber Greta hatte leider keine Zeit gehabt. Deshalb wollte Isabell sie heute im Café besuchen. Sie machte sich darüber Gedanken, wie Greta wohl reagieren würde, wenn sie sich bei ihr entschuldigen würde. Ein Stück Vertrauen war verloren gegangen. Schließlich war Isabell zu weit gegangen. Niemals hätte sie so mit ihr reden dürfen. Greta war nicht nur eine Freundin, sondern auch ihre Chefin. Ob sie vielleicht sogar daran dachte, Isabell zu entlassen? Konnte sie ihr als Mitarbeiterin noch vertrauen, nachdem sie ihr solche Dinge an den Kopf geworfen hatte?

Das Klingeln des Handys riss sie aus ihren Gedanken. Es war Herr Wendland. Eigentlich wollte sie nicht abnehmen. Herr Wendland hatte vor ein paar Tagen schon einmal angerufen und sich nach ihrem Gesundheitszustand erkundigt. Isabell hatte ihm nichts von Annas Auszug erzählt. Ihr ging es selbst so schlecht, dass sie darüber einfach nicht reden konnte. Aber er hatte wirklich das Recht, jetzt von dem Auszug seiner Tochter zu erfahren. So nahm sie den Hörer ab. »Hallo, Herr Wendland.« Isabell kam ihrem Anrufer zuvor.

»Hallo, Frau Kröger. Wie geht es Ihnen?«

»Es geht mir besser. Vielen Dank.« Isabell machte eine kurze Pause. Es fiel ihr schwer, Herrn Wendland von seiner Tochter zu erzählen.

»Herr Wendland, ich muss Ihnen etwas sagen. Ich konnte es neulich am Telefon leider nicht, weil es mir so schlecht ging. Es geht um Anna. Sie ist vor ein paar Tagen ausgezogen.«

»Was? Warum? Und wohin ist sie gezogen?« Herr Wendland war aufgebracht. Was würde er wohl sagen, wenn er die ganze Wahrheit erführe? Aber sie musste es ihm sagen. Er hatte ein Recht darauf.

»Sie ist zu Ole zurückgegangen. Er trinkt zurzeit nicht und Anna will ihm eine zweite Chance geben. Ich habe versucht, sie zurückzuhalten. Aber sie liebt ihn und will, dass Benjamin in einer Familie aufwächst.« Isabell versuchte zu erklären, was sie im Grunde selber nicht verstand. Es war ja für sie immer noch unfassbar, dass Anna diesen Schritt gegangen war.

Herr Wendland wollte sich nicht beruhigen. »Wie konnte sie das nur tun? Vielleicht trinkt er jetzt nicht. Aber er wird es wieder tun. Sie begibt sich in große Gefahr. Ich muss sie da rausholen.«

»Nein, das können Sie nicht, Herr Wendland. Das macht

alles nur noch schlimmer. Sie will ihren Weg gehen. Das müssen wir akzeptieren. Sie weiß, dass meine Tür immer offen steht und sie jederzeit zurückkommen kann. Aber sie hat sich entschieden, zu Ole gehen.« Isabell sprach so vernünftig, obwohl sie am liebsten mit Herrn Wendland ins Auto gestiegen wäre, um Anna und Benjamin zurückzuholen.

»Aber ich kann meine Tochter doch nicht in ihr Unglück laufen lassen.« Herr Wendland hörte sich wirklich verzweifelt an.

»Hören Sie zu, Herr Wendland. Kommen Sie morgen Nachmittag zu mir. Dann können wir alles in Ruhe besprechen. Vielleicht gibt es einen Weg, Anna zu helfen. Aber erst einmal dürfen wir nichts überstürzen. Bitte, tun Sie nichts Unüberlegtes.« Isabell versuchte, Herrn Wendland zu beruhigen.

»Einverstanden. Ich komme morgen zu Ihnen. Ich werde mir bis dahin einen Weg überlegen, wie ich sie dort herausholen kann.« Herr Wendland schien fest entschlossen.

Isabell konnte im Augenblick nichts für ihn tun. »Gut, Herr Wendland, kommen Sie einfach morgen nach der Arbeit vorbei.«

»Gern. Ich komme so gegen fünf Uhr. Vielen Dank, Frau Kröger.« Er hatte sich etwas beruhigt.

»Ja, dann bis morgen. Tschüs, Herr Wendland.« Isabell verabschiedete sich. Das würde morgen ein anstrengendes Gespräch werden, das wusste sie. Sie war sich ja selbst noch nicht sicher, was sie tun könnte. Ihr Blick fiel auf die Weihnachtsspieluhr auf der Fensterbank. Sie lächelte, als sie daran dachte, wie Benjamin sich über die Uhr gefreut hatte. Jeden Morgen hatte Isabell die Uhr angemacht und an Benjamin gedacht. Der kleine Junge fehlte ihr so sehr. Wenn Ole ihm bloß nichts antun würde! Jetzt war er vielleicht trocken und verhielt sich normal. Aber wenn er dem Alkohol wieder verfallen würde, wovon Isabell fest überzeugt war, was würde dann geschehen?

Isabell schauderte und sie zwang sich, an etwas anderes zu denken. Außerdem hatte sie ja später noch das unangenehme Treffen mit Greta, worauf sie sich erst einmal konzentrieren musste.

Als sie um 17 Uhr mit dem Taxi in Richtung Innenstadt fuhr, klopfte ihr Herz zum Zerspringen. Was wäre, wenn Greta ihr nicht verzeihen würde, wenn sie womöglich nicht mehr mit ihr zusammenarbeiten wollte, nachdem sie sie so verletzt hatte? Isabell wurde ganz schlecht. Wenn sie nun ihre Arbeit verlieren würde? Aber dann dachte sie daran, dass sie im Krankenhaus angefangen hatte, Gott wieder zu vertrauen. Er würde ihr helfen, selbst wenn sie ihren Job verlieren würde. Sie betete in Gedanken: »Gott, bitte hilf mir, dass ich die richtigen Worte finde und Greta mir verzeiht.«

Als sie angekommen war und langsam aus dem Taxi stieg, ging sie noch in den Blumenladen neben dem Café und kaufte einen Blumenstrauß.

Greta war sichtlich überrascht, Isabell zu sehen. Das Café leerte sich langsam. Frau Hoffmann bediente an zwei Tischen, und Greta zählte gerade das Geld in der Kasse. Isabell ging auf sie zu. Greta machte ein ernstes Gesicht. Aber als Isabell ihr den Blumenstrauß in die Hand drückte, lächelte sie doch.

»Hallo, Greta. Diese Blumen sind für dich. Ich würde mich gern mit dir unterhalten und mich bei dir entschuldigen. Hast du einen Moment Zeit?«

Greta schaute erstaunt auf den Blumenstrauß in ihrer rechten Hand. Das gezählte Geld hatte sie immer noch in der anderen Hand. Es war einen Moment still. Dann meinte Greta sachlich: »Gut, wir können in die Küche gehen.« Isabell nickte. Gretas distanzierte Antwort verunsicherte sie. Als sie in der Küche saßen, fragte Greta höflich: »Geht es dir besser?«

»Ja, danke. Trotzdem werde ich wohl erst im neuen Jahr wieder arbeiten können.« Ihr war das sehr unangenehm, das hörte man aus ihren Worten heraus. Schließlich wusste sie, dass gerade vor Weihnachten viel zu tun war im Café. Greta nickte: »Damit habe ich gerechnet. Frau Hoffmann hat jetzt deine Vormittage übernommen.« Irgendwie versetzte diese Tatsache Isabell einen Stich. Es hörte sich so endgültig an. Sollte sie vielleicht bald arbeitslos sein?

Gut, dann hatte es Gott zugelassen. Aber sie musste versuchen, sich mit Greta zu versöhnen, egal ob sie sie nun entlassen würde oder nicht. Greta hatte sich liebevoll um sie gekümmert und ihr diesen Job ermöglicht. Außerdem hatte sie das Gefühl, dass sich über die Monate, die sie nun schon hier war, eine Freundschaft entwickelt hatte. Das durfte jetzt nicht vorbei sein.

»Greta, das, was ich gesagt habe, war einfach unmöglich. Niemals hätte ich dich so verletzen dürfen. Ich war dermaßen verzweifelt im Krankenhaus, und da habe ich überreagiert. Aber das ist keine Entschuldigung. Niemals hätte ich so mit dir reden dürfen.« Isabell schaute Greta betreten an.

Die wich dem Blick aus und starrte auf die Blumen, die sie eben auf den Tisch gestellt hatte. »Isabell, hast du es all die Monate wirklich so empfunden, dass ich dich mit meinen Bemerkungen über Gott und mit den Bibelsprüchen genervt habe? Warum hast du nie etwas gesagt? Ich dachte immer, wir wären nicht nur Chefin und Angestellte, sondern auch irgendwie Freundinnen.«

Isabell berührten Gretas Worte sehr, sie schämte sich noch mehr. Langsam versuchte sie zu erklären: »Greta, es ging mir so miserabel die letzten Wochen. Und ich war einfach nur wütend auf Gott, weil er mir Stefan genommen hat. Und dann hast du dauernd von Gott geredet und dass ich mich an ihn wenden solle. Das hat mich schließlich genervt. Aber das lag einzig und allein an mir und meiner inneren Haltung. Ich weiß, dass du es gut gemeint hast. In den letzten Tagen hat sich meine Einstellung geändert. Ich habe mich wieder Gott angenähert, nicht zuletzt durch deine Worte im Krankenhaus.« Sie schaute auf den Fußboden. »Bitte, Greta, verzeih mir. Können wir beide noch mal von vorn anfangen?«

Wieder war es einen langen Augenblick still. Greta war es, die die Stille endlich unterbrach: »Gut, ich verstehe dich und verzeihe dir«, sagte sie entschlossen. Es schien mehr ein Wunsch und Vorsatz zu sein als ein herzliches Gefühl. Aber Isabell war erleichtert. Sie lächelte Greta an und Greta lächelte zurück. »Das freut mich so, Greta.«

Greta nickte. Dann wurde sie ernst. »Isabell, ich muss dir noch etwas sagen, was das Café betrifft.« Isabell erschrak. Ob sie nun doch entlassen werden würde?

»Schon lange habe ich mir überlegt, kürzer zu treten, was das Café betrifft. Ich werde schließlich älter. Und nun habe ich Frau Hoffmann gefragt, ob sie die Leitung des Cafés übernehmen will. Sie ist ja immer nachmittags hier und wird dann auch einige Vormittage übernehmen. Natürlich werde ich weiterhin die Geschäftsleitung innehaben. Aber ich denke, wenn jemand da ist, der dafür sorgt, dass der Cafébetrieb gut läuft, dann habe ich auch mehr Zeit für den ganzen Papierkram.« Greta schaute sie fragend an. »Was sagst du dazu?«

Isabell war sprachlos und auch enttäuscht. Greta hatte oftmals davon gesprochen, weniger arbeiten zu wollen. Und insgeheim hatte Isabell sich Hoffnungen gemacht, zusätzliche Stunden im Café übernehmen zu können, denn die Arbeit machte ihr Freude. Und außerdem wäre sie dann nicht mehr so viel allein zu Hause, wo sie alles an Stefan erinnerte. Ob es an dem Streit im Krankenhaus lag, dass Greta Frau Hoffmann den Vorzug gab?

»Ja, ich weiß nicht …«, stammelte Isabell. Aber dann sagte

sie ehrlich: »Ich hätte auch gern zusätzliche Stunden gearbeitet«, was eigentlich so viel hieß wie: »Ich hätte auch gern die Leitung übernommen.«

Greta schaute sie an. In ihrer Stimme war viel Wärme, als sie sagte: »Isabell, ich habe mir wirklich schon lange viele Gedanken darüber gemacht. Aber ich glaube, du steckst in einer Sondersituation, jetzt, nach dem Verlust von Stefan. Ich habe auch darüber gebetet. Aber irgendwie habe ich das Gefühl, dass Gott etwas anderes für dich bereithält.«

Isabell merkte, wie Ärger in ihr aufstieg. Jetzt fing Greta wieder an, alles geistlich zu betrachten. Und wenn es Gottes Plan für sie gewesen wäre, die Leitung im Café zu übernehmen? Woher wollte Greta das wissen? Sie verstand einfach nichts mehr. Vor ein paar Tagen noch hatte sie Gott ihr Leben gegeben und wartete nun auf seinen Plan. Aber seitdem ging jede Menge schief. Was sollte das alles? Sie begann, an ihrer Entscheidung im Krankenhaus zu zweifeln.

Greta merkte, wie es in Isabell arbeitete. »Ich freue mich aber, wenn du weiterhin die drei Vormittage arbeitest. Ich werde dann nicht immer hier sein. Aber mit Frau Hoffmann wirst du gut zusammenarbeiten.«

Isabell nickte. Daran hatte sie keinen Zweifel. Aber sie war schon enttäuscht, dass Greta sie nicht wegen der Leitung gefragt hatte. Und sie war verwirrt. Was hatte Greta gesagt? »Ich habe das Gefühl, als hätte Gott etwas anderes für dich bereit.«

Was hatte Gott mit ihrem Leben vor?

13

Robert Wendland starrte in seine Kaffeetasse. »Warum ist Anna bloß zu diesem Kerl zurückgegangen?« Mehrmals hatte er diese Frage wiederholt, seit er in Isabells Wohnzimmer saß. Er war wütend und machte aus seinen Empfindungen keinen Hehl.

Isabell war ebenfalls immer noch enttäuscht von Annas Verhalten. »Ich verstehe es auch nicht. Aber wahrscheinlich liebt sie ihn.«

»Wie kann sie so jemanden lieben?« Herr Wendland schüttelte den Kopf.

Isabell dachte: »Typisch Mann!« Natürlich war es für Isabell auch schwer zu verstehen, warum Anna Ole noch eine Chance gab. Aber sie konnte verstehen, dass man jemanden so sehr liebte und deshalb einfach nicht anders konnte. Männer dachten da eben rationaler und konnten ihre Gefühle dann vielleicht auch ausschalten. »Sie kann nichts dagegen tun. Und es scheint wirklich so, dass er im Moment nicht trinkt«, versuchte sie zu erklären.

»Ja, jetzt vielleicht nicht, aber wie lange noch? Ich muss mit ihr reden. Ich muss sie nach Hause holen.«

Isabell und Stefan hatten so etwas mit ihrer Tochter nicht erlebt. Und Isabell war wirklich dankbar, dass sie in Simon einen lieben und zuverlässigen Schwiegersohn in spe hatte. Aber Isabell war sich sicher: Wäre Louisa in der Situation von Anna gewesen, hätte Stefan bestimmt auch so reagiert.

Isabell versuchte, ihren Gast zu beruhigen. »Herr Wendland, das bringt doch nichts. Anna wird nicht mit Ihnen reden wollen. Wir müssen behutsam an die Sache rangehen.«

»Ich muss es aber versuchen. Vielleicht redet sie doch wieder mit mir. Klar, ich habe viele Fehler begangen. Ich habe sie zu sehr eingeengt. Ich habe Ole nie akzeptiert. Ich habe sie gehen lassen. All das hätte ich nicht tun sollen. Aber vielleicht kann sie mir doch verzeihen.« Er schaute Isabell wie ein bittendes Kind an, das von ihr eine entscheidende Antwort haben wollte.

Isabell tat er so unendlich leid. Er dachte immer noch, es läge nur an den Dingen, die er aufgezählt hatte, dass seine Tochter sich von ihm abgewandt hatte. Sie konnte ihn nicht weiter im Unklaren lassen. »Es gibt noch eine andere Sache, die Anna viel Schmerz bereitet. Sie hat nach dem Tod ihrer Mutter etwas herausgefunden.«

War es richtig, das, was Anna ihr anvertraut hatte, weiterzugeben? Vielleicht nicht, aber sie konnte nicht länger zusehen, wie Vater und Tochter nicht miteinander sprachen, weil dieses Geheimnis zwischen ihnen stand.

Robert Wendland stutzte. Er schaute Isabell erstaunt an. »Was … was hat sie denn gefunden?«

Isabell wusste, dass es jetzt kein Zurück mehr gab. »Sie hat herausgefunden, dass Sie sich scheiden lassen wollten. Sie hat in einer Schublade das entsprechende Schreiben Ihres Anwaltes gefunden.« Sie verschwieg, was Anna damals in der Schublade gesucht hatte. Wenn Herr Wendland wüsste, dass seine Tochter vor einiger Zeit die Absicht gehabt hatte, Ole zu heiraten, dann würde er sich noch mehr aufregen.

Einen Moment lang war es ganz still. Robert starrte Isabell an. Die fühlte sich überhaupt nicht wohl. Hätte sie das ausplaudern dürfen? Anna hatte ihr vertraut. Sie hatte schon einmal ihr Vertrauen missbraucht, als sie ihr nichts von dem Treffen mit ihrem Vater erzählt hatte.

Herr Wendland stand auf und ging zum Fenster. Er schaute

auf die schneebedeckten Häuser. Dann wandte er sich um. »Frau Kröger, darf ich Sie duzen?«

Isabell schaute ihn verwirrt an. Was sollte das denn jetzt? Sie hatte ihm eben etwas wirklich Schwerwiegendes mitgeteilt und ihm fiel nichts Besseres ein, als sie so etwas zu fragen? Isabell dachte einen Augenblick daran, dass sie ihn bitten sollte zu gehen.

Aber dann setzte er sich und lächelte verlegen. »Frau Kröger, ich muss Ihnen etwas dazu erzählen. Und das würde ich lieber einem Menschen erzählen, mit dem ich mich duze.«

Nun, das war ja eine tolle Erklärung. Am liebsten hätte sie zu ihm gesagt, dann solle er das, was er sagen wolle, lieber für sich behalten. Aber er lächelte wieder so sympathisch. Außerdem sprach eigentlich auch nichts dagegen, sich mit ihm zu duzen. Schließlich machten sie sich beide Sorgen um zwei Menschen, die ihnen sehr wichtig waren. Also – warum eigentlich nicht?

Trotzdem klang Isabells Stimme nicht übermäßig freundlich, als sie sagte: »Na gut. Wenn Sie wollen. Ich heiße Isabell.« Sie hielt ihm die Hand hin. Eigentlich hatte man in solch einer Situation ja eher zwei Gläser in der Hand und besiegelte das Ganze mit einem Kuss … Aber das war in diesem Moment wirklich nicht angebracht.

Robert Wendland lächelte immer noch dieses Lächeln, bei dem man das Gefühl hatte, es würde das ganze Zimmer erhellen. Er gab ihr die Hand. »Ich bin Robert.«

Irgendwie kam den beiden dann aber die ganze Situation doch etwas peinlich vor und Isabell zog ihre Hand schnell zur Seite und goss sich eine Tasse Kaffee ein. Sie versuchte, sich wieder auf das Thema »Anna« zu konzentrieren. Auch Robert wurde ernst. Er lehnte sich in seinen Sessel zurück und begann zu erzählen.

»Ich wollte nie, dass Anna davon erfährt. Ich habe Annas

Mutter sehr geliebt. Eva war eine wundervolle Frau. Wir waren glücklich. Doch dann konnte ich es ja nicht lassen, eine eigene Firma zu gründen. Ich hatte kaum noch Zeit für sie. Ich habe gearbeitet und gearbeitet. Zuerst nur, um die Familie zu ernähren. Aber dann wurde die Arbeit immer mehr zur Sucht. Ich entwickelte mich zu einem Workaholic.«

Isabell schaute ihn verwundert an. »Das kann ich mir bei dir nicht vorstellen«, rutschte es ihr heraus.

Robert lächelte traurig. »Doch, es war so. Ich dachte nur noch an meinen Job. Es ging mir gar nicht um das Geld, viel mehr um die Befriedigung, einen Auftrag doch wieder bekommen zu haben und ihn termingerecht auszuführen. Kein Wunder, dass Eva das nicht mehr aushielt. Und irgendwann hatte sie einen Freund, Thomas Lohen. Ich habe es nicht einmal bemerkt, Isabell, so sehr war ich mit meiner Arbeit beschäftigt.« Robert schaute sie an und das Lächeln war aus seinem Gesicht verschwunden.

Isabell erinnerte sich daran, dass Anna ihr von einem Onkel Thomas erzählt hatte. Aber das war doch Eva Wendlands Cousin. Oder hatte Eva ihrer Tochter verheimlicht, dass er in Wirklichkeit ihr Freund war? Sie wollte Robert jetzt aber nicht unterbrechen.

Robert fuhr fort: »Thomas Lohen war für Eva da und auch für Anna. Eva hat Anna erzählt, dass Thomas ihr Cousin sei.« Er machte eine kurze Pause.

»Eva hat ihn geliebt. Sie hat es mir gesagt, nachdem die beiden schon ein halbes Jahr zusammen waren. Sie hat mir mitgeteilt, dass sie die Scheidung wollte. Eva hatte die Absicht, Thomas zu heiraten. Für mich brach eine Welt zusammen. Aber ich war ja selbst schuld. Ich hatte meine Frau und meine Tochter sträflich vernachlässigt. Es gab keine Chance mehr, unsere Ehe zu retten. Eva blieb zwar noch bei mir wohnen, war aber auf der Suche nach einer Wohnung. Dann wurde sie plötzlich krank. Der Krebs war schon so weit fortgeschritten, dass es keine Hoffnung mehr gab. Ich kümmerte mich nicht mehr um meine Arbeit, wollte nur noch für Eva da sein. Irgendwie wuchsen wir in diesen Tagen wieder näher zusammen. Es entwickelte sich eine Art Freundschaft. Das Problem war nur, dass ich sie noch liebte, sie mich aber nicht mehr. Auch Thomas war für Eva da. Er hat sie sehr geliebt. Als es schließlich nicht mehr ging, musste Eva ins Krankenhaus.«

Robert Stimme stockte. Er wischte sich eine Träne aus dem Gesicht. »Dort sprach ich mit dem Krankenhausseelsorger, das hat mir gutgetan. Ja, und dann habe ich mit ihm gebetet und all mein Versagen vor Gott gebracht. Ich konnte auch Eva auf ihrem Sterbebett um Vergebung bitten. Es war so gut, dass wir noch einmal miteinander sprechen durften. Aber bei ihrem letzten Atemzug war ich nicht dabei. Dieser Moment gehörte Thomas.« Jetzt liefen ihm die Tränen übers Gesicht und er hielt sie nicht auf.

Wenn Anna das wüsste! Isabell holte schweigend ein Taschentuch aus ihrer Handtasche und hielt es Robert hin. Er nahm es verlegen an sich. Sie wusste nicht, was sie sagen sollte. »Es tut mir so leid, Robert«, waren die einzigen Worte, die ihr einfielen. Und sie meinte es wirklich ernst. Seine Geschichte hatte sie tief berührt. Sie dachte an den Tag der Beerdigung von Eva Wendland, wie Robert an ihrem Grab gestanden hatte. Stefan hatte hinterher zu ihr gesagt: »Robert Wendland ist wirklich ein gebrochener Mann.« Ja, so hatte es Isabell auch empfunden. Und nun kannte sie auch die Hintergründe seines Leidens.

Isabell überlegte einen Moment. »Das musst du Anna erklären, Robert. Sie muss wissen, dass du die Scheidung nicht wolltest. Sie denkt, du hast deine schwer kranke Frau alleingelassen.«

Robert schüttelte den Kopf. »Wie soll das gehen, wenn sie

nicht einmal mit mir sprechen will?« Isabell antwortete: »Vielleicht will sie nicht mit dir sprechen. Aber du kannst ihr schreiben.« Robert sagte frustriert: »Diesen Brief wird sie nicht lesen.«

Isabell lächelte. »Vielleicht doch, wenn ich ihr den Brief überbringe.« Er schaute sie ungläubig an. »Meinst du, sie würde dich treffen wollen?«

Isabell hatte da auch ihre Zweifel. Wenn sie wieder ganz in den Fängen von Ole wäre, würde sie kaum mit ihr in Kontakt treten. Man musste sie überrumpeln.

Es fiel Isabell schwer, ihren Plan umzusetzen, aber sie hatte seit gestern eine Idee, und sie wollte es wagen. Es war den Versuch wert. »Ich werde sie besuchen. Ich habe noch eine Spieluhr für Benjamin. Die hat er so geliebt, als er hier wohnte. Die werde ich ihr bringen.« Sie machte sich Sorgen um den kleinen Jungen. Wie es ihm jetzt wohl ging?

»Wir müssen etwas tun, Robert. Du wirst jetzt deinen Brief schreiben und dann fährst du mich zu Anna.« Entschlossen stand Isabell auf. Es gab keine Zeit zu verlieren. Sie drückte ihrem verdutzten Gast einen Stift und einen Block in die Hand.

Der lächelte. »Du hast wirklich einen starken Entschlussgeist, Isabell«, meinte er.

Isabell lächelte zurück. »Ja, so bin ich eben«, antwortete sie keck. »Und nun schreibst du deinen Brief. Ich gehe solange in die Küche.« Robert nickte, obwohl er daran zweifelte, ob er diesen Brief wirklich zustande bringen würde.

Aber nach einer Stunde hatte er es schließlich geschafft. An den zerknüllten Zetteln auf dem Tisch konnte Isabell merken, dass er es sich mit dem Brief nicht leicht gemacht hatte. Er lächelte verlegen. »Ich bin kein guter Briefschreiber. Kannst du ihn mal lesen, Isabell? Es wäre mir wirklich wichtig, wenn du als Frau nochmals einen Blick darauf werfen könntest.«

Isabell nickte. Sie las den Brief. Robert hatte sich schonungslos alles von der Seele geschrieben, seine Arbeitssucht, dass er die Familie vernachlässigt hatte, Evas Freund, die Aussöhnung auf dem Sterbebett, einfach alles.

Sie steckte den Brief in ihre Handtasche. »Der Brief ist ehrlich. Anna wird ihn lesen«, meinte sie kurz. Dennoch war sie innerlich unruhig. Wie Anna wohl auf ihren »Überfall« reagieren würde?

Als Isabell ins Auto stieg, klopfte ihr Herz so laut, dass sie meinte, Robert müsste es hören. Und dann meldete sich zu allem Überfluss wieder ein leichter Kopfschmerz. Aber den musste sie jetzt ignorieren. Sie schickte ein Stoßgebet zum Himmel.

Als sie vor der Wohnung angekommen waren, meinte Isabell: »Bete für mich!«

Robert nickte. »Das will ich tun. Bitte, Isabell, grüße Anna ganz lieb von mir. Und sag ihr, dass ich mich so gern mit ihr treffen würde.«

Isabell nickte und versuchte zu lächeln. Dann ging sie die Stufen zu Annas Wohnung hoch, in der Hand den Brief und die kleine Spieluhr. Als sie klingelte und Schritte drinnen hörte, überlegte sie, was sie sagen sollte, wenn Ole an der Tür erschiene.

Aber es war Anna, die öffnete. »Hallo, Anna!« Isabell umarmte die verdutzte Anna kurz.

»Hallo, Isabell, das ist ja eine Überraschung.« An ihrem Gesichtsausdruck konnte Isabell nicht erkennen, ob sie es als eine gute oder schlechte Überraschung empfand.

Isabell versuchte, sich ganz ungezwungen zu geben. »Ja, weißt du, Benjamin hat doch immer die Spieluhr so gut gefallen. Und da dachte ich, ich bringe sie dir.«

Anna lächelte ein bisschen. »Danke, Isabell. Das ist sehr nett. Wie geht es dir?«

»Ach, wieder besser, danke. Aber Autofahren geht noch

nicht. Dein Vater hat mich hierhergebracht. Er hat mich heute besucht.« Isabell antwortete ehrlich.

Das Lächeln verschwand aus Annas Gesicht. »So? Ich wusste gar nicht, dass ihr in so engem Kontakt steht.« Der bissige Unterton war nicht zu überhören.

»Nun, er macht sich Gedanken über dich. Er hat dir einen Brief geschrieben, Anna.« Sie drückte ihr den Brief in die Hand.

Anna starrte den Umschlag an. »Isabell, was soll das? Deswegen kommst du hierher? Steckst du jetzt mit meinem Vater unter einer Decke? Du kannst ihm ausrichten, dass es mir und Benjamin gut geht. Und Ole rührt keinen Tropfen Alkohol an, falls es euch interessiert.«

Isabell war entsetzt über Annas Worte. »Bitte, Anna. Versteh das doch richtig. Ich wollte dich so gern wiedersehen. Und ich kann doch noch nicht Auto fahren. Da war dein Vater so freundlich, mich hierherzubringen.«

»Nun, du hast ja jetzt gesehen, dass es mir gut geht. Benjamin übrigens auch, er schläft. Und sei mir nicht böse, dass ich dich nicht reinlasse, aber gleich kommt Ole zurück. Er ist übrigens beim Arbeitsamt. Ja, stell dir vor, der verantwortungslose Ole sucht wirklich einen Job.«

Isabell legte ihre Hand auf Annas Hand, die den Brief hielt. »Anna, das freut mich. Bitte, ich wollte dich nicht ausspionieren. Ich wollte nur mit dir reden, Können wir uns nicht einmal treffen? Ich würde so gern auch Benjamin wiedersehen.« Sie bettelte wie ein Kind.

Anna wurde etwas freundlicher. »Ach weißt du, Isabell, ich habe im Moment wenig Zeit. Aber ich kann mich ja bei dir melden, wenn es geht.«

Isabell hatte den Eindruck, dass sie das nie tun würde. Sie entgegnete aber: »Das wäre wirklich schön, Anna. Bitte sei mir nicht böse. Ich wollte dich einfach nur wiedersehen.«

Anna wurde etwas milder gestimmt. Sie blickte auf die kleine Spieluhr in ihrer Hand. »Es ist okay, Isabell. Ich melde mich wirklich bei dir. Aber ich kann dich jetzt schlecht reinlassen, weil Ole gleich kommt. Vielleicht treffen wir uns ja mal im Café.«

»Das wäre toll. Melde dich einfach bei mir.«

Anna nickte. »Ja, das tue ich.« Sie war schon im Begriff, die Tür zu schließen, als ihr wieder bewusst wurde, was für einen Brief sie in ihrer Hand hielt. Sie reichte ihn Isabell. »Den kannst du meinem Vater zurückgeben.«

Isabell schob Annas Hand zurück. »Nein, Anna. Den musst du lesen. Dein Vater hat dir vieles zu erklären und sicherlich hat er auch Fehler gemacht. Aber er ist dein Vater. Bitte lies ihn.«

Anna schaute sie fragend und abweisend zugleich an. »Ich kann mir nicht vorstellen, was. Aber gut, ich behalte ihn.«

Isabell dachte daran, dass Anna nach dem Lesen des Brief auch wissen würde, dass Isabell Robert von den Scheidungspapieren berichtet hatte. Dann würde es bestimmt nie mehr zu einem Treffen zwischen ihnen kommen. Daher nahm sie Anna in den Arm, als wäre es das letzte Mal. »Anna, bitte pass auf dich und Benjamin auf. Du kannst dich jederzeit bei mir melden. Ich hab dich lieb, Anna.«

Die löste sich aus der Umarmung. »Danke, Isabell. Wir treffen uns ganz sicher. Ich melde mich. Tschüs.« Isabell konnte ihr gerade noch ein letztes »Auf Wiedersehen« zurufen, dann war die Tür schon geschlossen.

Isabell ging langsam die Stufen hinunter. Ihr kam es vor, als sei es noch anstrengender als das Hochgehen vorhin. Sie atmete schwer und ihr war leicht schwindelig. Sie merkte, wie der Druck im Kopf immer stärker wurde. Ihr Herz raste. Die Begegnung mit Anna hatte sie stärker mitgenommen als erwartet.

Als sie gerade die Haustür öffnen wollte, kam ihr Ole entgegen. Nein, nicht auch das jetzt noch! Sie war wirklich nicht in der Verfassung für eine Begegnung mit ihm. Sie versuchte trotzdem, freundlich zu sein, und sagte: »Guten Tag.«

Ole schaute sie nicht gerade freundlich an. »Was machen Sie denn hier?«, fuhr er sie an. Seiner Miene nach zu urteilen, war sein Besuch beim Arbeitsamt wohl nicht sehr erfolgreich gewesen. Auch sein körperlicher Zustand war nicht der beste. Er war ganz blass, schien auch schmaler geworden zu sein und seine Hände zitterten.

Isabell schloss für einen Moment die Augen, um sich innerlich zu beruhigen. Wenn nur das Schwindelgefühl nicht wäre! So sachlich wie möglich antwortete sie: »Ich wollte kurz zu Anna. Ich hatte noch eine Spieluhr für Benjamin. Außerdem wollte ich nur mal sehen, wie es ihr geht.«

Den letzten Satz hätte sie nicht sagen sollen. Ole schaute sie wütend an. »Warum sollte es Anna schlecht gehen? Sie ist bei mir.«

Isabell nickte, obwohl sie alles andere als überzeugt war. »Nun ja, ich habe ja nicht behauptet, dass es ihr schlecht geht.«

Ole schaute sie an. Er sprach ganz klar und deutlich, betrunken war er jedenfalls nicht. Und daher wirkte seine kalte Rede noch beängstigender: »Ich möchte Sie bitten, Anna in Ruhe zu lassen. Wir haben unsere kleine Familie. Sie braucht Sie nicht.«

Isabell fröstelte und strich sich über ihre Arme. Die Worte hatten sie getroffen. »Bitte, Ole, verstehen Sie doch, ich will Ihnen Anna doch nicht wegnehmen. Aber Anna und der kleine Benjamin sind mir so ans Herz gewachsen. Ich möchte sie nur ab und zu mal sehen. Ich werde mich nicht in Ihre Familie einmischen.« Isabell hörte sich wie ein kleines Kind an, das um ein Eis bettelte.

Oles Gesichtsausdruck blieb kalt und hart. »Anna hat eine

Familie. Sie braucht Sie nicht. Akzeptieren Sie das!« Er drehte sich um und wollte die Treppen hochgehen.

Nun konnte Isabell sich nicht länger beherrschen, sie war wütend über sein abweisendes Verhalten. »Anna braucht Hilfe und Sie auch. Nehmen Sie doch endlich Vernunft an. Machen Sie einen Entzug, dann gibt es auch Hoffnung für Ihre Familie.«

Ole Harder drehte sich um. Er ging auf Isabell zu. Sein Blick war voller Hass, aufgrund seiner derzeitigen Abstinenz war er extrem nervös und reizbar. Er griff Isabells Arm. Er packte so fest zu, dass es ihr schmerzte. »Lassen Sie uns in Ruhe mit Ihren Tipps. Ich weiß, was ich zu tun habe. Und ich trinke nicht mehr. Ich schaffe das auch so. Haben Sie verstanden?!« Der letzte Satz war eher ein Zuspruch, den er sich selbst gab.

Isabell erschrak, Angst packte sie. Sie riss sich los. Er wandte sich ab, und als er ein paar Stufen nach oben gegangen war, drehte er sich noch einmal um. »Wagen Sie es ja nicht, noch einmal hierherzukommen, sonst geht es Ihnen schlecht.«

Dann hörte sie ihn die letzten Stufen nach oben laufen. Isabell zitterte. Tränen stiegen in ihr hoch. Sie rieb sich den Arm, der ganz rot war. Mit Mühe öffnete sie die Haustür und ging zum Auto.

Robert kam ihr entgegen. »Ich hab mir schon Sorgen gemacht! Wie ist es gelaufen? Wie geht es Anna, hat Sie meinen Brief gelesen?« Fragend schaute er sie an.

In Isabells Gesicht baumelte eine Haarsträhne und sicherlich war auch ihr Make-up verwischt. Aber das war ihr jetzt egal. Sie war so aufgebracht. »Wie es Anna geht? Sie rennt mit diesem Ole ins Unglück. Er hat mich bedroht! Robert, er hat mich bedroht!« Sie schrie den letzten Satz fast. Und dann konnte sie nicht mehr. Sie brach weinend zusammen.

Erschrocken hielt Robert sie fest, als sie zusammensackte.

Er nahm sie in die Arme, während sie hemmungslos schluchzte. Sie weinte aus Angst vor Ole, sie weinte um Anna und Benjamin, die sie jetzt wohl für immer verloren hatte, und sie weinte, weil sie allein war. Und es tat so gut, in den Armen dieses im Grunde genommen fremden Robert Wendland zu weinen …

Isabell wischte sich mit dem Taschentuch die Tränen aus dem Gesicht, als sie im Auto saß. Sie versuchte, Robert nicht anzusehen. Wie hatte sie sich bloß so gehen lassen können? Wie peinlich! Aber das Schlimme war: Es hatte ihr auch noch gutgetan. Sie hatte das Gefühl, all den Schmerz des vergangenen Jahres ausgeweint zu haben. Trotzdem war ihr dieser Gefühlsausbruch nun sehr unangenehm.

Robert hingegen machte sich Selbstvorwürfe. »Wie konnte ich dich nach deinem Unfall in so eine Situation bringen? Du gehörst nach Hause aufs Sofa. Und dann musste dir auch noch dieser Ole Harder begegnen. Ich hätte niemals zulassen dürfen, dass du dich so aufregst.« An seiner Stimme konnte man hören, dass er ein schlechtes Gewissen hatte.

Isabell versuchte, möglichst sachlich zu sprechen. »Es war doch meine Idee, Anna zu besuchen. Dass ich nun ausgerechnet noch Ole in die Arme laufen würde, konnte ja niemand wissen.«

»Wie kann dieser Mann nur so etwas tun?« Robert schüttelte den Kopf und schaute aus dem Fenster.

Isabell war den Tränen wieder nah, als sie sagte: »Das Schlimme ist, dass ich Anna und Benjamin wohl nie wiedersehen werde. Warum hat Gott das bloß zugelassen? Vielleicht deswegen, weil er daraus wieder etwas scheinbar Positives machen wird?«

Der letzte Satz war voll bitterem Sarkasmus. Sie war enttäuscht von Gott. Sie hatte ihr Leben wieder ganz in Gottes Hand gelegt, aber was hatte das gebracht? Ihr langsam neu gewachsenes Gottvertrauen war wieder am Nullpunkt angelangt.

Robert Wendland beantwortete diesen letzten Satz von Isabell ernst und fest: »Ja, das kann er und das wird er auch tun. Wir müssen Anna ihm überlassen.« Dann startete er den Wagen.

Isabell starrte auf das Handschuhfach. Wie konnte Robert Wendland bloß noch daran glauben, dass mit Anna und Benjamin alles gut werden würde? Und dass Gott trotz allem die Finger im Spiel hatte? Isabell wollte es ja auch gern glauben, aber es war zu viel Negatives passiert.

Es war still im Auto und irgendwie lag auch eine Spannung in der Luft. Beide bewegte dieselbe Frage: Ob Anna jemals den Brief lesen würde? Isabell bezweifelte es, zumindest wenn Ole ihn in die Hände bekommen würde. Er würde ihn wohl eigenhändig zerreißen.

Isabells Kopf tat immer noch weh, sie fühlte sich elend und ihr war schlecht. Warum hatte sie das alles auf sich genommen? Anna war nicht ihre Tochter. Und Robert müsste seine Probleme mit Anna selbst regeln. Was hatte sie eigentlich mit Robert Wendland zu schaffen? Er war ihr nicht unsympathisch und die Gespräche mit ihm taten ihr gut. Aber deshalb musste sie ja nicht gleich seine Familie retten.

Robert parkte vor Isabells Haus. Er schaute sie an und lächelte leicht. »Danke dafür, dass du mit Anna geredet und ihr den Brief gegeben hast.«

Isabell lächelte zurück. Die Gedanken von eben waren verflogen und vergessen. Robert tat ihr unendlich leid. »Das habe ich gern gemacht. Schließlich liegt Anna mir sehr am Herzen.«

Robert nickte. »Du bist wirklich eine bemerkenswerte Frau – wie du dich für andere einsetzt, obwohl du doch selber genug Probleme hast.«

Wieder bekam sie dieses Kompliment von ihm. Verlegen

bedankte sie sich dafür. Sanft meinte sie zu ihm: »Ich hoffe sehr, dass Anna den Brief liest.«

Robert nickte traurig. »Ich auch. Aber ich kann nichts mehr tun, außer zu beten. Darf ich mich in den nächsten Tagen mal bei dir melden?«

Isabell nickte. Diese Frage löste bei ihr innerliche Freude aus. Sie war allein, seit Anna weg war, und arbeiten konnte sie auch nicht. Da freute sie sich über Gesellschaft, und Roberts Anwesenheit war wirklich angenehm. »Ja, gern. Ruf einfach an. Vielleicht hat Anna sich dann ja auch schon bei dir gemeldet.«

Robert seufzte. »Das wäre schön.« Isabell gab ihm die Hand. »Auf Wiedersehen. Und entschuldige bitte, dass ich mich vorhin so hab gehen lassen. Das ist eigentlich nicht meine Art.«

Er lächelte. »Das ist völlig okay, Isabell. Ich kann gut verstehen, dass dir die Begegnung mit Ole Angst gemacht hat.«

Isabell nickte und öffnete schnell die Tür. Als sie aussteigen wollte, wurde ihr schwindelig, sodass sie in ihren Autositz zurückfiel. Sie schloss kurzzeitig die Augen und wartete, bis das Schwindelgefühl wieder aufhörte. Robert legte seine Hand besorgt auf ihren Arm. »Isabell, was ist los? Geht es dir nicht gut?« Sie winkte ab. »Ach, mir war nur etwas schwindelig.«

»Das Ganze war viel zu viel für dich. Ich hätte nie zulassen sollen, dass wir zu Anna fahren. Ich bringe dich ins Haus.« Entschlossen stieg er aus.

Isabell war wirklich froh, dass er sie ins Haus begleiten wollte, denn sie hatte das Gefühl, es allein nicht zu schaffen. Er nahm ihre Hand und zog sie sanft aus dem Auto. Wieder wurde ihr leicht schwindelig und er fing sie mit einem Arm auf. Dabei trafen sich ihre Blicke. Robert Wendland hatte strahlend blaue Augen. Er war nicht groß und seine Haare begannen sich am Vorderkopf zu lichten. Aber sein Blick und sein Lächeln machten ihn unheimlich sympathisch. Isabells Herz begann zu klopfen. Sie schüttelte innerlich den Kopf über sich selbst: »Ich brauche dringend Ruhe. Diese Gehirnerschütterung ist wirklich schlimm. Jetzt habe ich auch noch Herzrasen.«

Sie versuchte, sich aufzurappeln, Robert hielt sie die ganze Zeit fest. Verlegen meinte sie: »Ich glaube, ich habe mir heute wirklich zu viel zugemutet.«

Robert nickte, er schaute sie an und wieder hatte sie das Gefühl, als schaute er durch sie hindurch. Wahrscheinlich dachte er an Anna. »Ich hätte dich zu diesem Ausflug niemals ermutigen dürfen. Es tut mir so leid. Komm, hak dich bei mir ein. Ich bringe dich nach Hause.« Er bot ihr seinen Arm an, der sie gerade noch umfasst hatte.

Isabell nahm das Angebot an. Als sie so den kleinen Weg nach oben gingen, war Isabell wirklich froh, dass keiner von ihren Nachbarn draußen war. Wer weiß, was die sonst gedacht hätten? Schließlich erreichten sie das Haus, sie öffnete mit dem Schlüssel die Tür, und Robert führte sie hinein. Er brachte sie ins Wohnzimmer, wo Isabell sich matt in einem Sessel niederließ. Zum Glück waren die Schwindelattacken verschwunden. Aber ihr Kopf tat noch entsetzlich weh.

Robert nahm die Decke, die auf dem Sofa lag, und sagte sanft, aber entschlossen: »So, Isabell, nun legst du dich hin. Du musst dich ausruhen.« Isabell war etwas verwundert, aber sie wusste, dass er recht hatte. So legte sie sich hin und Robert deckte sie zu, was ihr fast peinlich war. Er lächelte sie an und fragte: »Kann ich dir noch etwas bringen?«

Isabell hatte wirklich das Gefühl, dass sie im Moment nicht einmal in der Lage wäre, bis zur Küche zu laufen. Auch wenn es ihr unangenehm war, Robert zu bitten, tat sie es: »Ach ja, kannst du mir bitte die Kopfschmerztabletten bringen, die auf der Fensterbank liegen, und die Flasche Wasser, die da steht? Im rechten Küchenschrank sind die Gläser.«

Robert nickte. Als er wieder da war, fragte er besorgt: »Sind die Kopfschmerzen so schlimm?«

Isabell versuchte zu lächeln, als sie sich aufrichtete, um eine Tablette zu nehmen. »Ach nein, es geht so. Aber mit der Tablette fühlt man sich gleich wohler.« Sie sah sein besorgtes Gesicht und wollte ihn beruhigen. »Robert, es ist alles okay. Du hast mich nicht gezwungen, zu Anna zu gehen. Es war meine Entscheidung. Und niemand konnte wissen, dass ich dem aggressiven Ole begegnen würde. Nun ruhe ich mich ein bisschen aus und dann geht es mir bald wieder besser.«

Robert nickte. »Trotzdem hätte ich nie zulassen dürfen, dass du aus dem Haus gehst.«

Das fand Isabell nun aber etwas übertrieben. »Robert, du bist nicht mein Aufpasser. Ich wäre auch allein zu Anna gegangen.« Solange kannten sie sich ja noch nicht, dass er sich solche Gedanken um sie machen musste. Die gemeinsame Sorge um Anna hatte sie zusammengebracht und man konnte sie inzwischen als gute Bekannte bezeichnen, aber mehr eben auch nicht.

Robert setzte sich kurz auf den Sessel neben der Couch und sah ihr dabei zu, wie sie ihre Tablette schluckte. »Kann ich noch etwas für dich tun, Isabell? Soll ich noch irgendetwas für dich einkaufen?«

Isabell schüttelte den Kopf. »Der Kühlschrank ist voll. Louisa hat für mich am Samstag eingekauft. Danke, es ist alles da.«

Robert nickte und stand auf. »Dann sollte ich jetzt wohl besser gehen.«

Isabell antwortete, während sie über die Decke strich: »Ja, ich glaube, ich werde jetzt ein bisschen schlafen.«

Robert gab ihr die Hand und hielt sie einen Moment fest. »Auf Wiedersehen, Isabell. Ich rufe dich an.«

Sie lächelte. Wieder begann ihr Herz zu klopfen. Es war wirklich höchste Zeit, dass sie sich ausruhte. »Auf Wiedersehen, Robert. Und versuche, dir nicht zu viel Sorgen um Anna zu machen. Vielleicht meldet sie sich ja bei dir.« Sie glaubte zwar nicht daran, aber sie wollte ihm Mut machen. Er war ein wirklich lieber Mensch, er hatte sich so rührend um sie gekümmert. Er hatte es einfach nicht verdient, dass seine Tochter ihn ablehnte.

»Das wäre schön. Aber wie gesagt, wir können nur noch eins tun, beten.« Robert schaute ernst, als er das sagte.

Isabell nickte, obwohl sie doch enttäuscht von Gott war. Sie hatte sich so um Anna bemüht und trotzdem war dieser Besuchsversuch misslungen. Ob Gott wirklich noch alles verändern könnte? Roberts fester Glauben gab ihr irgendwie wieder ein bisschen Vertrauen.

Als Robert gegangen war, versuchte Isabell zu schlafen. Ihre Kopfschmerzen waren besser geworden und die Ruhe tat ihr unheimlich gut. Zuerst aber musste sie über das Erlebte nachdenken. Sie schauderte immer noch, wenn sie an die heutige Begegnung mit Ole dachte. Und so jemandem vertraute Anna ihre und Benjamins Zukunft an!

Ob Anna den Brief ihres Vaters je lesen würde? Der Brief, er war so einfühlsam und liebevoll geschrieben. Robert war wirklich ein besonderer Mensch. Und Isabell freute sich darauf, dass er sich in den nächsten Tagen bei ihr melden würde.

Mit diesem Gedanken schlief sie ein.

14

Als Isabell erwachte, rieb sie sich die Augen und wunderte sich, dass sie immer noch auf dem Sofa lag. Sie schaute auf die Uhr. Es war 12 Uhr 15.

Entsetzt richtete sie sich auf. Sie hatte den ganzen Abend und die ganze Nacht auf diesem Sofa verbracht! Aber sie spürte, wie gut es ihr getan hatte. Sie fühlte sich viel besser als gestern, und die Kopfschmerzen waren ebenfalls verschwunden.

Sie merkte, wie ihr Magen knurrte. Immerhin war schon Mittagszeit und sie hatte seit gestern nichts mehr gegessen.

Beim Aufstehen stellte sie erfreut fest, dass sie frei von den Schwindelattacken war. Als sie sich gewaschen und angezogen hatte, fühlte sie sich schon fast wieder wie ein neuer Mensch. Sie ertappte sich dabei, dass sie ein Lobpreislied sang, als sie sich in der Pfanne ein paar Eier zubereitete: »Jesus, ich vertraue dir und ich preise dich mit meinem Herzen.« Als ihr bewusst wurde, was sie da sang, erschrak sie ein bisschen. Im Moment hatte sie eigentlich nicht das Gefühl, Jesus zu vertrauen, zumindest nicht, was Anna betraf. Sie konnte einfach nicht verstehen, warum es gestern zu dieser fürchterlichen Begegnung mit Ole hatte kommen müssen, die sie seelisch und körperlich so heruntergezogen hatte.

Sie nahm sich die Bibel von der Fensterbank. Seit ihrem Krankenhausaufenthalt hatte sie jeden Tag wieder einen Abschnitt gelesen. Es war nicht so, dass sie daraus die große Kraft und Erkenntnis zog. Aber sie hatte sich Gott Stück für Stück wieder angenähert. Warum enttäuschte er sie dann immer wieder? Doch heute hatte sie aus einem unerklärlichen Grund gute Laune und wollte Gott bitten, ihr ein Wort zu schenken. Sie blätterte im Neuen Testament und landete bei Römer 8.

Ein dick gedruckter Vers stach ihr ins Auge: »Wir wissen aber, dass denen, die Gott lieben, alle Dinge zum Besten dienen, denen, die nach seinem Ratschluss berufen sind.«

Das Bibelwort traf sie. Hatte sie gestern nicht sarkastisch gefragt, was Gott aus dieser völlig verfahrenen Situation, in der Anna steckte, wohl Gutes machen könnte? Robert glaubte fest daran. Sollte sie das Gott nicht auch zutrauen? Sicher, jetzt sah alles negativ aus und Anna wollte keinen Kontakt zur ihr und ihrem Vater. Aber Gott konnte doch alles verändern.

Ganz leise schlich sich daneben ein Gedanke ein: »Warum hatte er denn die negative Situation für Stefan nicht geändert?«

Sie las den Vers noch einmal. Stefan war auch ein gläubiger Christ gewesen. Warum hatte sich für ihn nicht alles positiv verändert? Er war tot und war bei Gott.

Mit einem Mal schoss es Isabell durch den Kopf, es war wie ein Impuls, der sie mitten ins Herz traf: »Er ist ja jetzt bei Gott in der Herrlichkeit. Besser kann es ihm gar nicht gehen.«

Ihr Herz begann aufgeregt zu schlagen und Tränen liefen ihr über das Gesicht. So oft hatte sie diesen Satz von anderen gehört und sich darüber geärgert, weil er ihr in jenen Momenten keinerlei Trost bedeutet hatte. Doch jetzt war diese Gewissheit in ihr tiefstes Inneres gefallen und sie spürte beides: den schmerzlichen Verlust, aber zugleich einen unglaublichen Frieden. Sie vermisste Stefan, aber ihm ging es gut. Um ihn brauchte sie sich keine Sorgen zu machen, er war bei Gott. Sie saß einen Augenblick so da und spürte Gottes Frieden ganz real. Sie ließ ihren Tränen freien Lauf. Es war ein bewegender Moment.

Da klingelte das Telefon. Isabell zuckte zusammen. Schnell wischte sie sich die Tränen aus dem Gesicht und ging an den Apparat.

»Hallo, Mama, hier ist Louisa. Wie geht es dir?«

Isabell atmete tief durch. »Gut, danke, Louisa, es geht mir

gut.« Sie meinte diesen Satz ganz ernst. Sie spürte, dass in ihr etwas geschehen war. Eine Wunde schien sich zu schließen, vielleicht sogar zu heilen.

»Mama, das freut mich. Ich wollte fragen, ob ich heute noch mal vorbeikommen soll?«

»Ach Süße, das ist wirklich lieb von dir. Aber du hast sicherlich genug andere Dinge um die Ohren. Mach dir um mich keine Sorgen, mir geht es gut.«

»Mama, du hörst dich so verändert an.«

Isabell wollte ehrlich sein zu ihrer Tochter und erzählte von dem, was sie soeben beim Bibellesen erlebt hatte.

Mutter und Tochter weinten gemeinsam – Tränen der Trauer und des Trostes. Die Gewissheit, dass es Stefan gut ging, und zugleich der Schmerz über den Verlust.

Nach einer kurzen Stille hatten sich Mutter und Tochter wieder gefangen. »Wie geht es Simon?«, fragte Isabell. Sie wollte einfach ein anderes Thema anfangen.

»Ach gut, Mama. Gestern hat er ein Weihnachtsgeschenk für mich gekauft. Er tut sehr geheimnisvoll.« Louisa lachte ein bisschen.

»Ach ja, Weihnachtsgeschenke, ich muss ja auch noch welche kaufen. Ich glaube, ich werde morgen mal losgehen. Ich habe richtig Lust darauf.« Irgendwie hatte sie dieses Thema die letzten Wochen verdrängt, aber jetzt spürte sie in sich tatsächlich die Energie, Geschenke zu besorgen.

»Mama, ist das denn nicht zu viel für dich?« Louisa war besorgt.

»Ach Quatsch. Es wird Zeit, dass ich mal wieder aus dem Haus komme. Mir geht es doch wieder besser. Ich vermisse die Arbeit im Café sehr und ich kann nicht immer zu Hause sitzen«, antwortete Isabell und ihre Stimme klang sicher und klar.

»Mama, irgendwie hörst du dich heute so fröhlich an. Ist etwas passiert?«, wunderte sich Louisa. Sie hatte ihre Mutter in den letzten Wochen und Monaten nicht mehr in der Weise erlebt. Isabell dachte nach. Im Grunde genommen war sie ja schon heute Morgen so fröhlich aufgestanden. Und das nach dem gestrigen Tag! Das Gespräch mit Robert hatte ihr gutgetan. Ja, Robert hatte ihr gutgetan, er war wirklich ein beeindruckender Mann. Wie er Gott in seinem Leben vertraute! Sie ertappte sich dabei, dass sie vor sich hin lächelte.

»Mama?« Louisa wunderte sich, dass ihre Mutter nicht antwortete.

»Entschuldige, Louisa. Ach, mir geht es heute einfach besser. Weißt du, ich hatte gestern solche Kopfschmerzen, nun habe ich lange geschlafen und jetzt geht es mir gut.« Sie würde Louisa nichts von ihrem Ausflug zu Anna erzählen.

»Du hast ja wirklich wieder Energie. Du, Mama, wie wäre es, wenn wir am Freitag gemeinsam ein bisschen bummeln gehen? Ich komme einfach etwas eher und wir fahren zusammen in die Stadt«, schlug Louisa vor.

Isabell freute sich. Wie lange hatte sie mit Louisa keinen Stadtbummel mehr gemacht! Und das lag nicht nur daran, dass ihre Tochter hier nicht mehr wohnte. »Ausgezeichnete Idee. Dann kannst du mir auch mal sagen, was du dir so wünschst.«

»Das mache ich gern, Mama. Dann also bis Freitag. Und behalte bis dahin deine gute Laune.« Louisa lachte.

»Auf jeden Fall. Bis Freitag, Louisa. Und danke für deinen Anruf.«

Als Isabell aufgelegt hatte, musste sie lächeln. Sie freute sich auf Freitag und den geplanten Weihnachtsbummel. Auf jeden Fall würde sie Anna und Benjamin auch etwas kaufen. Sie hatte sich überlegt, ein Päckchen für die beiden zu packen. Vielleicht würde Anna ja darauf reagieren.

Das Telefon klingelte erneut. Es war die Werkstatt, die mitteilte, dass das Auto jetzt repariert und abholbereit sei. Isabell überlegte, wer es abholen könnte. Sie fühlte sich im Moment nicht in der Lage dazu. Sie hatte regelrechte Angst, in den Wagen zu steigen. Der Schock von dem Unfall saß tief. Sicher, irgendwann würde sie wieder Auto fahren. Aber im Moment ging es noch nicht.

Louisa würde erst am Freitagnachmittag kommen, wenn die Werkstatt schon geschlossen hatte. Da fiel ihr Robert ein. Er hatte doch gesagt, sie solle sich melden, falls sie Hilfe brauche. Und er hatte ihr gestern erzählt, dass er heute einen freien Tag habe, weil er seine Überstunden abbauen müsse. Aber dürfte sie von ihm verlangen, heute ihr Auto abzuholen? Nun, er hatte ihr seine Hilfe angeboten. Fragen könnte sie ja.

Aber als sie seine Handynummer gewählt hatte, hätte sie am liebsten wieder aufgelegt. Doch es war zu spät: Robert meldete sich. Isabell brachte ihr Anliegen gleich vor: »Hallo, Robert. Ich habe ein kleines Problem und wollte dich mal fragen, ob du mir vielleicht helfen würdest.«

»Ja natürlich, gern. Wie geht es dir heute, Isabell?«

»Ja, alles in Ordnung. Meine Kopfschmerzen sind wie weggeblasen und auch die Schwindelattacken sind weg. Aber wie geht es dir, Robert, nach dem gestrigen Tag?«

»Na ja, es geht so. Ich denke eben immer noch darüber nach, wie ich Kontakt zu Anna bekommen kann.«

»Ja, das verstehe ich. Weißt du, Robert, ich habe mir überlegt, dass ich Anna ein Weihnachtspäckchen schicken werde. Vielleicht meldet sie sich dann ja.«

»Das ist eine gute Idee. An so etwas habe ich auch schon gedacht. Aber wenn sie nicht auf meinen Brief reagiert, weiß ich nicht, ob sie auf ein Päckchen reagieren wird. Aber einen Versuch ist es wert.«

»Auf jeden Fall! Und der Rest liegt in Gottes Hand.« Isabell erschrak über sich selbst. Hatte sie das wirklich gesagt? Ja, sie hatte, und es war auch so gemeint.

»Du hast recht, Isabell. Aber sag mal, bei welchem Problem soll ich dir helfen?«

»Nun, weißt du, mein Auto steht abholbereit bei der Werkstatt, aber ich traue mich einfach noch nicht, wieder damit zu fahren. Und da wollte ich dich fragen, ob du so nett wärst, es für mich abzuholen.«

»Aber natürlich! Ich freue mich, wenn ich dir helfen kann. Du hast schließlich so viel für Anna und Benjamin getan. Und ich hab immer noch ein schlechtes Gewissen wegen gestern.«

»Ach was. Es war doch meine Idee. Außerdem konnten wir ja nicht damit rechnen, dass Ole so ausrasten würde.«

»Ja, das stimmt. Wenn Anna doch bloß von ihm loskommen würde.«

»Sie liebt ihn und glaubt, ihm helfen zu können. Aber er braucht professionelle Hilfe. Er müsste in eine Entzugsklinik gehen.«

»Ja, das wäre seine einzige Rettung. Aber solange Anna bei ihm bleibt, besteht für ihn keine Notwendigkeit.«

»Ja, leider.«

Es entstand eine kleine Pause und beide dachten sorgenvoll an Anna und Benjamin, bis Robert sich schließlich räusperte: »Also, ich muss nur noch einkaufen. Danach könnte ich kommen und das Auto holen. Ist das in Ordnung?«

»Oh, das wäre schön!«, freute sich Isabell.

»Gut, dann bis später.«

»Ja, bis später.« Isabell legte den Hörer auf und lächelte.

Am Nachmittag stand Robert vor ihrer Haustür. »Hier ist der Autoschlüssel. Das Auto steht in der Garage. Es sieht jetzt aus wie nagelneu.« Er lächelte, als er Isabell den Schlüssel gab.

Isabell war erleichtert, dass das Auto wieder in Ordnung war. »Danke, Robert. Du bist wirklich ein Schatz«, meinte sie.

»Das hört sich gut an.« Robert strahlte.

Isabell erschrak ein bisschen. Robert flirtete doch wohl nicht mit ihr? Irgendwie klopfte ihr Herz etwas schneller, was sie aber ignorierte. »Komm doch noch einen Augenblick rein, ich habe Kaffee gekocht. Und du kannst meine neue Kreation Kekse probieren. Ich garantiere aber für nichts«, meinte sie scherzhaft.

Robert lachte. »Na gut, ich werde mich opfern.«

Isabell wusste selbst nicht, was mit ihr los war. Sie hatte das Gefühl, sich ein Stück ins Leben zurückgekämpft zu haben. Nach dem Telefonat mit Robert hatte sie sogar die Motivation gehabt, Weihnachtskekse zu backen. Und dass sie jetzt so mit Robert scherzte, war auch nicht normal. Es fühlte sich alles so leicht und unbeschwert an in diesem Moment.

Beim Kaffeetrinken sprachen sie und Robert über ihre Töchter. Sie schwelgten in Erinnerungen. Und jedem von ihnen fiel eine Anekdote zu den beiden ein. Robert erzählte ihr auch, wie Anna mit zehn Jahren Kaffee gekocht hatte und ihnen nichts anderes übrig geblieben war, als das Gebräu zu trinken. Isabell lachte. »Ja, diese Geschichte hat Anna mir auch erzählt.«

»Ehrlich?« Robert war erstaunt. Isabell nickte. Sie wurde ernst. »Sie hat auch davon gesprochen, wie du nach dem Tod deiner Frau bei jeder Feier immer einen Teller für sie mit hingestellt hast und dass Anna mit dir immer über ihre Mutter reden konnte.«

Robert war erstaunt. »Das hat sie über mich erzählt?«

»Ja, das hat sie. Sie hat von einer sehr glücklichen Kindheit trotz des Verlustes ihrer Mutter gesprochen. Das hat sie eindeutig dir zu verdanken.« Isabell lächelte ermutigend.

Robert war ganz bewegt. »Dann habe ich ja vielleicht doch nicht alles falsch gemacht.«

Isabell schüttelte den Kopf. »Auf keinen Fall! Ich dagegen bin so egoistisch mit meiner Trauer umgegangen, dass meine Tochter mit mir nie über Stefan reden konnte. Ich hab mich nur in mein Selbstmitleid verzogen. Ich hatte immer Angst, über Stefan zu reden. Aber seit Louisa und ich es tun, geht es mir komischerweise besser.«

Robert schaute gedankenverloren in die Ferne. »Ja, es hilft wirklich. Ich habe versucht, so natürlich wie möglich mit Anna über Eva zu reden. Aber sie war ja noch klein. Jüngere Kinder gehen sowieso ganz anders mit dem Verlust um, viel offener.«

»Das stimmt wohl. Ach, habe ich dir eigentlich von meiner Begegnung mit Timo erzählt?«, fragte Isabell.

Robert schüttelte den Kopf. Und dann erzählte Isabell von Timo und dem Unfall und wie sie ihn und seine Mutter kennengelernt hatte.

Robert staunte. »Das ist wirklich unglaublich. Das kann kein Zufall sein. Da hatte Gott seine Hände im Spiel, als du den beiden begegnet bist. Aber ich finde es toll, dass du Timo im Krankenhaus besucht hast.«

Isabell rührte nachdenklich in ihrer leeren Kaffeetasse. »Ja, es hat schon Kraft gekostet. Aber es war richtig. Und ich hoffe so sehr, dass der kleine Timo bald keine Schmerzen mehr hat. Er ist so tapfer.« Sie goss sich eine weitere Tasse Kaffee ein und hielt Robert den Keksteller hin. »Möchtest du noch?«

Robert schüttelte schmunzelnd den Kopf. »Nein, ich glaube, jetzt habe ich mich lange genug geopfert.«

Isabell stupste ihn leicht mit der Hand gegen das Bein und lachte. »Ja, das können wir wirklich nicht verantworten.« Sie schaute dabei auf den halb leeren Teller.

Mit Robert konnte man wirklich alles. Man konnte ernsthafte Gespräche führen und man konnte ungezwungen scherzen. Es war alles so einfach – als würden sie sich schon lange kennen. Sie nahm einen Schluck Kaffee. Dann wurde sie wieder ernst.

»Weißt du, gestern habe ich in der Bibel diesen Vers gelesen: ›Denen, die Gott lieben, werden alle Dinge zum Besten dienen.‹ Daran muss ich immer denken. Irgendwie halte ich mich jetzt daran fest, dass Gott aus dieser ganzen Trauer und dem Leid doch noch etwas Gutes machen kann.«

Robert schaute vor sich hin. »Manchmal bleibt einem gar nichts anderes übrig, als sich an diesen Vers zu klammern und zu vertrauen. Mir hat er schon oft geholfen, meine Sichtweise zu ändern.«

Isabell erwidertet: »Ja, und mir ist in dieser Adventszeit schon so viel Positives begegnet. Ich konnte Anna kennenlernen und Timo. Und dann hat dieser Streit mit Louisa letztlich dazu geführt, dass wir inzwischen über Stefan reden können. Ganz allmählich begreife ich, dass Gott doch für mich sorgt.«

Robert lächelte. »Das freut mich.«

»Und du bist auch nicht ganz unschuldig daran. Als du mich im Krankenhaus besucht hast, war ich echt sauer auf dich, weil du so fromm gesprochen hast. Es kam mir damals vor wie religiöses Gerede. Aber dann haben mich deine Worte, dass Gott einen Plan für mich hat, echt berührt.« Isabell schaute ihn dankbar an.

Robert lächelte immer noch. Wieder hatte sie das Gefühl, dass er durch sie hindurchschaute – oder blickte er sie intensiv an? Nein, er war wahrscheinlich in Gedanken bei Anna. Mit einem Mal drehte er abrupt seinen Kopf zur Seite und griff verlegen nach einem Keks.

»Du hast mir aber auch geholfen. Du bist mit mir zu Anna gefahren. Und du hast versucht, Anna positiv zu beeinflussen.

Du bist wirklich eine beeindruckende Frau.« Er schaute wieder zu ihr und lächelte.

Wie konnte ein Mensch bloß so unglaublich schön lächeln? Sie spürte eine Wärme in der Herzgegend. Irgendwie verwirrte sie das. Könnte es sein, dass sie mehr für Robert empfand, als sie sich eingestand? Aber nein, das war unmöglich. Schließlich war ihr Mann erst ein Jahr tot. Und jeden Tag vermisste sie Stefan. Da konnte doch kein anderer Mann ihr Herz berühren. Das bildete sie sich wohl nur ein. Und was mochte Robert empfinden? Wie er sie anschaute und lächelte ... Und wenn er durch sie hindurchblickte, war es nicht eher so, dass er in sie hineinblickte? »Isabell Kröger, jetzt bilde dir nicht Dinge ein, die nicht stimmen!«, wies sie sich in Gedanken zurecht.

Sie versuchte, möglichst sachlich zu klingen, als sie sagte: »Das war doch klar, dass ich Anna helfen musste. Sie liegt mir wirklich sehr am Herzen. Es wäre schön, wenn Ole den Kontakt zulassen würde. Aber ich habe das Gefühl, ich habe bei ihm völlig verspielt.«

Robert nickte. »Ole will nicht, dass Anna zu irgendjemandem Kontakt hat. Er will sie ganz für sich. Ich verstehe nicht, wie sie sich wieder auf ihn einlassen konnte.«

Isabell war froh über diese Wendung des Gesprächs. »Weißt du, Robert, sie liebt ihn einfach. Sie kann nichts gegen ihre Gefühle machen. Außerdem hat sie ein Kind von ihm. Sie will versuchen, ihrem Sohn eine komplette Familie zu bieten.« Isabell versuchte, Annas Situation zu beschreiben und damit zu erklären. Sie verstand sie zwar selbst nicht, aber sie konnte verstehen, dass sie nicht gegen ihre Gefühle angehen konnte.

»Ja, aber dieser Mann ist doch nicht gut für sie«, stellte Robert etwas ungehalten fest und legte die Hände auf seine Knie.

»Robert, versuche doch, Anna besser zu verstehen. Ich glaube, so würdest du ihr auch mehr helfen. Sie hat sich für Ole entschieden und wir müssen das akzeptieren. Sonst wird sie erst recht keinen Kontakt mehr zu uns wünschen«, versuchte Isabell auf Robert einzuwirken.

»Aber es fällt mir echt schwer, Ole als Schwiegersohn zu akzeptieren. Ich habe solche Angst, dass er ihr wieder wehtut«, entgegnete Robert und trank einen Schluck Kaffee.

»Das verstehe ich, Robert. Aber wie du gesagt hast: Wir können nur eins tun – beten.« Isabell war erstaunt über sich, dass sie so etwas sagte.

Und Robert war es auch. Er lächelte und Isabell meinte sogar, bei ihm einen verschmitzten Gesichtsausdruck zu erkennen, als er sagte: »Du bist wirklich erstaunlich.«

Isabell lächelte zurück: »Vielen Dank für das Kompliment. Das war heute, glaube ich, das zweite.« Sie versuchte, scherzhaft zu klingen, aber er antwortete ernst: »Ja, aber du hast viel mehr Komplimente verdient.«

Ihr wurde ganz komisch. Sie hatte wieder dieses warme Gefühl im Herzen. Sie war mit ihren Emotionen total überfordert. Das konnte nicht sein. Sie durfte nicht mehr für Robert empfinden als nur Freundschaft. Nein, schließlich liebte sie Stefan. Er war nicht mehr da, aber die Liebe zu ihm war da, jeden Tag, und der Verlust war da, jeden Tag. Da gab es keinen Platz für einen Robert Wendland, den sie erst ein paarmal gesehen hatte. Nein, unmöglich. Sie betete innerlich: »Gott, hilf mir in diesem Durcheinander.«

Sie begann einfach ein anderes Thema. »Am Freitag gehe ich mit Louisa Weihnachtsgeschenke besorgen. Ich freue mich richtig darauf. Jetzt, wo ich den ganzen Tag zu Hause bin und keine Bettruhe mehr brauche, fällt mir manchmal die Decke auf den Kopf.«

Robert nickte, wobei er sie immer noch anschaute. Dann fiel ihm etwas ein. »Vielleicht hast du ja Lust, morgen mit mir in meinen Hauskreis zu gehen? Es ist immer sehr schön. Zwei Ehepaare und noch zwei ältere Frauen gehören dazu. Er findet bei meinem Freund Jörg statt. Hättest du nicht Lust mitzukommen?«

Isabell überlegte fieberhaft, mit was für einer Ausrede sie wohl absagen könnte, ohne Robert vor den Kopf zu stoßen. Sie wollte auf keinen Fall noch einen Abend mit Robert verbringen, bevor sie nicht frei von diesen unklaren Gefühlen wäre. Aber sie könnte schlecht sagen, dass es ihr zu viel wäre, wo sie doch gerade noch erzählt hatte, dass sie am Freitag mit Louisa einen Weihnachtsbummel machen wollte, was tausendmal anstrengender sein würde als ein Hauskreisabend. Außerdem hatte sie großartig verkündet, dass ihr die Decke auf den Kopf fiel. Nein, aus dieser Nummer kam sie nicht raus.

Andererseits: Es wäre ein Abend mit mehreren Leuten, nicht mit Robert allein. Und dann durfte sie diese Gefühle für ihn auch nicht überbewerten. Es war bestimmt nur eine harmlose Schwärmerei. Mehr war doch im Moment auch gar nicht möglich bei ihrer Trauer um Stefan. Also sagte sie, wenn auch etwas zögerlich: »Ja, okay. Ich habe Zeit.«

Robert strahlte: »Dann hole ich dich um halb acht ab.« Isabell nickte.

Er verabschiedete sich schnell. Irgendwie hatte sie das Gefühl, dass die Ungezwungenheit, die zwischen ihnen herrschte, mit einem Mal nicht mehr da war. Höflich gab er ihr die Hand. Und Isabell bedankte sich noch einmal dafür, dass er ihr Auto geholt hatte. Beim Rausgehen meinte er noch: »Bis morgen also. Ich freu mich.« Sie erwiderte: »Bis morgen, Robert.«

Dann war er weg.

15

Isabell strich über Stefans Bild. Wie konnte sie bloß irgendwelche Gefühle für Robert hegen? Sie liebte Stefan, und sie vermisste ihn. Es gab keinen Platz in ihrem Leben für Robert.

Ja, sie verstanden sich sehr gut. Seine sympathische Art machte es einem geradezu unmöglich, ihn nicht zu mögen. Isabell dachte daran, wie besorgt er um ihren Gesundheitszustand war und wie hilfsbereit er sich ihr gegenüber verhalten hatte. Und sein Lächeln war einfach zauberhaft. Sie seufzte leicht. Und es hatte sie verzaubert, wenn sie ehrlich war. Auch die Gespräche mit ihm taten ihr gut, sie hatte seit Stefans Tod nie wieder so ernsthafte Gespräche mit einem Mann geführt.

Sie fühlte sich hin- und hergerissen, hilflos und völlig überfordert. Seufzend nahm sie Stefans Bild in die Hand. »Was würdest du dazu sagen, Stefan?« Der lächelte ihr auf dem Foto entgegen.

Wieder seufzte sie. Ihr fielen viele Momente mit Stefan ein, seine sanfte, liebevolle Art. Auch wie er mit seiner Tochter umgegangen war; immer war er für sie da gewesen. Und oftmals hatte sie bei ihrem Vater Rat gesucht. Als Louisa nicht gewusst hatte, was sie nach dem Abitur machen sollte, hatte Stefan ihr den Rat gegeben: »Bete, Louisa. Gott wird dir zeigen, was dein Weg ist.«

Louisa hatte ihren Vater damals skeptisch angeschaut. Sie hatte schon lange nicht mehr gebetet und konnte sich nicht vorstellen, was das bringen sollte. Aber sie tat immer das, was ihr Vater ihr riet, und so fing sie an zu beten, obwohl sie nicht daran glaubte. Nach einiger Zeit traf sie eine Freundin, die ihr ganz begeistert von ihrem Erzieherinnenberuf erzählte. Louisa besuchte sie daraufhin im Kindergarten. Als sie nach Hause kam, meinte sie zu ihren Eltern: »Mama, Papa, ich glaube, ich habe eine Idee. Vielleicht könnte ich ja Grundschullehrerin werden. Ihr wisst ja, dass ich immer gern Nachhilfe gegeben habe. Und heute habe ich gemerkt, wie viel Spaß mir der Umgang und die Arbeit mit Kindern machen. Vielleicht wäre das etwas für mich.« Stefan und Isabell hatten sich damals sehr gefreut, obwohl Louisa diese Berufswahl-Entscheidung nicht mit ihren Gebeten in Verbindung gebracht hatte. Heute würde sie das wohl anders sehen.

Auch Isabell erinnerte sich an Erlebnisse mit Gott, als er ihr geholfen hatte. Vielleicht konnte er das Gefühlschaos in ihr klären. Sie selbst war dazu nicht in der Lage. So betete sie und brachte ihr inneres Durcheinander vor Gott. Und sie bat Gott, ihr zu zeigen, wie ihr Leben weitergehen sollte.

Am nächsten Tag war sie kurz davor, bei Robert anzurufen und den Termin am Abend abzusagen.

Was hatte sie sich eigentlich dabei gedacht, Robert in seinen Hauskreis zu begleiten? Einerseits freute sie sich darauf. Schließlich hatte sie seit bald einem Jahr keinen Hauskreis mehr besucht. Stefan und Isabell waren immer bei Moni und Sven im Hauskreis gewesen. Seit Stefans Tod hatte sie alle Verbindungen zur Gemeinde abgebrochen. Aber nun war sie Gott wieder nähergekommen und freute sich sogar darauf, sich wieder mit anderen Christen zu treffen. Christen, die sie und ihre Geschichte nicht kannten. Einfach mal so Gemeinschaft zu haben, ohne dass man mitleidig gefragt wurde, wie es einem gehe.

Das Problem war eben, dass sie dabei Robert wiedersehen würde. Sie wehrte sich mit allen Mitteln gegen ihre Gefühle für ihn. Aber es war inzwischen so, dass ihr Herz schneller zu klopfen begann, wenn sie nur an ihn dachte. Das konnte sie nicht leugnen. Sie fühlte sich wie ein sechzehnjähriges verliebtes Mädchen, nur dass sie das Ganze nicht als positiv empfand. Dreimal war sie kurz davor, Robert anzurufen und abzusagen. Aber das wäre ihr dann auch wieder peinlich gewesen. Außerdem wollte sie lernen, einfach ganz ungezwungen mit ihm umzugehen. Sie hoffte, dass dann irgendwann diese Gefühle vielleicht von selbst verschwinden würden.

Um 19 Uhr 30 stand Robert vor der Tür und lächelte. Genau dieses Lächeln war es, das einen Vulkan in ihr auslöste und ihr zeigte. dass sich nichts an ihren Empfindungen für ihn geändert hatte. Als sie im Auto saßen, meinte Robert: »Ich habe dich schon bei meinem Freund Jörg und seiner Frau Melanie angemeldet. Sie freuen sich, dass du kommst.« Warum musste man sie eigentlich anmelden? Warum war das alles so kompliziert? Ihre Vorsätze, mit Robert ungezwungen umzugehen, waren unmöglich zu realisieren.

Als sie ankamen, öffnete Jörg die Tür. »Hallo, guten Tag, schön, dass Sie da sind.« Sehr freundlich und nett wurde Isabell begrüßt. »Guten Tag, ich bin Isabell.« Damit stellte sie gleich klar, dass sie geduzt werden wollte. »Ich bin der Jörg, der uralte Freund von Robert.« Jörg lachte und Isabell stimmte ein.

Er war trotz seines Alters, Isabell schätzte ihn etwa fünfzehn Jahre älter als Robert, total locker und aufgeschlossen. Jetzt freute sich Isabell doch, hier zu sein. Vielleicht würde es noch ein netter Abend werden. Dann erschien Melanie. Sie wirkte viel jünger als Jörg. Sie hatte ellenlanges Haar, das zu einem Zopf gebunden war. »Hallo, ich bin Melanie. Wir freuen uns, dass du da bist.« Überschwänglich umarmte sie Isabell. Die fühlte sich dabei etwas unwohl, sie war nicht der Typ für solche Gesten der Zuneigung, bevor man sich nicht näher kennengelernt hatte. Als sie ins Wohnzimmer gingen, hatte Isabell das Gefühl, Melanie würde sie von Kopf bis Fuß mustern, was sie ärgerte.

Die anderen Hauskreisleute saßen im Wohnzimmer: das Ehepaar Tom und Sarah, die erheblich jünger als Robert waren, und Annegret und Elisabeth, zwei ältere Damen, die ihr freundlich zunickten.

Isabell setzte sich auf den Platz zwischen den beiden Frauen, den sie ihr anboten. Aber Melanie zog sie mit ihrer Hand ein wenig zur Seite. »Nein, nein, Isabell. Robert und du, ihr sitzt zusammen.«

Und so setzte sie sie neben Robert, der auf einem Zweiersofa in der Ecke saß. Er lächelte verlegen. Hier gab es also auch eine Moni. Wie schrecklich! Aber hatte der Restaurantbesuch, bei dem sie Moni trafen, bei Isabell und Robert eher Belustigung ausgelöst, war die Situation jetzt unangenehm. Als Jörg anfing zu beten, dachte Isabell daran, was Robert wohl seinen Freunden erzählt haben mochte. Bei Melanie hatte sie das Gefühl, die würde sie und Robert schon für ein Paar halten. Sie konnte sich gar nicht auf das Gebet konzentrieren und wurde innerlich wütend. Was hatte Robert sich nur dabei gedacht?

In ihr arbeitete es weiter, als Jörg den Bibeltext las. Es ging um das Gleichnis von den anvertrauten Pfunden. Dazu stellte er einige Fragen. Aber Isabell konnte sich auch darauf nicht konzentrieren. Die Teilnehmer des Hauskreises äußerten sich rege. Außer Robert, der merklich still geworden war. Isabell versuchte, sich zu beruhigen und dem Gespräch zu folgen und nicht auf den durchdringenden Blick von Melanie zu achten, wenn die sie und Robert anschaute. Sie trank einen Schluck Tee, den man ihr eingegossen hatte.

Jörg fragte: »Ist es nicht mit den anvertrauten Pfunden so wie mit unserem Leben – wir können uns vergraben und uns nur noch um uns selber drehen oder wir gehen nach draußen, sind für andere da und nutzen das, was Gott uns anvertraut hat?«

Jetzt äußerte sich Robert: »Ja, da hast du recht. Damals, als

Eva starb, hätte ich mich auch am liebsten verkrochen und nicht mehr am Leben teilgenommen. Wenn Gott nicht gewesen wäre und liebe Christen wie ihr, die mir geholfen haben, dann hätte ich mein Pfund wohl auch vergraben.«

Jörg lächelte. »Ja, aber so geht es doch den meisten von uns irgendwann mal, dass uns alles zu schwer wird und wir nicht mehr können und uns verkriechen.«

Isabell hörte jetzt intensiv zu. Melanie und ihre Blicke hatte sie vergessen.

»So ging es mir in den letzten Monaten auch. Ich fühlte mich so leer nach dem Tod meines Mannes und hatte den Eindruck, nicht mehr leben zu können.«

Alle schauten Isabell betroffen hat, die über ihre eigenen Worte erschrak. Am liebsten hätte sie sie gleich wieder zurückgenommen. Irgendwie fühlte es sich aber auch richtig an. Die Hauskreismitglieder waren ihr fremd, und so war es doch eigentlich egal, was sie sagte. Sie hatte das Gefühl, in einem geschützten Raum zu sein und einfach reden zu dürfen, ohne gleich eine Gegenreaktion befürchten zu müssen.

»Und dann hat Gott mein Leben auf den Kopf gestellt«, fuhr sie fort. »Ich fange wieder an, auf ihn zuzugehen, auch wenn ich nie verstehen werde, warum er mir meinen Mann genommen hat.« Es war ganz still.

»Ja, manche Dinge reißen uns wirklich aus dem gewohnten Gang«, gab nun Jörg Einblick in sein Leben. »Und dann wird unser Gottvertrauen auf eine harte Probe gestellt. Ich kämpfe seit drei Jahren mit dem Krebs. Die Ärzte meinen, es gebe nur noch wenig Hoffnung. Aber ich vertraue Gott.« Isabell war entsetzt. Deshalb hatte Jörg keine Haare mehr und sah so abgemagert und bleich aus. Trotzdem strahlte er eine unglaubliche innere Ruhe aus. Leise fügte er hinzu: »Zuerst habe ich rebelliert und war wütend auf Gott, weil er mir das zumutet. Aber dann habe ich mich mit ihm versöhnt und ich fühle mich besser. Ich brauche nicht mehr gegen mein Schicksal anzukämpfen.« Er sagte den letzten Satz noch einmal, diesmal etwas lauter.

Isabells Herz zog sich zusammen. Die Worte trafen sie. Den Rest des Abends nahm sie nur noch wie unter einer Glocke wahr und sie hörte kaum noch zu, was die anderen sagten. Sie musste immer wieder über Jörgs unendliches Vertrauen auf Gott nachdenken. Es beeindruckte sie tief.

Als der Hauskreisabend zu Ende ging, verabschiedeten sich die anderen freundlich und beteuerten, sie würden sich freuen, Isabell beim nächsten Treffen wiederzusehen. Jörg geleitete sie zur Haustür. Robert, Isabell und Melanie blieben zurück.

Melanie goss Isabell noch eine Tasse Tee ein. »Es war sehr beeindruckend, was du vorhin gesagt hast, Isabell. Du hast wirklich Schweres durchgemacht.« Dann fuhr sie fort und strahlte dabei fast. »Wie sehr freuen wir uns darüber, dass Robert dich getroffen hat. Solange beten Jörg und ich schon für eine Freundin für ihn.«

Es war einen Moment still. Isabell hatte das Gefühl, innerlich zu verbrennen, und sie wusste, dass man ihr diese innere Glut im Gesicht ansah. All die guten Dinge, die sie eben in der Gemeinschaft erlebt und erfahren hatte, schienen in ihr wie ein Kartenhaus zusammenzubrechen. Sie war so wütend und hatte im Moment nur den einen Wunsch: sich wegzubeamen, weg von Melanie, weg von Robert. Was hatte er seinen Freunden bloß erzählt?

Mehr als nur ärgerlich schaute sie ihn an. Er rührte verlegen in seiner Tasse und sagte nichts. Das war eindeutig.

Isabell sprang auf. Sie kochte innerlich. »Melanie, es tut mir sehr leid, dass ich dich enttäuschen muss. Robert und ich sind nichts weiter als gute Bekannte. Wir haben uns kennengelernt, weil seine Tochter Anna bei mir gewohnt hat.« Sie sah zu Robert, dessen Blick sie streifte. »Aber das wisst ihr ja sicher auch schon«, fügte sie spitz hinzu. Melanie schaute sie überrascht und betroffen an.

In dem Moment kam Jörg herein. Freundlich wandte er sich Isabell zu, die gerade aufgestanden war: »Ach bleib doch noch, Isabell, es ist doch so gemütlich.« Isabell antwortete höflich: »Nein, ich glaube, es ist besser, wenn wir jetzt gehen.« Dabei warf sie Robert einen entschlossenen Blick zu. Der murmelte: »Es tut mir leid, Isabell«, und stand auf. Auch Melanie erhob sich. An ihrem betretenen Gesichtsausdruck konnte man erkennen, wie peinlich ihr ihre Äußerung war. »Isabell, bitte entschuldige, ich habe gedacht …« Sie suchte nach Worten, fand sie aber nicht.

Schnell verabschiedete man sich.

Im Auto war es zuerst ganz still. Niemand sprach ein Wort. Als sie dann bei Isabells Haus ankamen, sagte Robert und aus seiner Stimme klang tiefstes Bedauern über den Ausgang dieses Abends: »Isabell, es tut mir leid.«

Die war immer noch wütend und hatte ihre Emotionen nicht im Griff. »So, es tut dir leid? Warum hast du deinen Freunden dann erzählt, wir wären ein Paar?« Ihr Ton war so scharf, dass Robert zusammenzuckte.

»Ich habe so etwas nie zu ihnen gesagt.«

»So, warum sagt Melanie dann so etwas?«

Robert versuchte, ruhig zu bleiben. »Melanie ist ein lieber Mensch, aber sie redet oftmals zu viel. Es war sicher nicht böse gemeint.«

Ganz langsam ließ Isabells Ärger nach. Vielleicht hatte Robert ja wirklich nichts mit Melanies Äußerung zu tun? Sie saßen eine Weile still im Auto. Dann sagte Robert ganz leise, ohne dass er sie anschaute: »Und was wäre an der Vermutung von Melanie so schlimm?«

Isabells Herz klopfte heftig. Sie hatte es vermutet, aber jetzt war es klar: Robert Wendland empfand etwas für sie. Er wünschte sich eine Beziehung zu ihr. Sie schaute ihn an, aber sein Blick war Richtung Lenkrad gerichtet. Er spielte verlegen mit seinen Händen.

Als sie zu ihm blickte, empfand sie so viel Mitleid für ihn und in ihr wurde eine tiefe Zärtlichkeit geweckt. Sie lächelte. Robert kam ihr vor wie ein Jugendlicher, der gerade seine Liebe gestanden hatte. Natürlich, auch sie hatte Gefühle für ihn, die über eine Freundschaft hinausgingen. In diesem Moment wuchs in ihr eine große Sehnsucht danach, ihn zu umarmen. Aber dann riss sie sich zusammen. Ihr Mann war nicht einmal ein Jahr tot. Sie versuchte, sich Stefans Bild in Gedanken vor Augen zu führen, und so kam sie wieder auf den Boden der Tatsachen zurück. Sie durfte sich nicht jetzt schon einem anderen Mann öffnen. Die Gefühle für Robert kamen so plötzlich, mitten in ihrer Trauer. Aber sie mussten auch so schnell wie möglich wieder gehen.

Abrupt drehte sie den Kopf zur Seite. Sie hielt es für die beste Strategie, seine Worte zu ignorieren. »Ich bin müde, Robert. Es ist besser, wenn ich jetzt gehe.«

Sie versuchte, seinem Blick aus dem Weg zu gehen. Sie musste hier raus, weg aus dem Auto. Sie öffnete die Tür, und als sie draußen war, sagte sie kurz und ihre Stimme klang übertrieben sachlich: »Auf Wiedersehen, Robert, und danke, dass du mich mitgenommen hast.« Er antwortete nur kurz: »Bis bald, Isabell.« Dabei schaute er sie so traurig an, dass sie fast wieder eingestiegen wäre und ihn in den Arm genommen hätte.

Aber sie wandte sich ab und ging schnell den Weg zu ihrem Reihenhaus hoch. Dabei zog sie ihren Schal fester. Sie fror, aber die Kälte in ihrem Inneren war nicht mit einem Schal zu beheben.

Später im Bett ließ sie ihren Tränen freien Lauf. Sie weinte um Stefan, aber nicht nur um ihn.

Isabell war froh, dass sie am nächsten Tag mit Louisa verabredet war, und beim Stadtbummel versuchte sie, Robert und den gestrigen Abend zu vergessen.

»Meinst du, Mama, dieses Weihnachtsgeschichtenbuch wäre etwas für Simons Vater?« Louisa stand mit einem Buch in der Hand neben ihrer Mutter, die gerade ein Buch für Greta aussuchte.

Isabell lächelte. »Ich denke schon; wenn Simon gesagt hat, dass sein Vater gern liest, sind solche Geschichten für ihn sicherlich interessant. Und was schenkst du seiner Mutter?«

»Ach Mama, da brauche ich auch noch deine Beratung. Ich weiß es nicht«, meinte Louisa unsicher.

Isabell lächelte. Es war schön, mit Louisa einzukaufen. Es tat ihr gut und lenkte sie vom gestrigen Abend ab. Immer wenn sie an Robert dachte, fühlte sie sich schlecht, weil sie ihn so verletzt hatte.

Sie hatten schon einige Geschenke besorgt. Louisa hatte sich im Kaufhaus eine Jacke, einen Pulli und eine Hose ausgesucht, die Isabell ihr schenken wollte. Die hatte mit Louisas Hilfe einen wertvollen Füller für Simon erstanden. Und als sie sich kurzzeitig für eigene Einkäufe trennten, kaufte Isabell noch ein Halstuch und ein Parfüm für ihre Tochter. Sie suchte noch ein weiteres Tuch aus und auch noch ein Parfum, beides für Anna.

Nun brauchte sie nur noch etwas für Benjamin. Überraschenderweise war Louisa bereit, ihr beim Aussuchen zu helfen. Sie hatte ihrer Tochter nicht viel von den letzten Ereignissen um Anna erzählt. Aber Louisa wusste natürlich schon, dass ihre frühere Freundin nun bei Ole wohnte und ihre Mutter die Absicht hatte, ihr ein Päckchen zu schicken.

Es gab so niedliche Sachen für Babys. Louisa zeigte ihrer Mutter einen kleinen Pulli mit der Aufschrift LITTLE PRINCE. »Ist der nicht süß, Mama?« Isabell lächelte begeistert. »Der ist total niedlich, den nehme ich und den gestreiften hier auch noch.« Sie hielt ein blau gestreiftes Oberteil in der Hand. Dann besorgten sie in der Spielzeugabteilung einen kleinen Kreisel. Isabell war glücklich: Das würde ein schönes Päckchen für Anna und Benjamin werden. Auch für Simons Mutter wurden sie fündig. Isabell empfahl Louisa eine bunt bemalte Weihnachtsglocke, die man als Dekoration ins Fenster hängen konnte.

Zufrieden gingen Mutter und Tochter zum Italiener, um einen Cappuccino zu trinken. Dann bekam Louisa Hunger, sodass sie sich eine Pizza bestellte.

Louisa wunderte sich, dass Isabell nach dem Bummel nicht auch etwas essen wollte. »Du bist so blass, Mama. Geht es dir nicht gut?«, fragte sie besorgt.

»Nein, es geht schon. Ich war gestern Abend bei einem Hauskreis und es wurde etwas später«, gab sie als kurze Erklärung an. Louisa schien begeistert zu sein: »Mensch, Mama, das finde ich ja toll! Ist das der alte Hauskreis, bei dem du immer mit Papa warst?«

»Nein, ein anderer. Ein Bekannter hatte mich dazu eingeladen.« Das Wort »Bekannter« ging ihr schwer über die Lippen.

»Und wie hat es dir gefallen?« Louisa war neugierig.

»Ach, es war ganz interessant. Es ging um das Gleichnis von den anvertrauten Pfunde.« Isabell musste sich noch daran gewöhnen, dass sie mit Louisa nun über geistliche Themen sprechen konnte. Das tat ihr gut. Es machte das Verhältnis zwischen Mutter und Tochter wieder enger. Sie erzählte von dem geistlichen Teil des Abends und berichtete auch von Jörg und was er von seiner Krebserkrankung erzählt hatte.

Louisa schien betroffen. »Toll, dass der Jörg so ein Vertrauen in Gott hat. Aber vielleicht ist es wirklich so, dass man erst in den schwierigen Zeiten Gott wieder findet. In der Trauer habe ich mich in Hamburg ja auch an einen Seelsorger gewandt, Pastor Schneider. Wir hatten ein tolles Gespräch. Es hat mir so geholfen. Und dann hat er mich in die Gemeinde eingeladen. Dort bin ich Simon begegnet.« Louisa lächelte ein bisschen.

Isabell lächelte auch. Wie froh war sie über Louisas Weg. Sie meinte ernst: »Ja, und ich habe durch Anna wieder einen Weg zu Gott gefunden. Die Art, wie sie mit der Trauer um ihre Mutter umgegangen ist, das hat mich bewegt. Auch Greta hat mir geholfen, auch wenn ich sie manchmal als nervig empfunden habe.«

Robert Wendland unterschlug sie.

Isabell seufzte leicht. »Ich glaube nur, dass Greta noch immer ziemlich enttäuscht von mir ist. Ich habe mich ja auch unmöglich benommen. Ich bin einfach zu impulsiv.«

Louisa lächelte. »Ja, das hast du leider auch deiner Tochter vererbt.«

Jetzt musste Isabell lachen. Dann meinte Louisa, um ihr Mut zu machen: »Mama, mach dir mal keine Sorgen. Das mit Greta kommt schon wieder auf die Reihe. Sie ist doch ein lieber und gütiger Mensch.«

Isabell erwiderte: »Ich hoffe sehr. Sie hat mir zwar wieder verziehen. Aber irgendwie ist unser Verhältnis noch nicht wieder so, wie es sein sollte.«

Dann kam die Pizza. Isabell beobachtete ihre Tochter beim Essen und lächelte. Was für gute Gespräche sie mit ihr führen konnte! Sie war so froh, dass sie Louisa hatte, und nichts sollte jemals wieder zwischen ihnen stehen.

16

Wie unerträglich Isabell der Adventssamstag vorkam! Gestern hatte ihr der Einkaufsbummel mit Louisa so viel Freude gemacht. Vielleicht würde ihre Tochter nächste Woche noch einmal vorbeischauen. Diese plante, mit Simon am 23. Dezember nach Bremen zu fahren und bis zum 25. Dezember dort zu bleiben. Verabredet hatten sie sich dann für den zweiten Weihnachtstag, an dem Louisa und Simon sie besuchen wollten.

Heute aber fühlte sich Isabell unendlich allein. Der Heilige Abend rückte immer näher und sie hatte niemanden, mit dem sie ihn verbringen könnte. Letztes Jahr hatten Louisa, Stefan und sie noch glücklich beieinandergesessen. Und jetzt?

Aber es war nicht nur das Alleinsein und die Trauer, die sie beschäftigten. Ihre Gedanken kreisten auch um Robert. Sie wusste nicht, ob sie ihn je wiedersehen würde. Sie wusste noch nicht einmal, ob sie ihn überhaupt wiedersehen wollte. Niemals hätte sie gedacht, dass sie wieder so starke Gefühle für einen Mann entwickeln könnte.

Ja, wenn sie an ihn dachte, spielte ihr Herz verrückt. Trotzdem hatte sie ihn verletzt, indem sie seine Worte einfach ignoriert hatte. Was hätte sie auch sagen sollen?

Robert hatte ernsthafte Absichten – aber sie? Sie konnte doch nicht ein Jahr nach dem Tod ihres Mannes eine Beziehung zu einem anderen eingehen! Aber warum hatte sie diese Gefühle? Sie waren nicht zu leugnen.

Isabell betete um Klarheit in dieser ganzen Situation. Dennoch ließen sich die Gedanken und Gefühlen nicht so einfach abschütteln. Sie verzog sich mit einer Decke auf das Sofa und schaltete den Fernseher ein. Sie zappte sich von einem Programm zum nächsten, ohne wirklich wahrzunehmen, was sie dort hörte und sah.

Da klingelte es. Isabell zuckte leicht zusammen. Ob das Robert war? Ihr Herz schlug bis zum Hals und sie schalt sich in Gedanken dafür, auch dafür, dass sie sich im Flurspiegel nochmals über ihre Haare fuhr.

Sie öffnete. Vor der Tür stand Melanie mit einem kleinen Weihnachtsstern in der Hand. Verlegen hielt sie die Blume Isabell hin. »Hallo, Isabell. Sorry, dass ich dich überfalle. Aber ich wollte mich dafür entschuldigen, dass ich mich am Donnerstag so danebenbenommen habe. Es tut mir leid.«

Isabell schaute sie überrascht an. Dass Melanie sich so viel Gedanken über ihr Verhalten machte, das hätte sie nie gedacht. Die Geste mit der Blume war vielleicht ein bisschen übertrieben, aber trotzdem sehr nett. Isabell war es im Nachhinein fast ein wenig unangenehm, dass sie im Hauskreis ihren Gefühlen freien Lauf gelassen hatte. Hätte sie Melanies Worte nicht einfach ignorieren sollen? Etwas verlegen erwiderte sie: »Ach, ist schon okay. Ich hab am Donnerstag auch etwas überreagiert.« Dann nahm sie ihr die Blume ab und bedankte sich. Sie hatte wirklich keine Lust, weiter über diesen Abend zu reden.

Melanie lächelte und spielte verlegen mit ihrem langen Zopf. Isabell kam sie wie ein kleines Kind vor; sie verstand nicht, wie Jörg und sie ein Paar sein konnten.

»Wie geht es Jörg, Melanie?«, fragte Isabell. Melanie schaute traurig zu Boden und zwirbelte weiter an ihrem Zopf herum. »Er bekommt heute seine vorletzte Chemotherapie. Robert hat ihn gefahren und mich hier abgesetzt.«

Isabells Herz klopfte. Warum hatte Robert nicht kurz Hallo gesagt? Aber andererseits: Warum sollte er?

»Jörg hat am Donnerstag gar nichts von der Chemotherapie gesagt.« Etwas anderes fiel Isabell in diesem Moment nicht ein.

Melanie nickte. »Ja, er möchte nicht so viel darüber reden. Es geht ihm hinterher jedes Mal sehr schlecht.« Traurig fuhr sich Melanie über ihr Gesicht. Sie wirkte jetzt so ganz anders als am Donnerstag, so zerbrechlich und verzweifelt.

Isabell schaute sie an. Sie hatte eigentlich keinerlei Lust auf Melanies Gesellschaft, aber sie tat ihr leid, und so bat sie sie herein. »Was hältst du davon, Melanie, wenn ich uns einen Kaffee mache? Und meine Weihnachtsplätzchen kannst du dann auch probieren.«

Melanie lächelte. »Gern, vielen Dank.« Sie setzte sich ins Wohnzimmer und Isabell kochte Kaffee.

Als sie mit dem Tablett hereinkam, lächelte Melanie ihr zu. »Danke, dass ich reinkommen durfte. Sonst wäre ich ein bisschen spazieren gegangen, bis Jörg fertig ist. Eigentlich gehe ich mit Jörg immer zur Chemotherapie. Aber heute ist Robert ja dabei.«

Während Isabell Kaffee einschenkte, meinte sie: »Ich finde es total beeindruckend, wie Jörg mit der ganzen Sache umgeht. Er hat so ein unglaubliches Gottvertrauen.«

Melanie nickte, während sie in ihrem Kaffee rührte. Mit einem Mal setzte sie ihre Tasse ab und fing an zu weinen. Isabell erschrak. Sie legte den Arm um sie.

Schluchzend brach es aus ihr heraus: »Ja, er hat so ein Gottvertrauen, aber ich nicht. Ich kann einfach nicht mehr. Es ist so nervenaufreibend, immer diese Chemo … Hinterher geht es ihm so schlecht. Er fühlt sich elend, hat keinerlei Appetit, steht oftmals gar nicht auf. Ich ertrage es nicht mehr, ihn so zu sehen. Und manchmal frage ich mich, warum er überhaupt noch kämpft. Vielleicht ist ja doch alles sinnlos. Der Krebs kommt immer wieder. Manchmal habe ich echt das Gefühl, als hätte Gott uns vergessen.« Sie weinte.

Isabell reichte ihr ein Taschentuch und drückte sie an sich. Sie schluckte ein paar Tränen hinunter. Wie oft hatte sie selber solche Worte in den letzten Monaten gedacht und gesagt? Sie fühlte so mit Melanies Schmerz. Und gleichzeitig war auch ihr Schmerz präsent. Sie putzte sich die Nase und strich Melanie über den Rücken.

»Melanie, ich verstehe dich so gut. Seit mein Mann tot ist, habe ich gedacht, Gott würde sich nicht mehr um mich kümmern. Aber in den letzten Wochen ist mir klar geworden, dass er doch da ist und versucht, mir zu helfen. Gott hätte wirklich keinen Grund, sich um mich zu kümmern. Ich habe ihn nur angeklagt. Aber er hat sich mir wieder gezeigt.« Und dann berichtete Isabell von Anna, von ihrem Unfall, von Greta und von der Begegnung mit Timo.

Melanie hatte aufgehört zu weinen und hörte interessiert zu. Isabell schloss: »Ich verstehe immer noch nicht, warum er mir Stefan genommen hat. Aber die Frage nach dem Warum hat mir gar nichts gebracht.«

Sie machte eine kurze Pause. »All die Menschen, die ich kennengelernt habe, scheinen Puzzlesteine zu sein, die Gott mir in den Weg gelegt hat. Ich habe einfach begriffen, dass er da ist und für mich sorgt.« Als sie diesen letzten Satz sagte, wurde sie innerlich ergriffen. Sie spürte, dass es so war, und diese Tatsache gab ihr das Gefühl von Wärme und Geborgenheit. Die Empfindungen überwältigten sie fast.

Melanie legte ihre Hand auf Isabells. »Danke. Danke, dass du mir das alles erzählt hast.«

Isabell lächelte. Mehr musste nicht gesagt werden. Sie dachte an Gretas Worte, dass sie über den Trauerrand hinausgeschaut hatte. Ja, das hatte sie heute auch getan und es tat gut, anderen zu helfen.

Melanie fragte schüchtern: »Hast du ein Bild von deinem Mann?«

»Ja natürlich.« Isabell wollte erst das Bild von Stefan holen, das auf dem Wohnzimmerschrank stand. Aber dann griff sie nach dem Fotoalbum und zeigte Melanie die Fotos, zu denen sie kurz ein paar Storys erzählte. Und die beiden Frauen lachten über Louisa, die einfach das Schwimmen im Urlaub nicht lernen wollte. Isabell wunderte sich über sich selbst, dass sie so entspannt die Fotos anschauen konnte. Spontan kam ihr die Idee, für Louisa ein kleines Fotoalbum zu Weihnachten zu gestalten mit ein paar Schnappschüssen von ihr und ihrem Vater.

Melanies Handy klingelte. »Ach, das ist Robert«, sagte sie. Melanie telefonierte kurz mit ihm. »Er holt mich in einer halben Stunde ab. Sie sind dann fertig.« Isabells Herz klopfte. Gleich würde sie ihn wiedersehen. Aber die Begegnung machte ihr auch Angst. Wie sollte sie reagieren?

Melanie machte ein sorgenvolles Gesicht. »Hoffentlich hat Jörg alles gut überstanden. Isabell, könntest du noch für mich beten? Ich habe solche Angst vor den nächsten Tagen.« Sie schaute Isabell fragend an.

Isabell fühlte sich überfordert. Seit Langem hatte sie nicht mehr für einen Menschen gebetet. Sie selbst hatte ja erst in den letzten Tagen wieder angefangen zu beten. Konnte sie das überhaupt, für Melanie beten? Sie lächelte unsicher und nickte. Dann sprach sie ein kurzes Gebet: »Bitte, lieber Vater, hilf Jörg in den nächsten Tagen, dass er nicht mit den Folgen der Chemotherapie kämpfen muss und dass Melanie die Kraft hat, ihm zu helfen. Lass Melanie und Jörg einfach spüren, dass du da bist, so wie du es mir gezeigt hast.«

Melanie lächelte. »Danke, Isabell.«

Sie unterhielten sich noch ein bisschen. Isabell erzählte noch von Louisas Studium. Und Melanie sprach über einige Erlebnisse in ihrer Gemeinde. Von Robert erzählte sie nichts.

Dann klingelte wieder Melanies Handy. Es war Robert. Melanie stand auf. »Robert steht mit seinem Auto an der Straße. Ich muss los«, meinte sie.

Die Worte gaben Isabell einen Stich – Robert kam nicht einmal an die Tür. Das war eindeutig: Er wollte keinerlei Kontakt mehr zu ihr. Sie war tief enttäuscht und traurig. Sie musste sich zusammenreißen, um sich nichts anmerken zu lassen und sich freundlich von Melanie verabschieden zu können. Die umarmte sie. »Danke für alles, Isabell. Es hat mir so gutgetan.«

Isabell war gerührt. »Ich bete für dich und Jörg.« Melanie nickte dankbar. Dann ging sie und Isabell war wieder allein.

Am vierten Adventssonntag saß Isabell am Wohnzimmertisch und packte Benjamins Geschenk ein. Sie lächelte, während sie sanft über den Pullover und die Aufschrift »Little Prince« strich.

Sie seufzte. Wie sehr vermisste sie Annas kleinen Sohn! Und dann beschlich sie wieder diese Sorge um die beiden. Ihre Gedanken gingen zu Robert. Wie es ihm wohl ging, wenn er an Anna dachte? Er musste ja verrückt werden vor Sorgen. Aber er hatte auch ein starkes Gottvertrauen. Isabell fiel dieses Vertrauen im Moment wieder schwer. Die ungeklärte Beziehung zu Robert, die Sorge um Anna, die Angst vor Weihnachten und natürlich die tägliche Trauer um Stefan hatten ihr wieder stark zugesetzt.

Isabell hatte versucht, es sich am vierten Advent schön zu machen: die Kerzen am Adventskranz angezündet, ausgiebig gefrühstückt, schließlich noch einen Gottesdienst im Fernsehen angeschaut. Und jetzt hatte sie eben angefangen, das Paket für Anna und Benjamin zu packen.

Wenn es den beiden bloß gut ging! Anna meldete sich nicht bei ihr, aber das hatte Isabell auch nicht erwartet.

Robert hatte auch nicht angerufen. Warum sollte er auch? Sie hatte ihm im Auto doch ein eindeutiges Zeichen gegeben, indem sie seine Frage ignorierte. Sie war hin- und hergerissen.

Einerseits wünschte sie sich nichts sehnlicher, als dass er sich bei ihr meldete. Andererseits hatte sie Angst davor.

Was sollte sie bloß tun? Natürlich betete sie um Klarheit. Aber bis jetzt hatte sie noch keinen Geistesblitz vom Himmel bekommen, der ihr sagte, wie ihr Leben weitergehen sollte.

So, das Päckchen war fertig. Was konnte sie jetzt tun? Sie wollte sich nicht einfach nur hinsetzen, denn dann würden die Trauer um Stefan und die Gefühle für Robert sie überwältigen. Sie musste sich irgendwie beschäftigen. Sie könnte vielleicht bei Melanie anrufen und fragen, wie es Jörg ging.

Gesagt, getan. Melanie wirkte am Telefon ziemlich resigniert. Es war nichts mehr von der Zuversicht zu spüren, die sie gestern noch hatte. Jörg hatte sich mehrmals übergeben und in der Nacht fast gar nicht geschlafen.

Isabell versuchte, ihr Mut zuzusprechen. »Ach Melanie, das tut mir leid. Aber vielleicht geht es ihm dann zu Weihnachten besser, wenn er erst mal die heftigen Tage überstanden hat.«

Melanie schien etwas getröstet. »Ja, das stimmt. Aber es ist unendlich schwer im Moment.«

»Ich bete für dich«, sagte Isabell mitfühlend. »Und du kannst mich jederzeit anrufen, wenn du jemandem zum Reden brauchst.«

»Du bist lieb, Isabell, danke. Aber wie geht es eigentlich dir?«

Isabell antwortete ehrlich. »Na ja, die Adventszeit ist schon schwer ohne Stefan. Und dann der Heilige Abend, ich habe solche Angst davor. Meine Tochter kommt erst am zweiten Weihnachtstag.«

Melanie verstand und hatte eine Idee. »Das verstehe ich. Aber wenn es Jörg besser geht, könntest du vielleicht an Weihnachten zu uns kommen?« Isabell war gerührt von dem Angebot. Aber sie wusste, dass Jörg und Melanie die Zeit für sich brauchten. Und sie war auch nicht in der Lage, einen Nachmittag mit Menschen zu verbringen, die sie gerade erst kennengelernt hatte. Und wer weiß, vielleicht würde ja auch Robert dabei sein. Nein, das ging wirklich nicht.

»Das ist lieb von dir, Melanie, dass du mich einlädst, aber ich glaube, es ist besser, wenn ihr Zeit und Ruhe für euch beide habt. Jörg muss sich doch erst einmal richtig erholen.«

Melanie protestierte nicht. Isabell hatte recht: Jörg und Melanie brauchten die Weihnachtszeit für sich.

Die beiden Frauen redeten noch ein bisschen miteinander und verabredeten, sich im neuen Jahr einmal zu treffen.

Als Isabell auflegte, lächelte sie. Sie hatte Melanie kennengelernt. Das war doch etwas Positives. Auch wenn sie nicht wusste, wie sich diese Freundschaft entwickeln würde. Schließlich waren Melanie und Jörg auch mit Robert befreundet. Und ihm wollte Isabell aus dem Weg gehen.

Sie konnte nicht wissen, dass der morgige Tag ihr einen dicken Strich durch diesen Vorsatz machen würde.

17

Isabell rieb sich verschlafen die Augen. Es war 6 Uhr 30. Wer klingelte denn bloß um die Zeit so hartnäckig an ihrer Tür? Isabell wurde ärgerlich. Sie hatte eigentlich nicht die Absicht, die Haustür zu der frühen Stunde zu öffnen. Aber sie ahnte, dass es sonst nicht aufhören würde. Wer könnte das sein? Ob ein Nachbar in Not war? Schnell warf sie sich eine Strickjacke über ihren Schlafanzug und ging nach unten. Da ihre Tür kein durchsichtiges Glas hatte, konnte sie nicht sehen, wer davorstand. Immer noch klingelte der Besucher. »Ich komm ja schon«, rief sie aus.

Sie öffnete die Tür und im selben Moment stürmte Ole herein. »Wo ist sie?«, rief er und lief in den Flur. Isabell erschrak und eine Sekunde lang dachte sie, sie würde träumen, als sie Ole ins Wohnzimmer schwanken sah. Er schien betrunken zu sein. Aufgebracht folgte ihm Isabell. »Was wollen Sie hier?«

Ole kam auf sie zu. Hasserfüllt blickte er sie an. Isabell konnte seine Alkoholfahne riechen. »Wo ist Anna?«

Isabell versuchte, ihre Angst nicht zu zeigen. Sie war allein mit ihm im Haus. Und nach der Wut, die er in sich trug, schien er zu allem fähig zu sein.

»Anna ist nicht hier«, sagte sie ruhig, obwohl sie sich innerlich wie ein Vulkan fühlte.

Er fasste sie grob an der Schulter. »Natürlich ist sie hier. Du hast sie versteckt.« Seine Augen wurden riesig und traten hervor. Isabell fürchtete im selben Moment, aus Angst und wegen seines Alkoholgestanks ohnmächtig zu werden.

Sie schloss kurz die Augen und schickte ein Stoßgebet zum Himmel. Dann versuchte sie, sich aus seinem Griff zu lösen, aber er hatte durch seine lodernde Wut so viel Kraft, dass er seine Hände in ihre Schultern hineinbohrte.

Ihr stiegen Tränen in die Augen. »Nein, jetzt nicht weinen«, rief sie sich innerlich zu. »Sie ist nicht hier. Warum sollte sie auch hier sein? Sie wohnt bei Ihnen.«

Zugleich stand in ihr die riesige Sorge um Anna und Benjamin auf: Wenn er so aggressiv war, was mochte dann bloß vorgefallen sein? War Anna verletzt? Und was war mit dem Kleinen? Isabells Herz schlug zum Zerspringen.

Fester drückte er ihre Schultern. »Erzähl mir keine Märchen. Anna ist hier. Sie ist gegangen, aber sie gehört zu mir. Wo ist sie?«

Isabell schrie in Gedanken ein zweites Gebet zum Himmel. Sie wünschte sich, dass dies alles nur ein Traum wäre und sie gleich in ihrem Bett erwachen würde. Aber Oles fester Handgriff zeigte ihr, dass sie sich in der Wirklichkeit befand. Was sollte sie bloß tun? Ihr Blick fiel auf die offene Wohnzimmertür. Wenn sie doch nur fliehen könnte! Da sah sie den Schlüsselkasten neben der Tür. Stefan und sie hatten dort immer alle Schlüssel aufbewahrt. Wenn sie es schaffen könnte, bis dahin zu gelangen … Sie musste es versuchen.

»Okay, Sie haben gewonnen.« Isabell staunte über ihre Kaltblütigkeit. »Ich hole sie von oben. Setzen Sie sich solange ins Sofa.« Sie zeigte auf die Couch und merkte, dass ihre Hand zitterte.

»Nein, ich komme mit«, sagte er, so bestimmt er in seinem Zustand konnte. Doch als er sie losließ, hielt er sich den Kopf. Der Alkohol in ihm zeigte seine Wirkung.

»Ruhen Sie sich aus. Ich komme gleich mit Anna«, rief Isabell ihm zu, während sie sich schnell zur Tür bewegte. Panikartig schloss sie sie und versuchte den Wohnzimmerschlüssel aus dem Kasten zu greifen. Dabei fielen einige Schlüssel auf den Fußboden. Aber schließlich bekam sie den Wohnzimmerschlüssel zu fassen und es gelang ihr, die Tür abzuschließen.

Ole konnte nicht so schnell reagieren. Der Alkohol hatte ihn zwar mit einer aggressiven Kraft erfüllt, aber er hatte auch sein Handeln verlangsamt. Als er hörte, wie sie die Tür schloss, drehte er durch. »Hey, was soll das?«

Während Isabell das Handy aus ihrer Handtasche zog, die auf dem Flur hing, antwortete sie konzentriert und ohne dass das Zittern in ihrer Stimme zu bemerken war: »Ich möchte nicht, dass Sie mit nach oben kommen. Ich werde mit Anna sprechen und sie dann ins Wohnzimmer bringen.«

Mit zittrigen Händen wählte sie Roberts Handynummer, die zum Glück gespeichert war.

»Isabell?« Fragend meldete sich Robert. Wahrscheinlich war er gerade auf dem Weg zur Arbeit.

»Hey, was soll das. Schließ sofort auf!« Ole schrie aus dem Wohnzimmer und hämmerte gegen die Tür.

»Bitte, Robert, komm sofort. Ole ist hier. Er ist betrunken und dreht durch.« Sie musste flüstern, damit Ole nicht merkte, dass sie telefonierte. Robert hatte jedes Wort verstanden. »Isabell, ich bin sofort da. Bist du verletzt? Geht es dir gut?«

»Mach die Tür auf!« Ole wurde immer wütender. Isabell versuchte, ihn zu beruhigen. »Warten Sie bitte, Ole. Ich bin gleich mit Anna da.« Dann stampfte sie mehrmals mit dem Fuß auf die unterste Treppenstufe.

»Isabell, geht es dir gut? Ich beeile mich. Wo ist Ole?« Robert war völlig aufgelöst, seine Fragen waren kaum zu verstehen und seine Stimme überschlug sich. Er hatte Oles Geschrei mitbekommen.

Ole schien Isabell tatsächlich zu glauben, dass sie die Treppen hochging. Er entfernte sich kurzzeitig von der Tür. Vielleicht hatte er aber auch wieder einen Schwindelanfall.

»Robert, hol die Polizei«, flüsterte Isabell. Dann legte sie auf. Sie war immer noch auf der untersten Stufe. Da merkte sie, wie sie ihre Kräfte verließen. Sie versuchte, die Füße zu bewegen, um zur Haustür zu erlangen, aber es gelang nicht. Sie hatte das Gefühl, ihre Beine wären steife Stöcke, an denen dicke Steine hingen. Sie war nicht in der Lage, sich fortzubewegen. Die Angst überfiel sie, dass Ole es in seiner Wut schaffen würde, die Wohnzimmertür einzuschlagen und ihr zu folgen.

Wieder riss er an der Türklinke. »Hey, was ist das für ein Spiel? Wo bist du? Anna, bist du da? Wenn du irgendwelche Mätzchen machst, schlage ich die Tür ein!« Er stieß mit einem Fuß dagegen, sodass sie wackelte. Isabell zuckte zusammen und hielt sich verzweifelt die Hände vor die Ohren. Jeder Muskel ihres Körpers schien angespannt zu sein. Panik ergriff sie. Was sollte sie nur tun? Sie zwang sich, ruhig zu atmen, und nahm ihre Hände von den Ohren. Sie musste versuchen, Zeit zu gewinnen.

Obwohl sie sich am Geländer der Treppe festhalten musste, um nicht zusammenzubrechen, sagte sie mit leicht zitternder Stimme: »Anna braucht noch einen Moment. Sie zieht sich an und kommt gleich runter.«

»Du erzählst doch Blödsinn. Sie will nicht mit mir reden. Sag ihr, das mit dem Schrank war ein Unfall. Ich hab sie nicht geschubst.« Ole wurde etwas ruhiger.

Isabells Herz schlug schneller. Was war mit Anna? Was erzählte er von einem Schrank? War sie gestürzt? War sie verletzt? Und Benjamin? Was hatte er Benjamin angetan?

»Doch, sie verzeiht Ihnen. Es ist alles in Ordnung. Sie wickelt nur schnell Benjamin und macht sich fertig. Er hat bis eben noch geschlafen.« Isabell wunderte sich selbst über die Ruhe in ihrer Stimme.

»Benjamin … ich will meinen Sohn sehen.« Ole wurde wieder nervöser.

»Es geht ihm gut. Er ist gerade erst aufgewacht. Er ist wirklich ein süßer kleiner Junge.« Isabell versuchte weiter, Zeit zu schinden.

»Er ist stark ... wie sein Vater«, lallte Ole. Seine Stimme versagte immer mehr.

Isabell antwortete fest: »Ja, er ist stark.« Diese ganze Unterhaltung kam ihr unglaublich irreal vor. Dann hörte sie draußen das Martinshorn. Die Polizei, sie waren gleich da.

Ole wurde wieder aggressiver, auch wenn er nicht mehr schrie. Er klopfte an die Tür. »Mach auf, ich will zu Benjamin.«

»Hallo, hier spricht die Polizei. Öffnen Sie die Haustür, sonst müssen wir das gewaltsam tun.« Eine lautstarke Männerstimme hörte man von draußen.

Isabell stand immer noch unter Schock und traute sich nicht zur Tür. Sie hatte panische Angst, dass Ole es schaffen könnte, die Wohnzimmertür einzutreten.

Ole schrie: »Hey, was ist da los?« Isabell wusste, was sie tun musste. Sie rief laut: »Jesus, hilf mir!« Und dann rannte sie, obwohl sie das Gefühl hatte, dass 500-Kilogramm-Gewichte an ihren Beinen hingen, zur Tür und riss sie auf. Im selben Moment brach sie zusammen und wurde von einem Polizisten aufgefangen. Sie flüsterte weinend: »Ole Harder ist im Wohnzimmer, er hat mich bedroht. Er sucht seine Freundin, die eine Zeit lang bei mir gewohnt hat. Ich hab ihn eingeschlossen.«

Die Polizisten öffneten die Wohnzimmertür, nahmen Ole gleich in den Schwitzkasten und legten ihm Handschellen an. Er schien so überrascht zu sein, dass er sich nicht wehrte.

In diesem Moment erschien Robert. Er sah, wie die Polizisten Ole abführten. Er eilte zu Isabell und legte den Arm um sie. »Isabell, ist dir etwas passiert?« Die schüttelte den Kopf. Es war so gut, dass Robert da war. Sie zitterte und er führte sie ins

Wohnzimmer, wo sie sich in einen Sessel setzte. Noch ehe er mit ihr sprechen konnte, erschienen zwei weitere Polizisten und baten Isabell, eine Aussage zu machen.

Robert holte ihr ein Glas Wasser aus der Küche. Isabell trank und versuchte, sich so weit zu beruhigen, dass sie wieder reden könnte. »Ole Harder ist einfach hier reingestürzt, als ich ihm die Tür öffnete. Er suchte seine Freundin, Anna Wendland.«

Mit einem Mal sprang sie auf. Anna! Wo war sie? »Anna ist verschwunden. Ole sagte etwas von einem Unfall mit einem Schrank und dass er sie nicht geschubst habe. Sie müssen sie suchen. Vielleicht ist sie verletzt.« Isabell schrie den letzten Satz förmlich. Sie machte sich große Sorgen. Robert schaute sie entsetzt an. »Wenn er ihr etwas angetan hat …«, murmelte er zu sich selbst und bekam einen kalkweißen Gesichtsausdruck. »Wir müssen zu ihrer Wohnung«, sagte er eindringlich.

Die Polizisten schauten sich an. »Das wird wohl das Beste sein. Meine Kollegen übernehmen das. Wir reden auch noch mal mit Ole Harder. Vielleicht kann er uns mehr sagen.« Der Polizist mit der Brille rief seine Kollegen an und gab die Adresse von Annas Wohnung durch, die Robert ihnen mitgeteilt hatte.

Der war mittlerweile aufgesprungen und rannte hektisch auf und ab. Dann blieb er stehen. »Ich fahre jetzt zu ihr.«

»Das übernehmen meine Kollegen schon. Versuchen Sie, sie erst mal über Handy zu erreichen«, versuchte der andere Polizist, Robert zu beruhigen.

Erst jetzt merkte Isabell, dass sie ihr Handy immer noch in der Hand hielt. »Ich versuche es«, meinte sie und wählte zitternd Annas Nummer. Dabei schaute sie Robert verzweifelt an, der es nicht weniger war.

»Der Teilnehmer ist zur Zeit nicht erreichbar«, meldete sich die automatische Ansage. Isabells Sorge wurde immer größer. Robert ging zum Fenster und trommelte mit seinen Fingern auf die Scheibe.

Der Polizist mit der Brille versuchte, Robert zu beruhigen. »Setzen Sie sich erst einmal! Meine Kollegen sind schon unterwegs zu der Wohnung. Vielleicht ist sie wirklich dort. Auch Ole Harder wird weiter verhört.«

Robert setzte sich etwas unwillig, während Isabell auf die Wohnzimmertür starrte, gegen die Ole gerade noch gehämmert hatte. »Er erzählte so ein wirres Zeug. Sie sei abgehauen. Und dann sagte er irgendetwas von einem Schrank und dass er sie nicht geschubst habe.«

Entsetzt blickte Robert sie an, er schien innerhalb von Minuten gealtert zu sein. Sein sonst so volles Gesicht wirkte faltig und schmal und seine Augen wanderten voller Panik hin und her. »Er hat ihr etwas angetan. Sie müssen ihn finden.« Eindringlich wandte er sich an den Polizisten mit Brille. Der andere Polizist schrieb irgendetwas in sein Notizbuch. Er hob den Kopf: »Wir tun, was in unserer Macht steht. Versuchen Sie, ruhig zu bleiben.«

Die Polizisten stellten noch einige Fragen zu Ole und Anna. Nervös gab Robert Auskunft. Dann klingelte das Handy des Polizisten, der immer noch schrieb.

»Hallo? … Ja, verstehe.« Es gab einen kurzen Dialog am Telefon. »In der Wohnung befindet sie sich nicht«, sagte der Beamte sachlich nach Beenden des Telefonats.

Robert verbarg verzweifelt den Kopf in seinen Händen. Isabell legte ihm beruhigend ihre zitternde Hand aufs Knie, obwohl sie innerlich genau so verzweifelt war.

Die Beamten standen auf. »Wir werden jetzt eine Fahndung einleiten. Machen Sie sich nicht zu große Sorgen. Vielleicht kommt Ihre Tochter bald nach Hause.«

»Das wird sie niemals tun«, murmelte Robert vor sich hin.

»Wir lassen Sie jetzt allein. Frau Kröger, brauchen Sie ärztliche Hilfe?« Der Polizist schien sich daran zu erinnern, dass sie weinend in seine Arme gefallen war.

Isabell schüttelte den Kopf. Ihr Interesse galt jetzt einzig und allein Anna. »Nein, es geht mir gut.«

Die Polizisten verabschiedeten sich mit der Bitte, Isabell solle am nächsten Tag im Präsidium eine Aussage machen. Sie brachte die Beamten zur Tür. Flüchtig schaute sie beim Vorbeigehen in den Spiegel. Sie sah grauenhaft aus, ihre Haare flogen wild durcheinander und ihre Strickjacke war falsch geknöpft.

»Robert, ich ziehe mir kurz etwas an, dann bin ich bei dir.« Sie ging nach oben und zog sich schnell einen Pulli und eine Jeans über und fuhr sich mit einer Bürste durch das Haar.

Als sie wieder ins Wohnzimmer kam, stellte sie erschrocken fest, dass Robert weinte. Sie setzte sich zu ihm und legte die Hand auf seine Schulter. Mit Macht durchdrangen sie wieder die Gefühle, die sie für ihn empfand.

Unter ihrer Berührung wischte er sich die Tränen aus dem Gesicht. »Isabell, kannst du für Anna und Benjamin beten?« Isabell schaute ihn erstaunt an. Er war doch derjenige, der immer diesen festen Glauben hatte und ihr in verzweifelten Situationen Kraft gegeben hatte. Jetzt kam er ihr so klein vor. Er konnte nicht einmal beten. Sie selbst war innerlich so aufgewühlt, dass sie sich ebenfalls nicht fähig fühlte, ein Gebet zu sprechen. Aber es war wichtig für Robert. So schloss sie einfach die Augen und betete dafür, dass Anna sich meldete und beiden nichts passiert wäre und sie sich in einem geschützten Raum befänden. Robert lächelte ihr nach dem Amen dankbar zu.

»Und jetzt mache ich uns erst mal einen Kaffee.« Isabell hätte sich lieber in die Ecke gesetzt und geweint. Aber sie musste jetzt für Robert da sein, egal, wie viel Angst sie um

Anna hatte. Sie ging in die Küche und kam nach einer Weile mit Kaffee und belegten Broten zurück. Robert hatte zwischenzeitlich angefangen zu telefonieren: Er wollte alle Krankenhäuser in der Stadt anrufen und nach Anna fragen. Isabell konnte sich vorstellen, dass die Polizei das bereits getan hatte. Aber sie wusste, dass er irgendetwas tun musste. Sie verstand ihn.

Robert telefonierte gerade mit der Uniklinik Hamburg, als es an der Tür klingelte. Isabell seufzte. Sicher war das der Postbote mit irgendeiner Zustellung. Den konnte sie jetzt nicht gebrauchen. Unwillig ging sie zur Tür. Sie öffnete mit dem Gedanken, gleich ein Päckchen entgegenzunehmen.

»Anna!« Isabell schrie auf. Vor ihr stand Anna. Ihre Haare waren zersaust, ihr Make-up verschmiert, eine Hand am Kinderwagen. Sie stand genauso verzweifelt da wie vor ein paar Wochen, als sie vor dem Café saß. Isabell schloss sie in die Arme und weinte. »Anna, ich bin so erleichtert!«

Robert hatte den Schrei im Wohnzimmer gehört und kam angerannt. »Anna!« Er nahm ihre Hand, während sie immer noch von Isabell umarmt wurde. »Gott sei Dank!«, rief er mit Tränen in den Augen.

»Papa, du bist hier?« Ihre Stimme hörte sich nicht gerade begeistert an.

»Dein Vater ist hier, weil ich ihn angerufen habe. Ole war nämlich da und hat mich bedroht.« Mehr brauchte Isabell nicht zu sagen.

»Ole … ich will ihn nie wiedersehen.« Bitterlich fing Anna an zu weinen. Isabell strich ihr über das Gesicht und beförderte eine Strähne, die ihr ins Auge hing, zur Seite. Da sah sie eine fünf Zentimeter lange Wunde, die leicht blutete.

Isabell zuckte zusammen. »War Ole das?« Anna nickte. »Er hat mich geschubst, er war so betrunken. Er hat mich beschimpft. Es war widerlich, als er heute Morgen nach Hause kam. Als er dann im Wohnzimmer den Fernseher anmachte, bin ich geflohen.« Schluchzend legte sie ihren Kopf auf Isabells Schulter.

Isabell war erschüttert. Sie blickte betroffen zu Robert, während sie Anna übers Haar strich. Robert ließ die Hand seiner Tochter los und ballte die seine zur Faust, aber er sagte nichts, obwohl Isabell spürte, dass er seine Wut gegen Ole am liebsten hinausgeschrien hätte.

Isabell führte Anna ins Wohnzimmer, Robert schob den Kinderwagen und stellte ihn an den Wohnzimmerschrank. Benjamin schlief unruhig und bewegte sich hin und her. Isabell versorgte Anna mit einem Pflaster und goss ihr dann eine Tasse Kaffee ein und hielt ihr die Brote hin. Aber Anna nahm nur einen Schluck Kaffee. »Ich wollte ins Frauenhaus, Isabell. Als ich davorstand, konnte ich einfach nicht hineingehen.«

Isabell nahm ihr sanft die Tasse weg und umfasste ihre beiden Hände. »Anna, du brauchst nicht in ein Frauenhaus gehen, solange du hier ein Zuhause hast.«

»Danke, Isabell«, stammelte Anna. Sie starrte in ihre Kaffeetasse. »Ich hatte große Angst, dass ich nicht lebend aus der Wohnung rauskomme. Ole hatte solche Wut in sich. Isabell, hat er dir etwas getan und wo ist er jetzt?« In ihren Augen war Verzweiflung zu lesen.

Isabell beruhigte sie. »Er hat mir nichts getan. Aber er war natürlich wütend. Ich habe die Polizei gerufen und die haben ihn jetzt mitgenommen.« Alles andere brauchte Anna wirklich nicht zu wissen.

»Die Polizei?« Anna war einerseits entsetzt und andererseits erleichtert. Isabell verstand sie. Schließlich war er immer noch der Vater ihres Kindes.

Sie schaute auf Robert, der fast unbeteiligt am Fenster stand. Das wollte bei Isabell einen Anflug von Ärger auslösen.

Aber vielleicht war er auch nur zu betroffen, um zu sprechen. Oder hatte er so viel Wut in sich, dass er nicht einmal in der Lage war, mit seiner Tochter zu reden?

Benjamin wurde immer unruhiger. Anna wollte aufstehen, um ihn aus dem Kinderwagen zu nehmen. Aber Isabell hielt sie zurück. »Ich kümmere mich um Benjamin.«

Anna nickte. »Ich habe ihm vorhin schon seine Flasche gegeben bei einem Bäcker. Die waren so freundlich, sie mir warm zu machen. Aber ich fürchte, es war nicht genug. Er hat wohl schon wieder Hunger.«

Isabell winkte ab. »Kein Problem. Ich mache das. Ich gehe mit Benjamin in die Küche. Und ihr beide sprecht jetzt endlich miteinander.« Sie schaute mit einem strengen Blick vom Vater zur Tochter und stand auf. »Das ist ein Befehl. Anna, du musst endlich mit deinem Vater über diesen Brief sprechen.«

Leise meinte Anna: »Den habe ich noch gar nicht gelesen.« Isabell streifte auf dem Weg zum Kinderwagen Roberts Arm. »Dann wird dein Vater dir jetzt alles sagen, was darin stand.«

Robert schaute Isabell unsicher an. Isabell reagierte auf seinen Blick gar nicht. Sie sagte bestimmt: »Also, ich gehe jetzt mit Benjamin in die Küche. Ich werde danach bei der Polizei anrufen und Bescheid sagen, dass Anna wieder da ist. Und ihr sprecht euch jetzt aus, verstanden? Ansonsten schließe ich die Tür hinter euch ab.«

Mit einem Augenzwinkern hatte sie den letzten Satz gesagt. Aber Vater und Tochter hatten gerade keinerlei Sinn für Humor. Egal, sie mussten jetzt selber sehen, was sie aus der Situation machten. Isabell nahm den schreienden Benjamin auf den Arm und ging in die Küche.

18

Genüsslich lutschte Benjamin an einem Keks, den Isabell ihm hinhielt. Zwischendurch trommelte er mit einem Kochlöffel auf einen umgedrehten Kochtopf und quietschte vor Vergnügen. Isabell dachte: »Wenigstens dir geht es gut, kleiner Mann.« Sie machte sich Sorgen um Anna und Robert, die nun schon zwei Stunden im Wohnzimmer saßen und miteinander redeten. Isabell strich Benjamin über den Kopf. Sie empfand viel Zärtlichkeit und Liebe für diesen kleinen Jungen. Und sie war so erleichtert, dass ihm nichts geschehen war. Wenn sie daran dachte, wie aggressiv Ole hier aufgetreten war … Ihr lief ein Schauer über den Rücken. Sie hatte solche Angst gehabt um sich selbst und natürlich auch um Anna und Benjamin.

Es klopfte leicht an der Küchentür. Robert erschien. Er lächelte. Isabell fragte gespannt: »Wie ist es gelaufen, Robert?« Robert seufzte leicht. »Ich habe Anna alles gesagt, alles über Eva und mich. Sie hat mir zugehört und ich glaube, sie hat mich verstanden. Ob sie mir verziehen hat, weiß ich nicht, aber ich hoffe. Ich glaube, wir sind einen Schritt aufeinander zugegangen.«

Isabell nickte erleichtert. Robert nahm Benjamins kleine Hand. »Ich bin so froh, dass den beiden nichts Schlimmes passiert ist.« Isabell nickte. »Ja, ich auch.« Sie hielt Benjamin weiterhin den Keks fest und Robert hielt seine andere Hand. Ihre beiden Mittelfinger berührten sich leicht, als Robert Benjamins Arm hin und her bewegte. Robert fügte ernst hinzu: »Und ich freue mich, dass dir nichts geschehen ist.«

Isabell wich seinem Blick aus. Ihr Herz spielte schon wieder verrückt, nichts hatte sich an ihren Gefühlen für Robert geändert. Sie versuchte, sachlich zu antworten. »Ole war wirklich aggressiv. Ich weiß nicht, was er getan hätte, wenn die Polizei nicht gekommen wäre.«

Robert nickte und sein Blick ruhte auf Isabell und Benjamin. Isabell stand auf. »Lass uns zu Anna gehen. Ich glaube, Benjamin braucht sein Bett. Er hat eine ganze Flasche getrunken und zwei Kekse verdrückt. Er wird bestimmt gut schlafen.«

Robert schaute glücklich lächelnd auf sein Enkelkind. Da erst wurde Isabell bewusst, dass er den Kleinen ja das erste Mal sah. Sie drückte ihm den Jungen auf den Arm. Robert war gar nicht unbeholfen. Er hielt ihn gut fest und schaukelte mit ihm ein wenig hin und her. Leise flüsterte er: »Hallo, Benjamin, ich bin es, dein Opa.« Isabell schossen die Tränen in die Augen, so gerührt war sie.

Als sie ins Wohnzimmer kamen, machte Anna gerade die Terrassentür zu. Sie hatte draußen geraucht. Ihre Haare hatte sie jetzt sorgfältig nach hinten gekämmt und ihr Gesicht hatte sie von Schminke befreit. Sie sah blass aus und verzweifelt, aber als sie Robert mit Benjamin auf dem Arm sah, lächelte sie ganz leicht. Das Bild vom Großvater mit dem Enkel auf dem Arm berührte auch sie. Sie lächelte und gab Robert eine Rassel aus dem Kinderwagen. Robert und der Kleine spielten vergnügt damit. Und Isabell und Anna schauten schweigend, ja geradezu andächtig zu.

Nach einer Weile gefiel Benjamin das Spielen aber nicht mehr. Er rieb sich die Augen. Er war ja auch schon eine ganze Weile wach. Anna meinte: »Ich glaube, er muss schlafen, Papa.« Robert schaute sie ganz enttäuscht an, aber er nickte. Und Isabell meinte liebevoll: »Das Kinderbett steht immer noch oben, Anna.«

Anna lächelte. »Danke, Isabell. Danke für alles. Es tut mir so leid, dass du wegen mir heute so eine Aufregung hattest.« Das Lächeln verschwand und Anna schaute sie betroffen an.

Isabell und Robert hatten Anna nicht alles erzählt, nicht, wie Ole Isabell bedroht und ihr wehgetan hatte. Anna hatte heute genug zu verarbeiten.

»Es ist schon gut, Anna. Du konntest doch nichts dafür.« Isabell wunderte sich, dass sie gähnen musste. Robert erkannte die Situation. »Ich glaube, ihr braucht alle drei ein Bett. Und ich werde mich verabschieden.«

Anna nickte etwas besorgt. »Ja, Isabell, ich glaube, es ist wirklich gut, wenn du dich erst mal ausruhst. Und wenn du nachher wach bist, koche ich uns etwas Schönes.«

Isabell lächelte. »Ja, das wäre schön.« Doch Robert sagte entschieden: »Nein, das Kochen fällt heute aus. Ich bringe euch nachher Pizza mit, was haltet ihr davon?« Es war einfach selbstverständlich, dass Robert wieder vorbeikommen würde. Bei seiner Arbeitsstelle hatte er sich für heute abgemeldet. Isabell und Anna stimmten gern zu.

Als Isabell im Bett lag, zwang sie sich, nicht an Ole und das Geschehene zu denken. Sie hörte nebenan, wie Anna beruhigend mit Benjamin sprach. Sie lächelte vor sich hin. Sie war so glücklich, dass die beiden wieder da waren. Und nachher würde Robert kommen.

Einige Tage später stand Isabell im Wohnzimmer vor Stefans Bild und seufzte. Übermorgen war Weihnachten, das erste Weihnachten ohne Stefan. Die letzten beiden Tage waren so anstrengend gewesen, dass Isabell wenig an ihre Trauer denken musste. Anna und Isabell hatten bei der Polizei eine Aussage gemacht. Außerdem war eine Frau vom Jugendamt hier gewesen und hatte sich angeschaut, wie und wo Anna und Benjamin lebten. Sie hatte nichts daran auszusetzen, verlangte aber von Anna, sich in nächster Zeit eine eigene Wohnung zu suchen. Anna und Isabell waren erleichtert. Robert kam jeden Tag. Er fuhr mit ihnen zur Polizei und sprach auch mit der Beamtin des Jugendamtes. Er kümmerte sich liebevoll um Anna und um Benjamin. Man spürte, wie sehr er seinen Enkel liebte. Isabell und er hatten wenig Zeit, miteinander zu sprechen. Und wenn, dann ging es um die Probleme von Anna.

Und nun war übermorgen schon Weihnachten. Im Radio hörte Isabell das Lied »Driving Home for Chrismas«. Sie wischte sich eine Träne aus den Augen. Wenigstens würde sie an Heiligabend nicht allein sein. Anna würde hier sein. Aber die hatte im Moment so große Probleme, dass ihr bestimmt nicht nach Feiern zumute sein würde. Von der Polizei hatte sie erfahren, dass Ole sich freiwillig in eine Entzugsklinik begeben hatte. Nach diesem Aufenthalt würde ihm dann der Prozess gemacht werden. Anna hatte das alles sehr aufgeregt. Natürlich liebte sie ihn immer noch, das spürte Isabell. Sie konnte ihre Gefühle nicht ausschalten, auch wenn Ole sich fürchterlich aufgeführt hatte. Isabell hatte versucht, sie zu trösten. Aber es war schwer. Was sollte man auch einer jungen Frau sagen, deren Freund und Vater ihres Kindes im Entzug war und auf den vielleicht noch eine Haftstrafe wartete?

Also würde dieses Weihnachtsfest nicht gerade fröhlich verlaufen. Isabell trauerte um Stefan und Anna um ihren Exfreund. Bei Anna kamen noch die Zukunftsängste dazu. Sie brauchte eine Wohnung und musste sich auf ein Leben als alleinerziehende Mutter einstellen.

Und Isabell? Ihre Trauer schien sich zu verstärken, je näher Weihnachten rückte. Sie nahm Stefans Foto und küsste es. Dann fing sie an zu weinen. In diesem Moment kam Anna herein mit Benjamin auf dem Arm.

»Oh, es tut mir leid, Isabell. Ich wusste nicht ...«, stammelte Anna und wollte gerade wieder gehen. Isabell schüttelte den Kopf. »Nein, Anna, es ist okay, bitte bleib.« Sie wischte sich die Tränen aus dem Gesicht.

Anna setzte Benjamin auf den Boden und nahm Isabell in

den Arm. »Du vermisst deinen Mann sehr?«, fragte sie und schaute Isabell mitfühlend an. Isabell nickte und weinte. »Ja, ich habe solche Angst vor Weihnachten.« Anna starrte zum Fenster. »Ja, ich auch.«

Einen Moment standen die beiden Frauen so da und weinten, während Benjamin sich fröhlich mit seinem Kuschelelefanten beschäftigte, den er in der Hand hielt.

Anna löste sich aus der Umarmung. »Isabell, es tut mir leid, dass ich dich jetzt auch noch mit meinen Problemen belaste.«

Isabell wischte sich die Tränen aus dem Gesicht. Sie nahm den kleinen Benjamin spontan auf den Arm und drückte ihn an sich. »Wenn ich euch nicht gehabt hätte, dann hätte ich diese Adventszeit gar nicht überstanden. Ich bin so froh, dass ihr bei mir seid.« Dabei drückte sie Benjamin einen Kuss auf die Stirn.

Anna strich ihr über den Arm. »Und wir sind so froh, dass wir dich haben. Isabell, ich kann dir gar nicht genug danken. Du bist so ein wichtiger Mensch für mich geworden.«

Isabell schaute sie gerührt an. »Du aber auch für mich.« Benjamin spielte mit ihrer Halskette und lächelte ihr zu. Isabell lächelte zurück. Ihr war plötzlich ein Gedanke gekommen. Entschlossen meinte sie: »Anna, uns beiden ist wahrscheinlich überhaupt nicht nach Weihnachten zumute. Aber dieser kleine Mann hier erlebt sein erstes Weihnachtsfest und er hat es nicht verdient, dass wir in der Ecke sitzen und jammern. Also werden wir mit ihm Weihnachten feiern.«

Anna lächelte. »Das ist eine gute Idee.« Isabell sagte: »Wir gehen nachher los und werden zusammen einen Weihnachtsbaum kaufen. Eigentlich wollte ich dieses Jahr keinen. Aber ich werde Benjamin nicht das Vergnügen der funkelnden Kerzen und Kugeln vorenthalten.«

Anna war von Isabells plötzlichem Stimmungswechsel freudig überrascht, auch wenn es ihr innerlich nicht gut ging. Jeden Tag dachte sie an Ole und daran, was er getan hatte und wie es mit ihm weitergehen würde.

Isabell drückte ihr Benjamin in den Arm und nahm einen Block vom Schreibtisch. »Wir können dann auch gleich einkaufen. Was wollen wir an Heiligabend essen? Bei uns gab es immer Gans, aber …« Ihre Gedanken schweiften zum letzten Weihnachtsfest und sie schluckte.

Anna verstand sofort. »Ach, das ist doch viel zu aufwendig. Bei uns gab es immer Kartoffelsalat und Würstchen. Das ist viel einfacher. Ich stelle mich zur Herstellung des Salates zur Verfügung.«

Isabell schaute sie dankbar an. Zu viele Erinnerungen waren mit dem Weihnachtsessen verbunden. Wie froh war sie daher über Annas Vorschlag. »Das finde ich toll, Anna. Und ich mache einen Nachtisch und backe einen Kuchen.«

Anna nickte und schmiegte sich an Benjamin. »Pass auf, Benjamin. Das wird ein ganz tolles Weihnachtsfest.« Sie zögerte einen Moment, dann meinte sie zu Isabell. »Isabell, aber ich werde an Heiligabend am Nachmittag noch zu meinem Vater fahren.«

Isabell nickte. Natürlich, Robert konnte ja am Heiligen Abend nicht allein sein. Es war auch wirklich schön, dass die beiden sich jetzt besser verstanden. Und dann hörte sie sich sagen: »Ach Anna, lass ihn doch einfach hierherkommen. Dann brauchst du nicht noch nachmittags aus dem Haus und er ist abends nicht allein.«

Im selben Moment dachte sie: »Isabell Kröger, du bist verrückt.« Aber es war zu spät. Anna war von der Idee begeistert. »Ich rufe ihn gleich an!« Schon war sie aus dem Zimmer verschwunden, um ihn mit ihrem Handy anzurufen.

Isabell blieb sprachlos über sich selbst zurück.

Am Heiligabend war Isabell schon früh wach. Wie sollte sie diesen Tag bloß überstehen? Die Trauer schien sie zu verschlingen und dann hatte sie auch noch Robert eingeladen. Robert, für den sie Gefühle hegte, die sie verwirrten, und der sie liebte.

Sie war kurz davor, alles abzusagen. Aber dann hätte sie Anna und Benjamin enttäuscht. Nein, es ging nicht. Sie musste da durch. Sie nahm Stefans Bild vom Nachtisch. Er strahlte ihr entgegen. »Stefan, was würdest du wohl zu Robert Wendland sagen?«, fragte sie, während sie das Foto betrachtete. Aber sie bekam keine Antwort, und so stellte sie das Bild beiseite und stand auf.

In der Küche erwartete sie bereits ein gedeckter Frühstückstisch und Anna, die gerade dabei war, den Kartoffelsalat zuzubereiten. Klein Benjamin lag im Laufgitter, das Isabell gestern vom Dachboden geholt hatte, und amüsierte sich mit einer Rassel.

Es war mollig warm in der Küche und der Kaffee roch verführerisch. Irgendwie hellte sich Isabells Gemütszustand durch den Anblick von Anna und Benjamin und des gedeckten Tischs auf. Sie war nicht allein. Gott hatte ihr Gebet erhört: Sie würde Weihnachten nicht einsam verbringen müssen.

Sie setzte sich an den Tisch. »Anna, du bist einzigartig.« Die winkte ab. »Ach, ich war durch Benjamin sowieso schon früh wach. Irgendwie war er heute Nacht so quengelig. Jetzt geht es zum Glück wieder.«

Isabell zwinkerte ihr zu. »Er ist aufgeregt, schließlich ist es sein erstes Weihnachtsfest.« Anna lachte. »Wahrscheinlich hast du recht.«

Nach dem Frühstück fühlte sich Isabell etwas besser. Sie wollte mit Anna den Weihnachtsbaum schmücken. Vorgestern hatte sie komplett neuen Weihnachtsschmuck gekauft.

Die Dekoration vom letzten Jahr, mit der die Erinnerungen an das letzte Weihnachtsfest verbunden waren, konnte sie einfach nicht benutzen. Der Baum war nicht gerade groß, aber mit dem goldfarbenen Weihnachtsschmuck war er wirklich prachtvoll anzusehen.

Anna holte Benjamin aus seinem Laufgitter und zeigte ihm den Baum. Er war total begeistert und griff nach den bunten Kugeln. Auch die Lichter wollte er anfassen, und als Anna ihn davon wegzog, fing er enttäuscht an zu weinen. Isabell gab ihm eine Kugel in die Hand. Das schien ihn wieder zu versöhnen.

Isabell schaute auf die Uhr, es war ja schon elf. Um drei würde Robert kommen. Er hatte gefragt, ob Anna und Isabell mit zum Gottesdienst kommen wollten, aber beiden war heute einfach nicht danach, viele Menschen zu treffen. Und so verzichtete auch Robert auf die Christvesper.

Isabell musste noch den Nachtisch machen und den Kuchen backen. Sie freute sich, etwas um die Ohren zu haben. Dadurch hatte sie wenigstens keine Zeit, um an vergangene Weihnachtsfeste zu denken. Innerlich flehte sie: »Gott, bitte hilf mir, diesen Tag gut zu überstehen.«

Vorher telefonierte sie noch kurz mit Louisa. Die war gut in Bremen angekommen und schien sich bei Simons Eltern wohlzufühlen. Isabell hatte ihr vor zwei Tagen erzählt, dass Anna wieder hier wohnte. Die Begeisterung darüber hielt sich bei Louisa in Grenzen, aber als sie hörte, wie Ole sich Anna gegenüber verhalten hatte, kam bei ihr doch Mitleid auf. Dass er Isabell bedroht hatte, erzählte sie Louisa aber nicht. Das wollte sie später einmal nachholen.

Als sie ihr Telefonat beendet hatte, ging sie in die Küche, um alles vorzubereiten. Anna hatte im Wohnzimmer den Tisch gedeckt. Benjamin wurde zum Schlafen hingelegt, aber er wollte nicht so recht und quengelte immer wieder.

Als Isabell in der Küche fertig war, ging sie in ihr Schlafzimmer. Sie stand vor ihrem Kleiderschrank. Eigentlich wollte sie das rote Kleid mit dem schwarzen Gürtel anziehen. Aber dann dachte sie an Robert. Was würde er denken, wenn sie sich so schick machte? Nein, das ging nicht. Sie entschied sich sozusagen unter Stefans Augen für eine weiße Bluse und eine schwarze Hose. Sie schaute in den Spiegel und strich sich über ihr kurzes Haar. Sie stellte fest, dass sie gut aussah für ihr Alter. Ihre Haare hatte sie lockig geföhnt und ihr Make-up gab ihrem Gesicht einen strahlenden Teint. Ihre Figur war zwar nicht mehr elfengleich, aber sie hatte immer noch ihr Idealgewicht.

Ihr Herz klopfte, als sie auf die Uhr guckte. Gleich würde Robert kommen. Sie nahm Stefans Bild in die Hand. »Ach Stefan, ich fürchte, ich habe mich tatsächlich verliebt. Dabei liebe ich dich und vermisse dich jeden Tag. Wie passt das zusammen?«

Es klingelte und Isabell legte das Bild zur Seite.

19

Anna hatte die Tür geöffnet. Ein Mann mit rotem Mantel und roter Weihnachtsmann-Mütze kam herein.

Isabell erschien im Flur und wunderte sich. Aber als Anna anfing, schallend zu lachen, wusste Isabell, dass es Robert war. Er hatte die Mütze tief ins Gesicht gezogen. »Hohoho!« Jetzt fing Isabell auch an zu lachen.

»Wart ihr beide denn immer artig? Dann habe ich auch ein paar Geschenke für euch.« Anna scherzte: »Ja, lieber Weihnachtsmann. Deine Tochter war immer artig. Gibst du mir jetzt ein Geschenk?«

»Soso. Na, mal sehen.« Und plötzlich zauberte der Weihnachtsmann aus seinem Sack einen hübschen Blumenstrauß mit rosafarbenen Rosen, den er Anna überreichte, begleitet von einem Kuss auf die Wange. Anna bedankte sich mit einer Umarmung.

»Und du, warst du denn auch immer artig?« Robert wandte sich an Isabell, die lachend herausbrachte: »Ja, ich hoffe mal.«

»Soso. Gut, dann hast du dir den hier auf jeden Fall verdient.« Er griff wieder in den Sack und holte einen Blumenstrauß mit roten Rosen aus seinem Sack.

Isabells Herz schlug zum Zerspringen. Wie konnte er ihr nur rote Rosen schenken? Aber sie wusste ja längst, warum. Jeder Blick Roberts zeigte ihr, dass er sie liebte. Selbst jetzt, mit dieser lächerlichen Weihnachtsmütze, sah sie an seinen Augen, was er empfand.

Isabell versuchte, locker zu bleiben. »Vielen Dank, Weihnachtsmann. Darf ich Sie ins Wohnzimmer bitten?«

Robert nickte und schaute zu Anna. »Hohoho. Vielen Dank, gern. Ich habe noch mehr in meinem Sack. Das größte

Geschenk ist aber für den kleinsten Bewohner dieses Hauses. Der war schließlich am artigsten.« Anna lachte, nahm ihren Vater in den Arm und führte ihn ins Wohnzimmer. »Benjamin war vorhin so quengelig, da bin ich froh, dass er jetzt eingeschlafen ist.«

Robert nickte. »Dann werde ich mich erst einmal meines Outfits entledigen. Das kann ich dann ja später noch mal zur Bescherung anziehen.« Er zog seinen Mantel aus und nahm die Mütze vom Kopf. Seine spärliche Haarpracht war total durcheinander, sodass er sich erst einmal kämmen musste. Isabell hängte den roten Mantel an die Garderobe und ging in die Küche, um zwei Vasen zu holen.

Als sie wieder im Wohnzimmer erschien, staunte sie nicht schlecht. Robert hatte einen schwarzen Anzug an, der seine etwas füllige Statur verdeckte; dazu trug er ein weißes Hemd und eine lilafarbene Krawatte. Er sah wirklich gut aus, musste sie feststellen. Etwas verlegen stellte Isabell die beiden Blumensträuße auf die Wohnzimmeranrichte.

Robert scherzte. »Ihr könnt mich jetzt übrigens wieder ganz normal ansprechen. Ich bin jetzt wieder Robert, aber später verkleide ich mich nochmals als Weihnachtsmann.« Isabell und Anna lachten. Isabell tat es so gut, fröhlich zu sein, gerade heute, es nahm die Traurigkeit von ihr. Robert hatte einfach die Gabe, immer das Richtige im richtigen Moment zu tun. Er war feinfühlig genug zu wissen, dass es seiner Tochter und Isabell nicht gut ging, nach allem, was geschehen war, und dass sie dringend Aufmunterung brauchten.

»Papa hat es schon immer geschafft, mich zum Lachen zu bringen«, bestätigte Anna, so als könnte sie Isabells Gedanken lesen. »Und den Weihnachtsmann konnte er so gut spielen, dass ich ihn immer gleich als Papa erkannt habe.« Jetzt fing auch Robert an zu lachen.

Isabell schüttelte den Kopf. Wie konnte dieser Mann es

bloß schaffen, heute an diesem schweren Tag so viel Heiterkeit in dieses Haus zu bringen?

Sie setzten sich an den Tisch, und Isabell goss Kaffee ein. Sie merkte, wie Robert sie dabei beobachtete, was ihr Herz wieder schneller schlagen ließ. Anna fragte: »Hat dein Mann früher auch für Louisa den Weihnachtsmann gespielt?« Im selben Moment biss sie sich auf die Zunge. Sie wollte doch Isabell heute nicht an Stefan erinnern. Isabell spürte es; sie lächelte Anna zu, um ihr zu verstehen zu geben, dass ihre Frage in Ordnung sei. »Ja, in den ersten Jahren schon. Und Louisa hat ihn nicht erkannt. Sie dachte immer, ihr Papa sei gerade draußen, als der Weihnachtsmann kam. Aber Stefan konnte seine Stimme wirklich einmalig verstellen. Außerdem hatte er immer einen riesigen Bart. Moment mal, ich muss doch noch irgendwo ein Bild haben.« Und dann stand sie auf und holte ein Fotoalbum aus dem Schrank. Sie blätterte ein wenig darin herum. Ja, da war es. Isabell lächelte. Sie zeigte das Foto mit Stefan als Weihnachtsmann und der ungefähr fünfjährigen Louisa.

Robert nickte. »Ja, das sieht wirklich echt aus.« Anna bestätigte es.

»Ich fürchte, in puncto Weihnachtsmann muss ich noch einiges lernen«, meinte Robert verschmitzt. Isabell und Anna schauten sich an und mussten schon wieder lachen.

Beim Kaffeetrinken tauschten Anna und Robert Weihnachtserinnerungen aus. Es war aber keineswegs rührselig. Nein, eher lustig, Robert schien sehr gute Laune zu haben.

Schließlich hörten sie Benjamin schreien. Anna machte sich auf den Weg, ihn zu holen.

Isabell und Robert waren allein. Es war eine etwas unangenehme Stille. Sie zupfte mit einer Hand am Kragen ihrer Bluse und er spielte mit dem Henkel seiner leeren Kaffeetasse. »Ich hoffe, ich nerve dich heute nicht mit diesem ganzen Weihnachtsmanngerede.« Er schaute sie unsicher an.

»Nein, Robert, im Gegenteil. Ich hätte nie gedacht, dass ich heute so lachen könnte. Es tut mir sehr gut.« Beinahe hätte sie gesagt: »Du tust mir sehr gut.« Aber zum Glück hatte sie sich im Griff.

Robert war erleichtert. »Und ich hoffe, dass ich auch Anna nicht nerve.«

Isabell schüttelte den Kopf. »Ich glaube, Ablenkung ist das Allerbeste für sie im Moment.« Diesen Satz hätte sie auch über sich selbst sagen können.

Robert nickte. »Wahrscheinlich hast du recht. Aber wenn ich an diesen Ole denke, dann werde ich wirklich verrückt.« Isabell antwortete ganz ruhig: »Nun, das ist das Problem. Du bist unendlich wütend auf ihn. Und Anna, wenn sie an ihn denkt, dann denkt sie aus Liebe an ihn, egal was er getan hat. Sie kann ihre Gefühle nicht ändern, nur weil er ihr wehgetan hat. Bitte, versuche sie zu verstehen.« Robert schaute skeptisch. »Ich versuche es, aber es ist schwer.«

In diesem Moment erschien Anna mit Benjamin, der sich auf ihrem Arm verschlafen hin und her wand. Robert sprang auf. »Hallo, Benjamin. Da bist du ja. Gleich kommt der Weihnachtsmann und es gibt Bescherung.« Er kitzelte ihn am Bauch, aber Benjamin war noch zu müde, um darauf einzugehen.

»Hier, Papa, nimm du ihn mal. Ich helfe Isabell, den Tisch abzuräumen.«

Robert nahm stolz seinen Enkel auf den Arm. Zuerst gefiel Benjamin das gar nicht, aber als Robert dann mit ihm schäkerte, taute er bald auf und lachte.

Als Anna und Isabell in der Küche waren, meinte Isabell beiläufig: »Dein Vater ist wirklich ein Phänomen. Er versteht es, einen dunklen Raum zu erhellen.«

Anna schaute sie durchdringend an, sodass Isabell unsicher wurde. Hatte sie mit ihrem Vater über sie gesprochen? »Ja, nicht wahr? Er ist wirklich einmalig.«

Isabell kam es so vor, als grinste Anna etwas überheblich. Sie wich ihrem Blick aus und ging wieder ins Wohnzimmer. Dort saß ein strahlender Opa mit seinem Enkel auf dem Fußboden und ließ sich an seiner Krawatte ziehen, woraufhin Benjamin vor Vergnügen gluckste. Isabell berührte dieses Bild sehr. Sie dachte an Stefan, der auch immer so mit Louisa, als sie noch klein war, auf dem Fußboden gesessen und gespielt hatte. Das gab ihr einen unangenehmen Stich. Aber sie wollte jetzt nicht traurig sein. Sie setzte sich an den Tisch und beobachtete die beiden.

Benjamin hatte inzwischen die Kugeln des Weihnachtsbaums entdeckt. Er zog an einer glitzernden Kugel. Robert wollte verhindern, dass er die Kugeln kaputt machte, und nahm seinen protestierenden Enkel auf den Arm. »Sollten wir jetzt nicht Bescherung machen?«, meinte er.

Anna, die ins Wohnzimmer nachgekommen war, nickte. »Das ist eine gute Idee.« Sie zog Benjamin aus Roberts Arm. Er fragte Isabell vorsichtig: »Hattet ihr irgendein Ritual bei der Bescherung?«

Isabell nickte und sagte leise: »Stefan hat immer die Weihnachtsgeschichte gelesen und wir haben zusammen ›O du fröhliche‹ gesungen. Aber vielleicht könnten wir heute ein anderes Lied singen?« Sie schluckte.

Robert nickte verständnisvoll. »Wie wäre es mit ›Kommet, ihr Hirten‹? Und Anna, würdest du die Weihnachtsgeschichte lesen?« Wieder tat Robert genau das Richtige. Isabell war erleichtert.

Anna nickte verständnisvoll, während Robert ihr eine Bibel in die Hand drückte, die er mitgebracht hatte.

Isabell nahm Benjamin auf den Schoß, und Anna las. Isabell

hörte der Weihnachtsgeschichte zu, während sie mit den Fingern des Kleinen spielte. Jesus war gekommen und er war auch wieder hier willkommen, nachdem sie ihn fast ein Jahr lang aus ihrem Leben verbannt hatte. Das machte sie innerlich froh. Sie war so dankbar, dass sie Jesus wieder nähergekommen war.

Nach dem Vorlesen sangen sie zu Benjamins großer Freude das Hirtenlied. Dann verzog sich Robert in den Flur und erschien wieder als Weihnachtsmann. Benjamin, den Anna jetzt auf dem Schoß hatte, machte große Augen. Aber er schien keine Angst zu haben.

Der Weihnachtsmann wandte sich an den Jungen: »Hohoho, lieber Benjamin. Ich habe gehört, dass dies dein erstes Weihnachtsfest ist. Deshalb brauchst du heute auch noch kein Gedicht aufzusagen. Schau mal, was ich hier im Sack habe ...« Und sogleich zog er einen Teddybären heraus, der ungefähr so groß war wie Benjamin. Der schaute zuerst etwas skeptisch. Aber als Robert auf die Nase des Teddys drückte und diese aufblinkte und ein quietschendes Geräusch machte, lachte er vor Vergnügen. Natürlich wollte er es gleich nachmachen und auf die Nase drücken, was ihm auch gelang. Er hatte seinen Spaß an dem neuen Freund.

Anna lächelte. »Ich glaube, Herr Weihnachtsmann, da haben Sie ganz seinen Geschmack getroffen.«

Der Weihnachtsmann wischte sich theatralisch die Stirn. »Puh, da bin ich ja wirklich beruhigt.« Dann griff er erneut in den Sack. »Hier sind aber noch zwei Geschenke für die Mutter dieses kleinen Jungen.«

Anna bedankte sich und legte sie erst einmal auf den Tisch. Verschmitzt meinte sie zu dem Weihnachtsmann: »Die packe ich aus, wenn mein Vater wieder da ist.«

Auch für Isabell kam ein Päckchen zum Vorschein. Verlegen nahm sie das flache Geschenk entgegen. »Vielen Dank, Weihnachtsmann!«, sagte sie. Was das wohl war? Es fühlte sich wie ein eingepackter Brief an. Es war ja wohl kein Brief, in dem er ihr seine Liebe gestand? Isabell wurde heiß und kalt.

Der Weihnachtsmann verabschiedete sich mit einem freundlichen »Hohoho« und drückte zum Abschied noch mal auf die Teddynase. Dann verschwand er und kam als Robert wieder.

Anna packte als Erste aus. Das Geschenk entpuppte sich als ein hübsches hellblaues Badehandtuch. Sie bedankte sich erfreut und nahm sich das nächste Geschenk vor. Ein gerahmtes Bild und ein Umschlag kamen zum Vorschein. Anna betrachtete das Foto, auf dem sie als ungefähr Sechsjährige zusammen mit ihrer Mutter zu sehen war. Isabell musste wieder feststellen, wie wunderschön Eva gewesen war. »Papa, es ist zauberhaft. Danke!« Anna schluckte.

Robert strahlte. »Ich dachte mir, dass es dir gefallen würde.« Dann öffnete sie den Umschlag und staunte. »Papa, das ist viel zu viel.« Isabell vermutete, dass sich einige Geldscheine in dem Umschlag befanden.

Robert winkte ab. »Ach Anna. Ich weiß ganz genau, dass du in nächster Zeit Geld benötigst. Mach dir deshalb keine Gedanken.« Sie las die beiliegende Karte, setzte Benjamin samt Teddy auf den Fußboden und fiel ihrem Vater um den Hals. »Danke, Papa!« Isabell sah erleichtert auf Vater und Tochter. Sie waren wieder auf einem guten Weg. Alle Auseinandersetzungen der letzten Monate schienen vergessen. Das freute Isabell sehr.

Nachdem Anna sich sanft aus der Umarmung gelöst hatte, meinte sie zu Isabell: »Jetzt musst du auspacken.«

Die nickte, obwohl ihr nicht ganz wohl dabei war. Was schenkte Robert ihr? Sie öffnete das Geschenk vorsichtig. Zum Vorschein kam ein Umschlag, wie Isabell schon vermutet hatte. Doch als sie ihn aufmachte, fiel kein Brief heraus, sondern zwei Konzertkarten für ein Klassikkonzert Ende Januar in der Kirche hier in Barmstedt.

Robert erklärte schnell: »Ich dachte, vielleicht hat Louisa ja Interesse, dich zu begleiten. Dann könntet ihr euch einen schönen Mutter-Tochter-Abend machen. Oder mag sie keine Klassikmusik?«

Isabell war verwirrt. Es war wirklich liebevoll von Robert, daran zu denken, dass sie mit Louisa einen schönen Abend haben sollte. So antwortete sie etwas zögerlich: »Ja … doch, schon …«

Robert erkannte, dass Isabell überfordert war. »Nun, wenn Louisa nicht so auf Klassik steht, dann würde ich mich gern opfern …«

Isabell nickte und ihr Herz schlug zum Zerspringen. »Ja, das wäre schön!« Was tat sie bloß gerade?

Robert nickte strahlend. »Gut, abgemacht.«

»Vielen Dank, Robert. Aber das ist ein viel zu großes Geschenk«, stammelte Isabell. Robert winkte ab und Anna rettete die Situation, indem sie den beiden je ein Geschenk in die Hand drückte. »Hier, das sind eure Geschenke. Frohe Weihnachten.«

Isabell legte die Konzertkarten beiseite und packte aus. Zum Vorschein kam ein gerahmtes Foto von Benjamin, auf dem er fröhlich lachend mit der Weihnachtsspieluhr spielte. Robert bekam das gleiche Foto. Isabell bedankte sich bei Anna mit einer Umarmung. »Es ist total süß, vielen Dank!«, sagte sie begeistert. Robert verdrückte ein paar Tränen und stammelte ein »Danke«.

Nun holte Isabell drei Geschenktüten aus dem Schrank; eine gab sie Robert, eine Anna und eine legte sie Benjamin auf den Fußboden. Anna war begeistert von dem Tuch und dem Parfum. Auch Benjamins Geschenke kamen an. Der Kreisel, den Anna immer wieder aufziehen musste, bereitete Benjamin großen Spaß. Robert zog aus seiner Tüte eine Flasche Rotwein. Irgendwann hatte er mal erwähnt, dass er gern Rotwein trank. Isabell wollte nicht etwas zu Persönliches schenken. Er bedankte sich höflich.

Schließlich gab es Abendessen. Der Salat und die Würstchen schmeckten lecker und Isabell freute sich, dass sie diese Variante des Festessens gewählt hatten. Für ihren Nachtisch, Tiramisu, erhielt sie große Komplimente. Robert nahm sich zum zweiten Mal eine Schüssel voll. Er grinste etwas verlegen. »Nächstes Jahr kann der Weihnachtsmann immer noch abnehmen.«

Isabell lächelte. Sie lehnte sich zurück und schaute den drei Gästen beim Essen beziehungsweise Spielen zu. Denn der kleinste Gast durfte natürlich nichts vom Tiramisu probieren. Aber er war auch so beschäftigt mit seinem Kreisel und dem Teddy, dass ihn das lange Essen der Erwachsenen nicht störte.

Isabell wurde nachdenklich. So viel Angst hatte sie gehabt vor diesem Tag und nun war alles doch noch so schön geworden. Im Stillen dankte sie Gott.

Um 20 Uhr meinte Anna zu ihrem Sohn: »So, mein Kleiner, jetzt ist Heiligabend für dich vorbei. Du gehörst ins Bett.« Sie nahm den quengelnden Benjamin auf den Arm. Benjamin hatte den Kreisel zur Seite geschmissen und auch der Teddy konnte ihn nicht mehr reizen. Er wand sich hin und her auf Annas Arm. Auch die gähnte, obwohl es noch gar nicht so spät war. »Ich glaube, ich leg mich ein bisschen dazu. Letzte Nacht war so kurz.«

Robert schaute etwas enttäuscht: »Ach, wie schade.« Und dann fügte er fragend hinzu: »Ach, Anna, bevor du gehst, wollte ich dich noch fragen, ob du Lust hast, morgen Mittag mit mir essen zu gehen.« Sie nickte erfreut. »Klar, gern, Papa.«

Robert lächelte und wandte sich an Isabell: »Und dich lade ich auch herzlich dazu ein, Isabell.« Die freute sich einerseits, aber andererseits wusste sie nicht, ob es wirklich gut für sie war, so viel Zeit mit Robert zu verbringen. Sie wollte doch die Gefühle für ihn endlich in den Griff bekommen. Oder wollte sie es gar nicht? In ihrem Innern war ein absolutes Chaos.

Sie zögerte. Robert verstand ihr Zögern falsch und meinte: »Ach ja, wahrscheinlich kommen morgen Louisa und ihr Freund, die beiden lade ich natürlich mit dazu ein.« Isabell fand Roberts Angebot unheimlich großzügig. »Vielen Dank, Robert. Louisa kommt erst am zweiten Feiertag. Aber ich komme gern morgen mit.« Robert strahlte, doch Isabell wich seinem Blick aus.

Anna fragte ihren Vater: »Willst du mit nach oben kommen und Benjamin ins Bett bringen?« Robert war total begeistert und stimmte zu. »Danach werde ich dann auch nach Hause fahren.« Als die beiden nach oben verschwunden waren, räumte Isabell das restliche Geschirr ab und ging in die Küche. Ihr Blick fiel auf eine Flasche Wein, die sie für diesen Abend gekauft hatte. Ja, das war eine gute Idee: Sie würde sich ein Glas Wein gönnen.

Sie trank gern ab und zu ein Glas. Stefan war kein Weintrinker gewesen; er hatte sich lieber ein Bier aufgemacht. Mit ihrem Glas Wein kam sie ins Wohnzimmer und blieb an Stefans Bild stehen. »Frohe Weihnachten, Stefan«, flüsterte sie und schluckte ein paar Tränen hinunter. Dann setzte sie sich an den Tisch. Sie musste sich irgendwie ablenken. Im Fernsehen lief ein Klassikkonzert. Warum nicht? Sie setzte sich bequem in einen Sessel und hörte der Musik zu, als Robert erschien.

»Oh, läuft gerade ein Konzert?«, fragte er interessiert. Isabell schreckte ein wenig zusammen. Sie hatte ihn nicht gehört »Ja, willst du ein bisschen mitschauen?«, fragte sie ihn. Er nickte. »Sehr gern.« Er setzte sich in einen Sessel. Sie schenkte ihm ein Glas Wein ein und bot es ihm an. »Möchtest du?«

»Vielen Dank. Ich will deine Gastfreundschaft aber nicht zu

lange in Anspruch nehmen«, meinte er etwas verlegen. Isabell winkte ab. Nachdem Anna und Benjamin nach oben gegangen waren, hatte sie wirklich keine Lust, den Rest des Abends allein zu verbringen. Dann würden wieder diese furchtbaren Trauergedanken kommen. Das wollte sie auf keinen Fall. Nein, sie musste auf andere Gedanken kommen.

»Ach, du kannst gern noch bleiben, Robert. Ich gehe eh noch nicht schlafen«, sagte sie deshalb leichthin. Er lächelte. Sein Lächeln löste in Isabell wieder diese Gefühle aus, die sie nicht wollte. Deshalb konzentrierte sie sich lieber aufs Fernsehprogramm.

Sie lauschten der Musik. Robert erklärte zwischendurch immer mal, um welche Symphonien es sich handelte. Er schien sich in klassischer Musik richtig gut auszukennen. Isabell mochte diese Musik auch, aber im Allgemeinen hörte sie eher Popmusik. Nach einer halben Stunde war das Konzert zu Ende. Roberts Glas war noch halb voll. Es war einen Moment still, als Isabell den Fernseher ausschaltete.

Dann sagte Robert und seine Stimme klang beinahe feierlich: »Isabell, ich möchte mich bei dir für diesen schönen Tag bedanken und für all das, was du für Anna getan hast. Wenn du nicht gewesen wärst, wäre sie wahrscheinlich im Frauenhaus und ich hätte immer noch keinen Kontakt zu ihr.«

Isabell schaute in ihr Weinglas. »Ich mag Anna und Benjamin sehr. Und ich bin so froh, dass die beiden wieder hier sind. Wenn du wüsstest, wie viel Angst ich vor diesem Weihnachtsfest hatte. Und nun ist alles doch noch so schön geworden.«

Robert nickte. »Trotzdem ist das, was du für meine Tochter getan hast, alles andere als selbstverständlich. Du bist ein wundervoller Mensch.« Den letzten Satz sagte er, indem er sie bewundernd anschaute. Es war wieder dieser Blick, bei dem es schien, als würde er durch sie hindurchschauen.

Isabell wurde es innerlich ganz warm. Er nahm sein Glas vom Tisch und stieß es leicht gegen ihr Glas, was einen klingenden Ton erzeugte. »Ich trinke auf die einfühlsamste, unglaubliche und wunderbarste Frau, die ich kenne.«

Isabells Herz raste. Er schaute sie verliebt an und lächelte. Sie musste diese Situation retten. Dann fiel ihr etwas ein. »Ich trinke auf den unglaubwürdigsten Weihnachtsmann der ganzen Welt, der seinem Enkel das allerbeste Weihnachtsgeschenk gemacht hat.« Sie lächelte dabei. Und Robert schaltete auch sogleich um und lachte. »Ja, ja, du hast recht. Da hab ich noch viel zu lernen.«

Auch Isabell lachte. »Dieser Teddy war wirklich der Hammer. Das Quietschgeräusch wird mich noch in den Schlaf verfolgen.« Robert zwinkerte ihr verschmitzt zu. »Im Spielwarenladen hatte ich die Auswahl zwischen einem singenden Schaf, das beim Drücken immer ›Old MacDonald Had a Farm‹ singt, oder einem Schwein, das beim Ziehen am Schwanz ›Hänschen klein‹ grunzt. Ich denke, da ist der Teddy noch die harmloseste Variante.« Isabell nickte. Antworten konnte sie vor Lachen nicht.

Sie tranken beide einen Schluck Wein und dann erkundigte sich Robert nach Louisa und wie sie zum Studium der Grundschullehrerin gekommen war. Isabell erzählte ihm von dem Tag im Kindergarten und wie ihr dann die Wahl ihres Berufes klar geworden war. Dann berichtete sie, wie es in Louisas Leben weitergegangen war, nachdem Anna und sie sich aus den Augen verloren hatten. Auch Robert erzählte von seiner Tochter, wie es in der Schule mit ihr bergab gegangen war und sie schließlich die Lehre als Friseuse gemacht hatte.

Isabell und Robert redeten und redeten. Sie sprachen auch über die Gemeinde, und Robert erzählte, wie er Melanie und Jörg kennengelernt hatte und sie sich nach dem Tod seiner Frau liebevoll um ihn gekümmert hatten.

Isabell schaute ihm beim Erzählen zu. Was war das bloß? Sie konnte sich so gut mit ihm unterhalten und sie konnte mit ihm scherzen. Es war alles so leicht und einfach, wenn sie mit ihm sprach. Und das lag nicht an den zwei Gläsern Wein, die sie bereits getrunken hatte!

Er lächelte ihr zu und das löste wiederum einen Vulkan in ihr aus. »Ich glaube, nun habe ich genug erzählt. Ich langweile dich bestimmt.« Isabell schüttelte den Kopf. »Nein, überhaupt nicht. Ich bin froh, dass du heute Abend hier bist.« Er schaute ihr in die Augen. Isabells Herz schien zu zerspringen. Ihre Gefühle spielten verrückt und für einen Moment hatte sie den Wunsch, Robert in den Arm zu nehmen.

Robert flüsterte: »Und ich bin so froh, dass ich hier bei dir sein darf.« Er wurde ganz ernst. »Isabell, ich weiß, dass du Zeit brauchst, um deine Trauer zu überwinden. Aber könntest du dir nicht vorstellen, dass aus unserer Freundschaft mehr werden könnte?« Er schaute sie liebevoll und erwartungsvoll an, wobei Isabell eine Spur Ängstlichkeit in seinem Blick zu erkennen meinte.

Isabell hatte sich gewehrt. Sie hatte gedacht, die Gefühle für Robert würden vergehen oder sie könnte sie ignorieren. Aber es ging nicht. Und im Moment wollte sie sie auch gar nicht ignorieren. Sie wusste genau, was sie tat, als sie seine Hand nahm und leise sagte: »Doch, Robert, das könnte ich mir gut vorstellen.«

Robert schien überglücklich. »Ja, das heißt, du empfindest auch etwas für mich? Isabell, ich habe mich in dich verliebt. Seit Evas Tod habe ich keine Frau kennengelernt, mit der ich so über alles reden kann. Und wie ist es bei dir?« Roberts Hand war warm und die Berührung löste in Isabell ein inneres Feuer aus. »Ja, Robert, auch ich bin in dich verliebt. Ich finde es immer noch unbegreiflich, wo ich doch um meinen Mann trauere. Aber es ist so.«

Robert rutschte auf die Kante des Sessels, nahm ihr das Glas aus der Hand und stellte es auf den Tisch. Dann umarmte er sie.

»Hallo, Mama. Frohe Weihnachten!« Plötzlich stand Louisa im Zimmer mit ihrer Reisetasche in der Hand.

20

Robert und Isabell hatten Louisa nicht gehört, als sie mit ihrem Haustürschlüssel hereingekommen und ins Wohnzimmer gegangen war.

Isabell löste sich sofort aus der Umarmung und sprang auf. Ihr Herz klopfte zum Zerspringen. Sie strich sich verlegen über ihr Haar, obwohl ihre Frisur immer noch sehr gut saß. Sie fühlte sich, als hätte ihre Tochter sie bei einem Bankraub erwischt. Sie versuchte, sich zu sammeln, und ging auf Louisa zu, die ihre Mutter anstarrte. »Louisa, ich wusste gar nicht, dass du heute …«, stammelte sie. Und dann umarmte sie Louisa. »Frohe Weihnachten, Louisa. Schön, dass du da bist.«

Louisa erwiderte die Umarmung nicht. Sie stand steif da, ihr Blick war kalt und starr. »Ich wusste gar nicht, dass du Besuch hast«, meinte Louisa scharf.

Isabell sagte verlegen: »Ja, das ist Annas Vater. Du kennst ihn ja sicher noch. Er war hier, um Anna zu besuchen, und da habe ich ihn eingeladen. Anna ist gerade ins Bett gegangen.«

»Gerade ins Bett gegangen«, das war nun wirklich ein sehr dehnbarer Zeitbegriff … Aber Isabell wollte nicht, dass Louisa den Eindruck gewann, ihre Mutter habe den Abend mit Robert hier allein verbracht. Obwohl es auch nichts mehr geändert hätte, denn Louisa hatte sie in einer eindeutigen Situation überrascht. Isabell kam es vor, als sei sie vom siebten Himmel auf den harten Boden abgestürzt.

Robert versuchte ihr zu helfen. Er stand auf, ging freundlich lächelnd auf Louisa zu und gab ihr die Hand. »Louisa, ich freue mich, Sie zu sehen. Wie viele Jahre ist das her, seit wir uns das letzte Mal begegnet sind?« Louisa erwiderte seinen Händedruck mit einem unterkühlten »Guten Tag«.

Robert fuhr freundlich fort: »Louisa, für morgen habe ich Ihre Mutter und Anna ins Restaurant eingeladen. Ich würde mich sehr freuen, wenn Sie auch kommen würden. Und natürlich ist Ihr Freund auch eingeladen, wenn er noch kommt.«

Louisa antwortete frech: »Ach, machen wir schon einen auf Familie, oder was?«

Isabell wollte gerade etwas sagen. Louisa benahm sich wirklich unmöglich. Aber Robert kam ihr zuvor. Er ignorierte Louisas Benehmen und sagte lächelnd: »Wissen Sie, Ihre Mutter hat so viel für Anna und Benjamin getan, da finde ich es selbstverständlich, dass ich Sie zum Essen einlade. Und ich würde mich sehr freuen, wenn Sie mit dabei wären, und Anna bestimmt auch.«

Das bezweifelte Isabell, nachdem Louisa keinesfalls erbaut über Annas erneuten Einzug bei ihr gewesen war. Louisa versuchte, sich zusammenzunehmen. Aber in ihr brodelte es, das spürte ihre Mutter. Schließlich hatte sie die gleichen Wesenszüge, deshalb konnte sie das Verhalten ihrer Tochter verstehen, wenn auch nicht gutheißen.

»Gut, ich werde es mir überlegen«, antwortete Louisa etwas versöhnlicher, aber immer noch kühl.

Robert nickte und lächelte, als würde er Louisas abweisendes Verhalten nicht bemerken. »Das wäre schön. Ich werde mich dann jetzt verabschieden.«

Dabei wandte er sich an Isabell. »Isabell, ich glaube, ich werde mir ein Taxi rufen. Schließlich habe ich zwei Gläser Wein getrunken. Morgen hole ich das Auto und nehme dann Anna und Benjamin mit zum Restaurant. Du wirst ja sicherlich mit Louisa fahren.« Isabell nickte. Es war plötzlich alles so sachlich zwischen ihnen. Eben noch hatten sie gemeinsam auf Wolke sieben geschwebt und jetzt schien alles vorbei zu sein.

Als Robert sich verabschiedet hatte, ging Isabell schweren Herzens ins Wohnzimmer. Was würde Louisa ihr nun vorwerfen? Ihre Tochter saß am Tisch und hatte sich ein Glas Wein eingegossen, auf das sie starrte. Freundlich trat Isabell zu ihr und legte ihr die Hand auf die Schulter. »Louisa, ich freu mich so, dass du da bist. Ich habe heute gar nicht mir dir gerechnet. Ich dachte, ihr kommt erst am zweiten Feiertag.«

Bitter erwiderte Louisa: »Das habe ich gemerkt, dass du mich nicht erwartet hast.« Dann fügte sie hinzu: »Weißt du, ich hab es bei Simons Familie nicht ausgehalten. Nicht, dass sie nicht nett waren. Seine Eltern sind ganz reizend. Aber ich musste immerzu an Papa denken. Simon hat das verstanden und seine Familie auch und dann bin ich einfach losgefahren, weil ich zu Hause sein wollte. Aber das hätte ich mir auch schenken können. Ich habe den Eindruck, ich störe hier.«

Isabells Herz zog sich zusammen. Sie hatte Mitleid mit ihrer Tochter und fühlte sich so, als hätte sie Louisa verraten. Sie strich ihr über die Schulter. »Louisa, ich freue mich so sehr, dass du da bist. Du bist doch der wichtigste Mensch in meinem Leben.«

Louisa schaute ihre Mutter wütend an. »So? Ich bin der wichtigste Mensch für dich? Und Papa? Hast du eigentlich auch mal an Papa gedacht, als du dich Heiligabend an den Hals dieses wildfremden Menschen geworfen hast?«

Die Worte taten Isabell weh und Ärger stieg in ihr auf, aber sie versuchte, besonnen zu bleiben. »Louisa, ich habe heute immer wieder an Stefan gedacht und ich liebe ihn noch genauso wie vor einem Jahr. Als Annas Vater vor ein paar Wochen in mein Leben trat, hätte ich auch nie gedacht, dass ich für ihn solche Gefühle entwickeln würde. Er und Anna haben mir aus diesem Trauerloch herausgeholfen. Aber das heißt nicht, dass ich nicht mehr um deinen Vater trauere. Er war und ist der Mann meines Lebens. Die Gefühle für Robert, die sind einfach so gekommen. Ich habe sie gar nicht gewollt. Ich habe irgendwie den Eindruck, dass Gott seine Hände im Spiel hatte, als er mir Anna ins Haus schickte. Und dass ich Robert kennengelernt habe, habe ich auch Gott zu verdanken. Wenn die beiden nicht gewesen wären, würde ich heute immer noch in der Ecke sitzen und mich selbst bemitleiden. Sie haben mir nicht zuletzt gezeigt, was du bei dem Verlust deines Vaters empfunden hast. Ich hätte mich immer mehr verschlossen, aber es freut mich so, dass wir beide jetzt offen über unsere Trauer reden können.«

Louisa lachte höhnisch auf. »Trauer? Du empfindest Trauer und umarmst diesen Robert? Wäre ich nicht gekommen, wärt ihr womöglich noch im Bett gelandet.«

Isabell war schockiert, dass ihre Tochter so etwas sagte. Einen Augenblick war sie kurz davor, ihr eine Ohrfeige zu geben. Aber dann ging sie mit geballten Fäusten zum Fenster. Sie schaute in den schneebedeckten Garten und fror, so sehr tat ihr die Kälte in den Worten ihrer Tochter weh. Es kam ihr vor, als hätte Louisa ihre vorsichtige zärtliche Liebe zu Robert mit ihrem Reden beschmutzt. Es war ganz still. Nach einer Weile ließ Isabell ihren Tränen freien Lauf.

Louisa sah das aber nicht, da sie immer noch am Tisch saß und auf ihr Glas starrte. Dann ließ auch sie ihren Gefühlen freien Lauf. Die Härte war aus ihren Worten verschwunden, als sie fast flehentlich sagte: »Mama, ich könnte es einfach nicht ertragen, dich mit einem anderen Mann zu sehen. Jetzt noch nicht, es ist zu früh. Ich liebe Papa so sehr und vermisse ihn entsetzlich. Der Schmerz tut so unglaublich weh.« Sie blickte zu ihrer Mutter um.

Die hatte sich umgedreht und sah die Verzweiflung in den Augen ihrer Tochter, die Augen, die sie unverkennbar von ihrem Vater hatte. Sie wirkte wie ein schutzloses, wehrloses Kind. Isabells Herz floss über vor Mitleid. Schnell ging sie zu Louisa, hockte sich neben sie und umarmte sie. »Es tut mir so leid«, sagte sie immer wieder. Sie dachte daran, wie sie ihre

Tochter in den letzten Monaten mit ihrer Trauer alleingelassen hatte. Und ihr fiel der hässliche Streit vor ihrem Unfall ein. Furchtbar! Nie wieder wollte sie zulassen, dass sich irgendetwas zwischen sie und Louisa stellte. Niemals!

Isabell kam es vor, als sei sie gerade aufgewacht. Ihre Gefühle für Robert – niemals dürften sie ihr wichtiger sein als Louisa. Nein, sie musste dieser Beziehung, die erst eine werden sollte, jetzt ein Ende setzen. Es ging nicht. Sie hatte Verantwortung für ihre Tochter, die unter Roberts und ihrer Beziehung leiden würde.

Als die beiden sich ausgeweint hatten, schaute Louisa ihre Mutter wieder mit diesem Augenaufschlag an. »Mama, ich bin einfach so verzweifelt. Weißt du, die Trauer um Papa, die ist so präsent, gerade jetzt an Weihnachten, und da dachte ich, ich komme nach Hause und kann mit dir reden. Und dann finde ich dich in den Armen eines anderen vor. Es war kaum zu ertragen.«

Isabell fühlte sich, als hätte sie Ehebruch begangen, komischerweise aber nicht Stefan gegenüber, sondern ihrer Tochter. Sie war innerlich total aufgewühlt. Louisa tat ihr so entsetzlich leid. Nein, sie durfte diesen Gefühlen für Robert nicht nachgeben. Sie wollte nicht ein zweites Mal das gute Verhältnis zu ihrer Tochter aufs Spiel setzen. Sie schaute Louisa fest an, als sie sagte: »Ich werde morgen mit Robert reden und ihm sagen, dass ich nicht bereit für eine Beziehung bin.«

Louisa freute sich sichtlich und umarmte ihre Mutter. »Das ist gut.« Isabells Herz begann innerlich zusammenzusacken. In Gedanken erwiderte sie: »Nein, das ist schlecht.«

Als es am nächsten Morgen an der Tür klingelte, war Isabell überrascht, dass Simon vor der Tür stand. »Simon, das ist aber schön, dass du kommst!«

»Hallo, Isabell, fröhliche Weihnachten. Ja, ich hatte einfach keine Ruhe bei meinen Eltern. Ich musste immer an Louisa denken, wie es ihr wohl gehe. Sie war gestern so unendlich traurig«, erklärte Simon sein unerwartetes Erscheinen am ersten Weihnachtstag um zehn Uhr morgens.

Isabell nickte. Ihr tat es immer noch weh, wenn sie daran dachte, wie traurig und verzweifelt Louisa gestern gewesen war. Sie hatten nach ihrer Aussprache Fotoalben angeschaut und zusammen immer wieder geweint. Es war gut, dass sie zusammen trauern konnten. Und die Umarmung mit Robert kam ihr wie aus einem anderen Leben vor.

Doch als sie ins Bett gegangen war, wurde sie daran erinnert, dass sie am ersten Feiertag beim Mittagessen mit Robert würde sprechen müssen. Sie wollte ihm erklären, dass sie sich ihre Gefühle für ihn nur eingebildet hatte. Das war zwar nicht ehrlich, aber er würde mit dieser Erklärung besser klarkommen. Die ganze Nacht zermarterte sie sich das Hirn, wie sie es ihm schonend beibringen könnte. Trotz Gebet fand sie keine Ruhe. Lag es daran, dass sie Robert belügen wollte? Denn es war nicht die Wahrheit, dass sie keine Gefühle für ihn hegte.

Jedenfalls ging es ihr heute Morgen schlecht und man sah ihr ihren seelischen Zustand auch an, obwohl sie sich perfekt geschminkt hatte.

Isabell versuchte zu funktionieren. »Ja, Louisa ging es gestern wirklich nicht gut, aber ich denke, heute ist es besser. Sie wird sich sehr darüber freuen, dass du da bist. Sie ist gerade erst aufgestanden und duscht.« Simon nickte erleichtert. Als er mit Isabell in der Küche saß und sie ihm einen Kaffee eingoss, meinte er vorsichtig: »Ich hoffe, ich habe dich nicht überfallen, Isabell. Wir wollten ja eigentlich erst morgen kommen.«

Isabell beruhigte ihn. »Aber nein, Simon. Ich freue mich, dass ihr da seid. Du kannst heute Nacht gern im Wohnzimmer auf dem Sofa schlafen, das ist gar kein Problem.« Simon nickte und lächelte. »Danke!«

Isabell fuhr sachlich fort: »Heute Mittag sind wir alle eingeladen zum Mittagessen im Restaurant. Herr Wendland, der Vater von Anna, die hier wohnt, hat uns alle eingeladen.« Isabell zuckte innerlich zusammen, als sie »Herr Wendland« sagte.

Simon freute sich. »Ach, das ist ja nett. Dann lerne ich ja mal Louisas Schulfreundin kennen.«

In diesem Moment erschien Anna mit Benjamin auf dem Arm. »Das kannst du auch früher haben«, sagte sie schmunzelnd und gab Simon die Hand. »Ich bin Anna Wendland, Louisas beste Freundin aus der Grundschule. Und du musst ihr Freund sein.«

Simon stand auf. »Ja, ich bin Simon. Schön, dich kennenzulernen. Und das ist dein Sohn.« Er nahm Benjamins kleine Hand. »Louisa hat mir schon von ihm vorgeschwärmt.«

Anna nickte und wandte sich jetzt auch an Isabell. »Ja, das ist Benjamin. Ich fürchte nur, er ist ein bisschen krank, er hat die ganze Nacht geschrien und auch gehustet.«

Isabell fühlte ihm besorgt die Stirn. »Fieber hat er aber keins.« Anna nickte und meinte dann zu Isabell: »Papa und ich haben gestern beschlossen, als er mit mir Benjamin ins Bett gebracht hat, dass ich für zwei Tage zu ihm gehe. Ich nehme ein paar Sachen mit. Und er nimmt mich nach dem Restaurantbesuch gleich mit nach Hause. Wir dachten uns, dann habt ihr ein bisschen Zeit für euch und es ist mehr Platz im Haus, jetzt wo Louisa und Simon da sind.«

Es war wirklich nett von Anna, dass sie für den Besuch das Haus räumen wollte. Auch Robert hatte sich diese Gedanken gemacht. Das war typisch für ihn; er war so einfühlsam und wusste, dass Isabell Zeit für sich und Louisa brauchte. Und Isabell? Sie würde ihm nachher unheimlich wehtun … Ihr Herz zog sich zusammen. Sie versuchte, sich auf ihre Gäste zu konzentrieren, und schenkte Anna eine Tasse Kaffee ein.

Da erschien Louisa, frisch geduscht und angezogen, in der Küche. Sie staunte nicht schlecht, als sie Simon sah. Er wurde mit einer Umarmung und einem Kuss stürmisch begrüßt. Sie war ganz gerührt, dass er sich so viel Sorgen um sie gemacht und sogar den Besuch bei seinen Eltern abgebrochen hatte.

Alle frühstückten zusammen. Isabell sagte wenig, nahm Anna den kleinen Benjamin ab und versuchte ihn zu beruhigen, weil er völlig übermüdet quengelte. Die drei jungen Leute unterhielten sich nett. Isabell stellte freudig fest, dass Louisa ihren Groll gegen Anna beendet hatte und sich ihr gegenüber ganz freundlich benahm. So verlief das Frühstück äußerst harmonisch. Nur Isabell dachte unentwegt an das bevorstehende Mittagessen.

21

Isabell stocherte in ihrem Essen herum. Zwei Mal hatte Robert sie schon besorgt gefragt, ob sie sich nicht gut fühle. Sie hatte lächelnd verneint. Wenn Robert zu ihr herüberschaute, sah sie in seinem Blick ganz deutlich, dass er sie liebte. Und sie war natürlich auch nicht frei von den Gefühlen zu ihm. Sie hatte die ganze Nacht darum gebetet, dass Gott ihr diese Gefühle für Robert nähme, aber als sie ihn heute Mittag sah, war alles wieder wie gestern Abend. Nichts hatte sich geändert. Ihr würde nichts anderes übrig bleiben, als dagegen anzukämpfen.

Nachher müsste sie mit ihm reden, das war ihr klar. Er tat ihr so unendlich leid, weil er nichts von ihren Gedanken wusste. Intensiv unterhielt er sich mit Simon über sein Studium und seine Arbeit; die beiden verstanden sich sehr gut. Zum Glück saß Isabell zwischen den beiden Schulfreundinnen und nicht in Roberts Nähe. Anna kümmerte sich um Benjamin. Er war immer noch quakig, sodass Isabell ihn ihr ab und zu abnahm, damit sie überhaupt etwas essen konnte. Auch Louisa war gern bereit, ihn auf den Arm zu nehmen. Die drei hatten genug mit dem Kleinen zu tun, sodass sie kaum mal ein Wort wechseln konnten.

Anna war schon richtig besorgt: »Ich fürchte, Benjamin wird richtig krank.« Isabell strich Benjamin über die Stirn, als Louisa ihn mit ihrem Haustürschlüssel ablenken wollte. Sie klimperte vor seinen Augen damit hin und her. Das schien Benjamin zu gefallen, er war sogar einen Moment still. »Ach Anna, mach dir keine Sorgen. Solche Infekte haben Kinder ja schnell mal; vielleicht bekommt er auch schon Zähne«, sagte Isabell und lächelte ein wenig über Louisas Ablenkungsmanöver.

Anna nickte, aber ihre Sorgen ließen sich nicht so einfach vertreiben. Sie hatte es mit Isabells und Louisas Hilfe tatsächlich geschafft, ihren Teller zu leeren. Auch die anderen außer Isabell waren mit dem Essen fertig.

Robert fragte in die Runde: »Möchtet ihr noch einen Kaffee oder einen Cappuccino?« Anna verneinte kurz und auch Louisa winkte ab. Simon nahm dankend an und auch Robert wollte einen Kaffee trinken. »Und wie ist es mit dir, Isabell, unserer Spezialistin für Cappuccino, oder ist der dir hier nicht gut genug, wir sind schließlich nicht im Stadtcafé?« Er zwinkerte ihr lächelnd zu.

Isabell schüttelte den Kopf und lächelte müde zurück. Der Moment war gekommen. Sie musste es jetzt tun. »Robert, könntest du gleich mit mir noch vor die Tür kommen? Ich müsste mal was mit dir besprechen.« Wie peinlich das war! Anna schaute sie irritiert an und auch Simon war etwas verwirrt, das sah man ihm an. Louisa wusste ja, worum es sich handelte, sie spielte seelenruhig mit Benjamin weiter. Auch Robert wirkte unsicher. »Ja natürlich«, sagte er, bestellte die Getränke und stand dann auf.

Isabell erhob sich. Ihr Magen spielte verrückt, sie hatte solche Angst vor diesem Gespräch. Gleich würde sie Robert unendlich wehtun. Die beiden zogen sich eine Jacke an und gingen zur Tür. Es war sehr kalt draußen, aber Isabell spürte die Kälte nicht.

Sie standen vor dem Restaurant, und Robert nahm Isabells Hand. »Es tut mir leid, Isabell, dass ich nur mit Simon geredet habe. Er ist so ein toller junger Mann, und es war so interessant, was er vom Studium erzählt hat. Aber ich hätte dich und Anna und Louisa natürlich nicht vernachlässigen dürfen. Verzeihst du einem dummen alten Mann?« Er lächelte sie verlegen an.

Isabell schaute ihn verwirrt an. Jetzt dachte er auch noch,

sie sei wütend auf ihn. Ihr Herz klopfte. Sie zog ihre Hand aus seiner. »Nein, Robert, das ist es nicht. Ich bin deswegen nicht böse auf dich. Aber während des Mittagessens habe ich die ganze Zeit überlegt, wie ich dir etwas Wichtiges sagen kann.« Sie sah ihn an. Seine Augen blickten sie wieder an, als würde er durch sie hindurchschauen, aber Isabell wusste, dass er voller Liebe in sie hineinschaute.

Sie schluckte und wich seinem Blick aus. »Robert, alles, was ich gestern gesagt habe, das ist nicht wahr.« Ihr Herz klopfte bis zum Hals. »Ich empfinde nicht mehr als Freundschaft für dich, und es wird auch nicht mehr daraus werden. Alle Gefühle für dich, die habe ich mir nur eingebildet. Das ist mir gestern Nacht ganz klar geworden.«

Es war einen Moment ganz still. Robert zog ihr Kinn hoch und sie schaute in zwei entsetzte Augen und in ein Gesicht, aus dem alle Fröhlichkeit verschwunden war. »Ist das wahr, Isabell? Ist es wegen deinem Mann? Isabell, ich weiß, dass du Zeit brauchst. Aber ich habe ganz stark gefühlt, dass zwischen uns mehr ist. Und du hast es mir doch gestern auch gezeigt. Warum hast du denn gestern gesagt, dass du in mich verliebt bist?« Er schaute sie an, als könnte er in ihren Augen die Wahrheit finden.

Isabells Herz krampfte sich zusammen. »Nein, es hat absolut nichts mit Stefan zu tun. Gestern Abend hatte ich einfach zwei Gläser Wein zu viel, und nach dem Klassikkonzert … da können einem die Empfindungen schon mal einen Streich spielen. Aber es ist wahr, ich empfinde nicht mehr als Freundschaft für dich, und das wird auch so bleiben«, log sie und fühlte sich dabei, als wäre sie zu einem Eisklotz erstarrt.

Robert ließ ihr Kinn los und blickte auf den Boden. »Dann hast du also gestern gelogen, was deine Gefühle betraf«, sagte er leise. Isabell versuchte zu erklären: »Robert, es war der Alkohol, sonst nichts. Bitte verzeih mir. Vielleicht können wir Freunde bleiben?« In dem Moment schon tat ihr die Frage leid. Sie kam sich vor wie in einem schlechten Liebesfilm, ihre Äußerung war so abgedroschen und billig. Trotzdem schaute sie ihn bittend an, aber sie wusste genau, dass sie das selbst niemals könnte: einfach so mit ihm befreundet sein.

Robert schüttelte den Kopf, und seine Stimme klang heiser und die Kälte in seinen Worten war deutlich zu spüren: »Nein, das kann ich nicht. Es wäre wohl besser, wenn wir uns in nächster Zeit nicht mehr sehen.« Er blickte zu Boden, als er hinzufügte: »Dann hast du wohl nur mit mir gespielt.«

Isabell erschrak über seinen kalten Ton und seine Worte. Aber was hatte sie auch erwartet? In seinem Gesicht konnte man sehen, dass er zutiefst verletzt war. Sein bezauberndes Lächeln war verschwunden und sie würde es nie wieder zu sehen bekommen. Isabells Herz verkrampfte sich. Sie versuchte, sich zu fangen, und wollte nicht auf seinen letzten Satz eingehen. Leise flüsterte sie: »Ja, vielleicht ist es besser so, wenn wir uns erst mal nicht mehr sehen.« Isabell schluckte und bemühte sich, sachlich zu klingen, als sie sagte: »Lass uns reingehen. Ich bezahle das Essen für Louisa, Simon und mich und dann gehe ich.«

Robert nickte nur und öffnete die Tür. Er schien völlig geschockt zu sein. Mit so einem Geständnis hatte er nicht gerechnet. Und Isabell spürte, wie weh sie ihm getan hatte mit dieser Lüge. Isabell ging fast apathisch an ihm vorbei zum Tresen und bezahlte das Essen. Als sie am Tisch ankam, saß Robert still da und nippte an seinem Kaffee. Isabell tat er so entsetzlich leid. Aber sie konnte nichts tun. Louisa lächelte ihr zu. Isabell erwiderte das Lächeln nicht. Sie sagte mit betont fester Stimme: »Louisa, Simon, ich gehe schon nach Hause. Ihr habt ja einen Schlüssel.«

Simon stand auf. »Aber, Isabell, wir können dich doch fahren, dann gehen wir jetzt auch.«

Isabell schüttelte den Kopf. »Nein, nein. Ich gehe gern zu Fuß. Ich brauche ein bisschen frische Luft.«

Simon setzte sich wieder. Isabell verabschiedete sich mit einer Umarmung von Benjamin und Anna. Sie schaute zu Robert, der immer noch an seiner Tasse nippte und auf den Tisch starrte. »Auf Wiedersehen, Robert«, flüsterte sie. Dann verließ sie das Restaurant und ließ draußen ihren Tränen freien Lauf. Die Menschen, an denen sie vorbeiging, schauten sie mitleidig und fragend an. Aber ihr war es egal. Sie weinte und weinte. »Warum habe ich das nur getan?« Sie wusste zwar, dass sie es für Louisa getan hatte, aber niemals war ihr etwas so schwergefallen. Immer wieder sah sie Roberts traurige Augen vor sich.

»Dann hast du wohl nur mit mir gespielt«, hatte er gesagt. Laut sagte sie vor sich hin: »Nein, Robert, ich habe nicht mit dir gespielt. Es ist wahr, was ich gestern gesagt habe.« Ihr Herz tat so weh, dass sie den Schmerz fast körperlich spürte. Sie schickte ein Stoßgebet zum Himmel: »Gott, hilf mir, diesen Tag zu überstehen.« Was wohl Gott zu alldem sagte? Sie hatte gelogen und mit den Gefühlen eines Mannes gespielt, der von Herzen gut war. Sie konnte sich nicht vorstellen, dass Gott so etwas guthieß. »Aber ich habe es doch für Louisa getan«, sagte sie fast flehentlich vor sich hin und schaute zum Himmel. Es kam keine Antwort.

Als sie endlich zu Hause war und in den Flur kam, hörte sie Stimmen aus dem Wohnzimmer. Louisa und Simon waren schon da. Isabell hatte nach dem Gespräch mit Robert nicht gleich nach Hause gehen wollen, und so war sie noch einen Umweg gelaufen, um zu versuchen, einen klaren Kopf zu bekommen. Leise zog sie die Tür hinter sich zu.

»Ich sage ja nur, dass ich Robert sehr nett finde. Er wollte mir sogar für mein Studium noch Unterlagen geben.« Isabell erkannte Simons Stimme. Und als sie Roberts Namen hörte, blieb sie im Flur stehen.

»Nett? Ja, von mir aus mag er nett sein. Aber er soll meine Mutter in Ruhe lassen.« Louisa klang aufgebracht.

»Hast du gesehen, wie verzweifelt und still Robert nach dem Gespräch war? Und deine Mutter schien auch nicht glücklich zu sein, als sie ging. Heute Morgen schon ging es ihr gar nicht gut. Sie sah richtig schlecht aus, hast du das denn nicht gemerkt?« Simon sprach lauter als üblich.

»Sie trauert um meinen Vater. Aber diese Gefühle für Robert Wendland, die hat sie sich doch nur eingebildet. Bloß weil du ihn so nett findest, braucht er ja nicht gleich dein Schwiegervater in spe zu werden.« Louisas zynischer Ton war unverkennbar.

»Darum geht es doch nicht. Warum denkst du immer nur an dich? Natürlich, du hast auch ein ganz schweres Jahr hinter dir nach dem Tod deines Vaters, aber deine Mutter bestimmt nicht weniger. Kannst du nicht versuchen, dich darüber zu freuen, dass sie wieder einen Menschen gefunden hat? Sie muss doch sehr einsam sein hier.« Isabell war gerührt, dass Simon sich so viele Gedanken um sie machte. Noch immer stand sie im Flur und bewegte sich nicht.

»Mama ist nicht einsam, sie hat mich.« Kurz und scharf antwortete Louisa.

»Du bist doch nur einmal in der Woche hier, Louisa. Du hast dein eigenes Leben, und deine Mutter hat auch ein Recht auf ihr eigenes Leben.« Jetzt klang Simon fast wie ein Rechtsanwalt.

»Aber ich bin immer noch ihre Tochter, der wichtigste Mensch in ihrem Leben, das hat sie mir selbst gesagt. Und sie nimmt Rücksicht auf meine Gefühle, deshalb hat sie sich von Robert Wendland getrennt.« Louisa klang fast schnippisch.

Jetzt wurde Simon richtig streng. »Und du? Nimmst du denn Rücksicht auf ihre Gefühle? Werde doch endlich erwachsen, Louisa. Du bist nicht der Mensch, um den sich alles dreht.«

»Sag mal, wie redest du eigentlich mit mir? Ich habe das Gefühl, dass du mich gar nicht wirklich liebst!« Ihre Worte waren ein einziger Vorwurf.

Simons Stimme wurde leiser, aber Isabell konnte ihn immer noch hören. »Louisa, warum denkst du eigentlich immer, dass jemand, der nicht das tut, was du willst, dich dann nicht mehr liebt?«

Es entstand eine unangenehme Stille. Simon war es schließlich, der sie durchbrach. Sanft sagte er: »Louisa, ich kenne dich, ich weiß, dass du ein ganz liebenswerter Mensch bist, und ich liebe dich sehr.« Nach einer kleinen Pause fügte er hinzu: »Aber ich wünschte manchmal, du wärst nicht so verwöhnt.«

Die Worte trafen Isabell ins Herz. Sollte Simon recht haben? Stefan hatte Louisa jeden Wunsch erfüllt, weil er sie liebte. Und sie selbst, Isabell, war auch nicht unschuldig an dem Ganzen. Sie hatte es immerhin so akzeptiert.

Im Wohnzimmer schien das Gespräch beendet. Simon bewegte sich in Richtung Tür. »Ich brauche ein bisschen frische Luft, ich gehe mal eine Stunde raus. Bis später.« Und dann war er auch schon im Flur, ohne dass Isabell noch schnell in die Küche flüchten konnte. »Isabell?« Simon schaute sie fragend an.

»Hallo, Simon, ich bin gerade gekommen«, sagte Isabell verlegen und zog ihre Jacke aus.

Simon fragte sie ernst: »Wie lange stehst du schon da?«

Isabell hängte ihre Jacke auf. Sie sagte leise: »Schon eine ganze Weile.« Simon verstand, sagte aber nichts. Warum sollte er den Streit von eben auch kommentieren? Er hatte alles genauso gesagt, wie er es meinte. Er nahm seine Jacke und zog seine Schuhe an. »Ich bin mal für eine Stunde spazieren.«

Isabell nickte. »Ja, ist gut.« Als er die Haustür öffnete, rief Isabell ihm hinterher: »Simon, ich würde mich sehr freuen, wenn du zum Kaffeetrinken wieder hier bist.« Simon schaute sich um, lächelte und nickte. Dann ging er hinaus. Isabell atmete einmal tief durch und ging ins Wohnzimmer.

Louisa saß im Sessel und weinte. Isabell seufzte, ging zu ihr und legte ihr den Arm auf die Schulter. Louisa schaute auf. Sie wischte sich die Tränen aus dem Gesicht. »Mama, hast du alles mitbekommen?«, fragte sie und ihre ängstlichen rehbraunen Augen schauten ihre Mutter verzweifelt an.

Die nickte. Louisa starrte auf den Fußboden. »Bin ich wirklich so schlimm?«

Isabell lächelte und zupfte an Louisas Haar. »Wenn du wirklich so schlimm wärst, dann würden Simon und ich dich nicht so lieben.« Louisa schaute ihre Mutter liebevoll an und schluchzte: »Ich bin ein Idiot.«

Isabell widersprach nicht, sondern meinte nur: »Ich glaube, Simon kennt sich in unserer Wohngegend nicht besonders aus, vielleicht solltest du ihm folgen.« Sie zwinkerte ihrer Tochter zu.

Die sprang auf. »Du hast recht, Mama.« Als sie sich im Flur eine Jacke übergeworfen hatte und in ihre Schuhe geschlüpft war, wandte sie sich noch einmal um. Isabell stand in der Wohnzimmertür. »Mama, liebst du Robert Wendland?«

Isabell erschrak über die Frage. Sie schluckte. Aber dann nickte sie. »Ich fürchte ja. Aber es ist zu spät.« Als sie den letzten Satz sagte, wollten ihr die Tränen kommen. Aber sie fing sich wieder. »Louisa, ich glaube, du musst los, sonst erwischst du Simon nicht mehr.« Louisa nickte und schloss die Tür. Isabell war allein.

Auf einmal war es ganz still im Haus.

22

Wie konnte es nur dermaßen regnen? Isabell war nur kurz draußen gewesen, um vor dem Haus Salz zu streuen. Aber für wen? Heute würde ohnehin niemand mehr kommen.

Durch die Frosttemperaturen hatten sich die Straßen und Fußwege in Eisbahnen verwandelt. Im Radio war gestern schon vor extremem Glatteis gewarnt worden. Deshalb waren Louisa und Simon bereits am ersten Weihnachtstag wieder nach Hause gefahren. Sie hatten hin und her überlegt, aber Isabell hatte ihnen geraten, früher zu fahren. Natürlich hätte sie die beiden gern auch am letzten Weihnachtstag bei sich gehabt. Aber ihre Sicherheit ging natürlich vor.

Nachdem Simon und Louisa von ihrem Spaziergang zurückgekommen waren, wirkten sie glücklich, sie hatten sich wohl ausgesprochen. Sie saßen alle drei gemütlich am Kaffeetisch und genossen den gemeinsamen Nachmittag. Isabell tat die Ablenkung gut, um nicht ständig an Robert denken zu müssen. Isabell, Simon und Louisa sprachen nicht mehr über ihn. Louisa benahm sich den ganzen Nachmittag äußerst zuvorkommend und freundlich. Simons Worte schienen sie getroffen zu haben.

Und abends, bevor sie abfuhren, flüsterte Louisa ihrer Mutter ins Ohr: »Mama, es tut mir leid.« Was ihr genau leidtat, das sagte sie nicht. Aber Isabell hatte ihr lächelnd zugenickt.

Simons Worte klangen Isabell immer noch nach: »Deine Mutter hat ihr eigenes Leben.« War es wirklich so? Und konnte sie wirklich etwas tun, was Louisa so verletzen würde? Aber das Thema »Robert« war nun sowieso abgehakt. Niemals würde er ihr wieder vertrauen können, so sprunghaft, wie sie war. An einem Tag offenbarte sie ihm ihre Gefühle und am nächsten nahm sie alles zurück. Nein, Robert würde mit ihr nie mehr sprechen.

Es war so still im Haus. Isabell vermisste Benjamins Schreien. Nun, morgen würde Anna ja wiederkommen. Aber was wäre, wenn Anna von dem Gespräch mit Robert erfahren hätte, was doch wohl wahrscheinlich war? Wollte sie dann vielleicht nichts mehr mit ihr zu tun haben? Wie sollte das auch gehen, wenn Anna hier wohnen würde und Robert seine Tochter besuchen wollte? Dann müssten Isabell und Robert sich ja ständig begegnen. Isabell war völlig verzweifelt, als sie an diese Konsequenzen dachte, die sie ganz allein zu verantworten hatte.

Das Telefon klingelte und riss sie aus den düsteren Gedanken. Moni war am Apparat und wollte sie zum Kaffeetrinken am Nachmittag einladen. Isabell lehnte dankend ab. Die Geste war nett gemeint, aber sie könnte Monis Geplapper jetzt einfach nicht ertragen. Wahrscheinlich würde sie sie auch nach Robert ausfragen wollen – Moni musste ja immer noch denken, dass sie beide ein Paar wären. Zum Glück konnte sich Isabell damit herausreden, dass sie bei diesem Glatteis nicht vor die Tür gehen wollte.

Kaum hatte sie aufgelegt, klingelte das Telefon erneut. Es war Melanie. Jörg schien es besser zu gehen, Melanies Stimme klang jedenfalls entspannt. »Hallo, Isabell. Ich wollte dir einfach nur frohe Weihnachten wünschen. Ich weiß, dass du Besuch hast, deshalb mach ich es auch kurz. Robert hat uns erzählt, dass deine Tochter da ist.«

Robert? Wann hatten sie ihn getroffen? Isabell versuchte ruhig zu bleiben. »Frohe Weihnachten, Melanie. Nein, meine Tochter ist schon gestern gefahren. Ich bin allein.«

»Ach so?« Melanie schien sich zu freuen. So könnte sie mit Isabell noch in Ruhe plaudern. »Ja, weißt du, Jörg geht es wieder besser, und so haben wir heute ganz spontan bei Robert reingeschaut. Endlich konnten wir mal sein Enkelkind sehen. Der kleine Benjamin ist ja entzückend. Schade, dass er gerade zu Weihnachten krank geworden ist. Er schlief so süß im Kinderwagen. Hoffentlich wird er schnell wieder gesund. Anna meinte, es sei wohl eine Erkältung, er hat auch ein bisschen Fieber.«

Benjamin war also immer noch krank – das beunruhigte Isabell. Er war ja gestern schon so quengelig gewesen. »Will Anna mit ihm morgen zum Arzt?«, fragte sie schnell.

»Ja, ich glaube, irgend so etwas sagte sie. Robert sah auch blass aus; nicht dass alle drei noch krank werden. Deshalb sind wir auch nur kurz geblieben. Weißt du, Jörg muss ja vorsichtig sein. Er darf sich nicht noch mit einer Erkältung anstecken. Ich bin ja schon froh, dass er die Chemotherapie einigermaßen überstanden hat.« Melanie hörte sich erleichtert an.

Darüber freute sich Isabell sehr, aber sie machte sich Sorgen um Benjamin. Und was war mit Robert? War er so blass, weil er unter der Trennung litt, oder war er vielleicht wirklich krank? Ihr Herz klopfte, als sie antwortete: »Das freut mich, dass es Jörg wieder besser geht. Und wie war es sonst bei Robert, hat er noch etwas von gestern erzählt?« Die letzte Frage stellte sie bewusst.

»Nein, er hat eigentlich nur gesagt, dass ihr alle zusammen essen wart und dass er sich so gut mit Simon verstanden hat, ja, und dass du, Louisa und Simon dann vorzeitig gegangen seid.«

Isabell biss sich auf die Lippen. Es war einerseits gut, dass Robert seinen Freunden nichts von dem Drama gestern erzählt hatte, aber andererseits wüsste sie nur zu gern, was er jetzt von ihr dachte. Es waren bestimmt keine guten Gedanken. Ihr Herz zog sich zusammen.

Melanie sprach weiter: »Aber dass er sich mit Anna wieder so gut versteht, das finden Jörg und ich einfach toll. Dafür beten wir schon so lange. Er ist wirklich ein toller Vater und Opa.«

Langsam bekam Isabell das Gefühl, dass Melanie anfing, wieder wie an dem Hauskreisabend zu reden. Wollte sie ihr Robert wieder schmackhaft machen? Wenn sie wüsste, dass sie beide ihre Gefühle einander schon offenbart hatten und dass diese Beziehung schon zu Ende war, bevor sie richtig angefangen hatte! Ein Ende, das einzig und allein Isabell zu verantworten hatte!

Isabell fing ein anderes Thema an. Sie erzählte ein bisschen von Louisa und Simon. Und irgendwann beendete sie das Gespräch. Sie fühlte sich so elend: Robert ging es schlecht, und das alles wegen ihr. Wie sie sich dafür hasste!

Sie konnte ihre Tränen nicht zurückhalten. Sie nahm Stefans Bild vom Wohnzimmerschrank. »Stefan, was hättest du zu alldem gesagt? Aber was soll ich dich fragen – wenn du noch hier wärst, dann hätte es gar keinen Robert Wendland in meinem Leben gegeben.« Sie weinte aus Trauer und Verzweiflung.

Als sie schließlich nach einem Tag voller Tränen ins Bett ging, fiel ihr Blick auf die Bibel. Seit zwei Wochen las sie jeden Abend wieder einen Bibelvers. Sie dachte daran, wie sie in ihrer Verzweiflung vor ein paar Wochen die Bibel wieder in die Hand genommen und Gott ihr den Vers mit der Gastfreundschaft gegeben hatte und später dann Anna bei ihr eingezogen war.

Sie lächelte, als sie daran dachte. Hatte Gott auch jetzt ein Wort für sie? Sie schlug die Bibel auf. In den Psalmen hatte sie zuletzt gelesen. Ihr Blick fiel auf Psalm 90: »Herr, du bist unsre Zuflucht für und für. Ehe denn die Berge wurden und die Erde und die Welt geschaffen wurden, bist du, Gott, von Ewigkeit zu Ewigkeit.«

Einen Augenblick schloss Isabell die Augen. Sie spürte, wie der Vers sie berührte. In dem ganzen Chaos des Lebens war

Gott ihre Zuflucht. Diese Gewissheit gab ihr in diesem Moment einen unglaublichen Frieden.

Von dem inneren Frieden, den sie am Vorabend noch empfunden hatte, war am nächsten Tag kaum mehr etwas übrig. Isabell fühlte sich schlecht. Sie musste irgendetwas unternehmen. Die Temperaturen draußen bewegten sich langsam in Richtung Plusbereich, es hatte Tauwetter eingesetzt. So konnte man wenigstens vor die Tür.

Sie entschloss sich, auf den Friedhof zu gehen. Wegen Louisas und Simons vorzeitiger Abreise war der geplante Friedhofsbesuch an Weihnachten ausgeblieben. Die Luft war feucht, der Himmel bedeckt. Auf dem Friedhof angekommen, spazierte sie vorsichtig über die matschigen Wege. Auch die Grabstelle war feucht und nass.

Louisa stellte ihre mitgebrachten Blumen in eine Vase. Sie strich über den Gedenkstein. Mit gefalteten Händen stand sie so einen Moment da. »Stefan, ich vermisse dich so sehr«, flüsterte sie. Sie dachte an ihn und an seine Stimme, die ihr noch klar und vertraut im Gedächtnis war. Wie oft war sie auf diesem Friedhof mit ihm gewesen zu irgendwelchen Beerdigungen. Und jetzt lag er selbst hier. Ihr Herz zog sich zusammen. »Ich liebe dich, Stefan«, flüsterte sie unter Tränen.

Dann ging sie. Auf dem Rückweg kam sie an einigen Gräbern vorbei, die sie zum Teil noch nicht kannte. Dabei fiel ihr der Grabstein von Heinrich Mertens auf. Er war lange im Vorstand ihrer Gemeinde gewesen. Sie blieb einen Augenblick davor stehen. Die Beerdigung vor fünf Jahren war ihr noch gut in Erinnerung. Heinrich Mertens war nur 62 Jahre geworden, ein Schlaganfall hatte ihn unerwartet aus dem Leben gerissen. Seine Frau hatte völlig verzweifelt an seinem Grab gestanden, daran erinnerte Isabell sich.

Und viele in der Gemeinde hatten sich seinerzeit gewundert, dass sie schon bald nach dem Tod ihres Gatten eine Beziehung zu einem älteren verwitweten Mann aus der Gemeinde eingegangen war. Als die beiden sich gefunden hatten, gab es bei einigen in der Gemeinde Kopfschütteln. Darüber hatten Stefan und Isabell sich aufgeregt. Ihr kam mit einem Mal ein Gespräch mit ihm in den Sinn. Stefan hatte zu ihr gesagt: »Wie können die Leute bloß so einen Quatsch reden. Es ist doch toll, dass Maria wieder einen Lebensgefährten gefunden hat. Ich glaube, Heinrich hätte bestimmt nichts dagegen gehabt. Also – wenn ich nicht mehr wäre und du dich wieder verlieben würdest, dann würde ich mich freuen.« Isabell hatte ihm daraufhin einen Finger sanft auf den Mund gelegt und gesagt: »Sei still. Wir beide werden zusammen 102 Jahre alt.«

Isabells Herz klopfte. Sie stand immer noch an Heinrich Mertens Grab. Der frische Blumenstrauß mit den roten Rosen bewegte sich im leichten Wind ein bisschen hin und her. Ihr war, als fiele etwas Hartes aus ihrem Herzen. Stefan hatte zu ihr gesprochen, auch wenn er schon tot war. Sie wusste es in ihrem Herzen. Er hätte sie verstanden und er hätte sich mit ihr gefreut, wenn er von Robert gewusst hätte. Ihr Herz war mit einem Mal mit Klarheit und Frieden erfüllt, und das hier auf dem Friedhof. Sie ging den Weg zu Stefans Grab zurück. Dort richtete sie den Blumenstrauß noch einmal, legte ihre Hand auf den Stein und sagte: »Danke, Stefan, jetzt weiß ich, was ich tun soll. Und vergiss nicht, ich werde dich immer lieben.«

Sie wischte sich eine Träne aus dem Gesicht und lächelte.

Am nächsten Tag wartete Isabell Stunde um Stunde, aber Anna und Robert kamen nicht.

Sie hatte sich die Worte zurechtgelegt, die sie zu Robert sagen wollte, wenn er kommen würde, um Anna zurückzubringen: »Robert, alles, was ich am Heiligen Abend gesagt habe, ist wahr. Es ist nur so, dass mir nach einem Gespräch mir Louisa so viele Zweifel kamen. Sie hätte es einfach nicht ertragen, uns als Paar zu sehen. Deshalb habe ich die Beziehung am nächsten Tag beendet. Und alle Dinge, die ich dir gesagt habe, dass ich nicht mehr für dich empfinde als nur Freundschaft, die sind einfach nicht wahr. Ich habe mich in dich verliebt, Robert. Und ich weiß auch, dass ich Stefan liebe und dass es nicht einfach werden wird. Aber könnten wir es nicht noch einmal versuchen, aus unserer Beziehung mehr zu machen als nur Freundschaft? Robert, halte mich nicht für verrückt. Ich will mit dir zusammen sein. Ich weiß, dass wir uns nicht durch Zufall kennengelernt haben. Ich weiß, dass Gott uns zusammengebracht hat. Und deshalb habe ich auch Vertrauen in uns. Bitte, Robert, lass es uns noch einmal versuchen.« Ja, so wollte sie ihm ihr Verhalten erklären. Und dann würde sie ihm von ihren Gedanken auf dem Friedhof erzählen.

Den ganzen Tag über war sie aufgeregt gewesen, hatte kaum etwas gegessen und viel zu viel Kaffee getrunken und sich ständig umgezogen. Lächelnd hatte sie vor ihrem Spiegel gestanden und sich überlegt, ob sie schick genug für ihre Liebeserklärung sei. Es war eindeutig, sie war verliebt. Und sie würde sich nicht mehr dagegen wehren. Mit Louisa würde sie noch sprechen. Sicher, das würde nicht einfach werden. Aber der Weg war richtig, das wusste sie. Vielleicht hatte Louisa es ja wirklich in Bezug auf Robert gemeint, als sie sich am ersten Weihnachtstag mit den Worten »Es tut mir leid« verabschiedet hatte.

Nun war es schon 23 Uhr und Robert und Anna waren noch nicht da. Ihre Hoffnung auf ein klärendes Gespräch mit Robert war wie ein Kartenhaus zusammengebrochen. Wahrscheinlich wollte Anna gar nicht mehr zurück. Nach allem, was sie, Isabell, Robert angetan hatte, wollte Anna mit ihr gewiss auch nichts mehr zu tun haben. Und Robert? Der würde ganz sicher nicht mehr mit ihr sprechen wollen.

Isabell war verzweifelt. Sie ging ins Arbeitszimmer und setzte sich auf die Couch, auf der Anna vor zwei Tagen noch geschlafen hatte. Sie strich über das Holz des Kinderbetts. Ihr Blick fiel auf den Schreibtisch, wo das Bild, das Anna zu Weihnachten bekommen hatte, aufgestellt war. Sie nahm es in die Hand und betrachtete Eva, die so wunderschön war mit ihren langen schwarzen Haaren. Sie stellte es wieder hin und seufzte.

Es müsste doch einen Weg geben, mit Robert zu sprechen!

23

Um acht Uhr morgens hörte Isabell ein Geräusch. Sie rieb sich die Augen. Erst gegen Morgen war sie eingeschlafen und sie spürte, wie ihr der Kopf wehtat, als sie sich im Bett aufsetzte.

Ihr Handy klingelte. Das war bestimmt Louisa. Aber als sie die Nummer auf dem Display sah, klopfte ihr Herz wild. »Hallo, Robert«, meldete sie sich aufgeregt.

»Hallo, Isabell.« Seine Stimme klang kühl und ihr Herz zog sich zusammen.

»Ich rufe wegen Anna an. Sie wollte, dass ich dich informiere. Benjamin ist sehr krank. Gestern bekam er noch hohes Fieber und da habe ich Anna und ihn ins Krankenhaus gebracht. Ich bin gerade auf dem Weg dorthin. Anna wollte nur, dass du es weißt.«

Isabell rutschte von einer Gefühlsschwankung in die nächste: Benjamin war so krank, dass er im Krankenhaus war! »Robert, ich komme sofort.«

»Nein, Isabell, das ist nicht notwendig«, erwiderte er kühl. Es war offensichtlich, dass er sie nicht dort haben wollte. Das tat weh. Aber nach ihrem Verhalten am ersten Weihnachtstag war es kein Wunder.

»Ich muss jetzt auflegen«, sagte Robert, ohne Isabells Reaktion abzuwarten. »Ich muss zu Anna. Tschüs, Isabell.«

Die konnte gerade noch ein »Auf Wiederhören« antworten und schon war das Gespräch beendet.

Es tat ihr weh, dass Robert so kurz angebunden war. Er war tief verletzt, das wusste sie. Aber Anna wollte, dass Isabell erfuhr, wo sie war. Dann wünschte sie sich doch sicher auch, Isabell würde zu ihr kommen. Oder nicht? Sie war ganz durcheinander und es nervte sie, dass sie immer so unentschlossen war. Sollte sie Anna und Benjamin besuchen? Benjamin ... sie wollte unbedingt wissen, wie es ihm ging. Schnell stand sie auf und zog sich an.

Beim Frühstück konnte sie kaum etwas essen. Immerzu musste sie an Benjamin denken. Sein Husten war also doch kein einfacher Infekt gewesen, sondern etwas Ernstes. Aber was? Sie betete für Benjamin um Heilung und für Anna und Robert um Kraft.

So überstand sie die nächsten zwei Stunden, bis sie es nicht mehr aushielt. Auch wenn Robert sie nicht sehen wollte, sie musste zu Benjamin und zu Anna. Sie konnte sich gut vorstellen, wie viele Sorgen sich Anna um ihren Sohn machte. Isabell ging ins Arbeitszimmer, sammelte ein paar Sachen von Benjamin und Anna zusammen und packte sie in eine Reisetasche. Dann zog sie sich ihre Jacke an und stieg zum ersten Mal nach ihrem Unfall ins Auto. Ihr Magen krampfte sich zusammen, als sie das Auto startete. Auf ihrer Stirn bildeten sich Schweißperlen. Sie schloss für einen Moment die Augen und betete. Noch immer hatte sie mit den Folgen des Unfalls zu kämpfen. Aber sie musste zum Krankenhaus. Sie atmete tief durch und fuhr los.

Als sie auf dem Krankenhausparkplatz aus dem Auto stieg, war sie stolz auf sich. Sie hatte es geschafft, wieder Auto zu fahren. In der Eingangshalle kamen die Erinnerungen an ihren eigenen Klinikaufenthalt hoch. Aber sie musste sich jetzt auf Anna und Benjamin konzentrieren.

Auf dem Weg zur Information blickte kurz durch die Scheiben der Krankenhaus-Cafeteria. Dort sah sie Robert an einem Tisch sitzen. Sie erschrak. Er war nicht rasiert und saß in sich zusammengesunken auf seinem Stuhl. Seine übergroße Sorge stand ihm ins Gesicht geschrieben. Ging es Benjamin so schlecht? Sie setzte sich auf den Stuhl neben ihm und fragte atemlos: »Robert, was ist mit Benjamin?«

Er schaute auf und Isabell blickte in zwei unendlich traurige Augen. Als er Isabell sah, setzte er sich gerade hin, beinahe stocksteif. Ernst sagte er: »Das Fieber sinkt nicht und er hustet schlimm. Die Ärzte meinen, es sei eine schwere Lungenentzündung. Das Antibiotikum scheint nicht anzuschlagen.«

Isabell schluckte, ihr Hals war ganz trocken. »Das ist ja furchtbar. Und wie geht es Anna?«

Robert blickte in seine leere Kaffeetasse. »Wie soll es ihr gehen? Sie ist vollkommen fertig. Sie hat ein Bett in seinem Zimmer und ist rund um die Uhr bei ihm.«

Isabell legte ihre Hand auf seinen Arm. Er zog seinen Arm zurück, als hätte er gerade einen Stromschlag bekommen. Das tat Isabell weh. Aber es war kein Raum, an ihre Gefühle zu denken. Es ging jetzt einzig und allein um Benjamin und Anna. »Robert, ich habe hier ein paar Sachen für Anna. Ich gehe jetzt zu den beiden. Welches Zimmer ist es?«

Robert antwortete kurz: »Zimmer 112.« Als sie aufstand, sagte er, ohne sie anzuschauen: »Sag ihr, dass ich gleich wieder zu ihr komme.«

Isabell nickte. Sie nahm die kleine Reisetasche. Bevor sie ging, blieb sie einen Moment stehen. »Robert, wir müssen beten«, sagte sie eindringlich. Robert schaute kurz auf. Verzweifelt sagte er: »Ich kann es im Moment nicht.« Isabell dachte an die Situation, als die Polizei nach Anna suchte und er völlig verzweifelt in ihrem Wohnzimmer saß. Sie flüsterte: »Dann tu ich es.«

Unterwegs wischte sie sich ein paar Tränen aus dem Gesicht. Es schmerzte, Robert so schwach und hilflos zu sehen. Robert, der Fels in der Brandung, der immer an seinem Glauben festhielt. Und jetzt war er schwach und mutlos. Am liebsten wäre sie zurückgelaufen und hätte ihn in den Arm genommen. Aber er würde sie doch nur abweisen.

Sie ging die Stufen hoch zur Kinderstation. Sie musste jetzt stark sein. Bevor sie Benjamins Zimmer erreichte, betete sie kurz für sich selbst um Kraft und natürlich um Heilung für Benjamin. Dann öffnete sie die Tür.

Ihr Herz zog sich zusammen, als sie Anna mit dem kleinen Benjamin sah. Anna hatte ihren Sohn auf dem Arm. Er schrie und hustete erbärmlich. Anna versuchte, ihn zu beruhigen, während die Tränen über ihr Gesicht liefen. Isabell ging auf sie zu und umarmte sie. »Anna«, das war das Einzige, was sie sagen konnte. »Isabell … dass du gekommen bist!« Anna fing bitterlich an zu weinen.

Isabell streichelte ihr liebevoll über die Wange. »Natürlich bin ich hier. Es wird alles wieder gut, Anna.« Die schaute sie zwischen ihren Tränen an: »Ich weiß nicht. Benjamin geht es so schlecht. Seit heute Nacht um zwei hat er kein Auge mehr zugemacht. Immer wenn er für ein paar Minuten eingeschlafen ist, fängt er wieder an zu husten. Auch das Fieber geht nicht zurück.«

Isabell versuchte, Anna zu beruhigen. »Was sagen denn die Ärzte?«

»Es ist eine Lungenentzündung, und bis das Antibiotikum anschlägt, dauert es wohl noch ein paar Stunden.« Sie legte ihre Hand auf Benjamins fieberheiße Stirn.

Isabell hielt Benjamins kleine Hand und erschrak, wie heiß sie sich anfühlte. »Siehst du, Anna. Dann wird es ihm in ein paar Stunden bestimmt besser gehen, wenn das Medikament richtig wirkt.« Doch als sie Benjamins quälenden Husten hörte, wusste sie nicht, ob sie sich selbst glauben könnte.

Sie stellte die Reisetasche auf den Tisch. »Hier ist Kleidung für euch, ich dachte, du brauchst bestimmt ein paar Sachen hier im Krankenhaus.« Sie packte die Sachen aus und legte sie in den Schrank, nachdem sie sie Anna gezeigt hatte. Dann holte sie den kleinen Kreisel heraus, den sie Benjamin geschenkt hatte, und ließ ihn auf dem Tisch laufen. Das schien den Jungen abzulenken. Er weinte nicht mehr, sondern schaute gebannt auf das sich drehende Spielzeug auf dem Tisch.

Anna schaute Isabell dankbar an. »Ich bin so froh, dass du gekommen bist.«

Isabell nickte. »Das ist selbstverständlich. Schließlich habe ich euch beide lieb.«

Anna lächelte unter Tränen. Sie sagte nichts.

Isabell strich ihr eine Haarsträhne aus dem Gesicht. »Anna, du musst fest daran glauben, dass es Benjamin bald besser geht. Und bete für ihn.«

Anna nickte. »Ja, das habe ich schon getan. Aber ob Gott das Gebet einer alleinerziehenden Mutter, die sich die letzten Jahre nicht um ihn gekümmert hat, hört?«

Isabell sagte fest: »Das wird er. Er hört das Gebet einer liebevollen Mutter, die sich rührend um ihren Sohn kümmert und die er keinen Augenblick aus den Augen verloren hat.«

Anna nickte dankbar und sagte nichts.

Isabell bewegte wieder den Kreisel. Benjamin war ganz aufgeregt, aber er quengelte weiter, weil er an Schlafmangel litt. So legte Isabell den Kreisel zur Seite. Anna flößte ihm ein bisschen Tee ein. Dann wiegte sie ihn auf ihrem Schoß hin und her, während Isabell ihm über den Arm strich. Er wurde ein wenig ruhiger.

Anna fragte Isabell, während sie Benjamin mit dem Zeigefinger über seine Wange fuhr: »Hast du Papa gesehen? Ich habe ihn in die Cafeteria geschickt. Er sah total fertig aus.« Isabell kam sein trauriger Blick wieder in den Sinn. Sie nickte: »Ja, ich habe mit ihm gesprochen.«

Während sie Benjamin weiterhin im Arm hin und her wiegte, sagte Anna leise: »Papa hat mir von euch erzählt.«

Isabell wurde rot. Sie schämte sich so entsetzlich. Ehrlich meinte sie: »Anna, ich habe einen riesigen Fehler begangen. Ich weiß nicht, ob dein Vater mir je wieder vertrauen wird.«

Sie erzählte ihr von dem Gespräch vor dem Restaurant und dass sie es inzwischen entsetzlich bereue. Auch von Louisas Bedenken berichtete sie. Und dass ihr gestern klar geworden sei, dass sie ihre eigenen Entscheidungen treffen müsse. »Aber ob Robert mir je wieder glauben und vertrauen wird, das weiß ich nicht.« Sie blickte traurig auf Benjamin, der jetzt tatsächlich eingeschlafen war.

Anna schaute Isabell fest an. »Liebst du Papa denn?«

Isabell erwiderte ihren Blick. »Ja, das tue ich. Auch wenn ich Angst vor einer Beziehung habe. Schließlich trauere ich immer noch um Stefan.« Es war einen Moment still. Dann fragte sie vorsichtig: »Und wie siehst du das Ganze, Anna?«

Die lächelte. »Ich find es toll. Gegen eine Stiefmutter wie dich hätte ich nichts einzuwenden.« Isabell lächelte dankbar zurück. »Und ich nichts gegen eine Stieftochter wie dich.« In dem Moment fing Benjamin wieder fürchterlich an zu husten und zu schreien. Die beiden Frauen schauten sich besorgt an.

Die Zimmertür öffnete sich, und eine Krankenschwester kam herein. Sie hatte eine rundliche Figur und trug eine Nickelbrille, über deren Rand sie Isabell streng anschaute. »Es wäre besser, wenn Sie jetzt gehen. Sie können mit Ihrem Mann ja heute Nachmittag wieder kommen, aber jetzt brauchen Ihre Tochter und Ihr Enkel Ruhe.«

Isabell wollte sich zuerst über das dominante Auftreten der Schwester ärgern, aber dann musste sie doch lächeln über die Verwechslung. Sie nickte und gab Anna und Benjamin einen Kuss. »Macht's gut, ihr beiden. Und, Anna, mach dir bitte nicht zu viel Sorgen. Benjamin geht es bald besser, du darfst Gott vertrauen. Robert wird gleich noch mal bei dir reingucken. Ich komme euch wieder besuchen.«

Anna nickte unsicher und setzte Benjamin auf, damit er besser husten konnte.

Isabell ging an der Krankenschwester vorbei aus dem Zimmer. Draußen konnte sie ihre Tränen nicht mehr zurückhalten. Innerlich betete sie: »Herr, bitte hilf, dass es Benjamin ganz schnell wieder besser geht.« Dann machte sie sich auf den Weg zur Cafeteria.

Als Isabell im Auto saß, war sie froh, dass sie Robert dazu hatte überreden können, ihn nach Hause zu fahren. Nachdem er aus Annas Zimmer gekommen war, um sich zu verabschieden, hatte sie ihm deutlich angesehen, dass es ihm noch schlechter ging. Er wäre bestimmt nicht in der Lage gewesen, Auto zu fahren. Und nun saßen sie beide im Auto und niemand sprach ein Wort.

Nach einer Weile versuchte Isabell, ein Gespräch anzufangen. »Robert, Benjamin wird es bestimmt bald besser gehen.«

»So, woher weißt du das?« Isabell erschrak über seinen zynischen Ton, obwohl sie eigentlich nichts anderes erwarten durfte. Ihr Mut begann zu sinken. Sie wollte doch heute noch mit ihm reden.

Sie versuchte, ganz ruhig zu antworten: »Ich habe Anna gesagt, sie solle beten, und das tut sie und ich tue es auch.« Robert nickte fast unmerklich.

Dann war es wieder still. Als sie endlich in Roberts Straße einbogen, stutzte Isabell. Da vorn – das war doch Louisas Auto! Was machte sie denn hier?

Als sie vor Roberts Wohnblock parkten, sahen sie Simon und Louisa. Sie hatten die Klingel anscheinend schon mehrmals betätigt und festgestellt, dass niemand da war. Gerade gingen sie die Stufen der Eingangstreppe hinunter.

Robert sagte erklärend zu Isabell: »Ach ja, Simon. Den habe ich ganz vergessen durch die Aufregung um Benjamin. Ich hatte ihm doch Unterlagen für sein Studium versprochen.«

Jetzt verstand Isabell. Die beiden stiegen aus dem Auto. »Hallo, Simon«, rief Robert. Simon lächelte und kam mit

Louisa auf ihn zu. Isabell stand etwas abseits. Für einen Moment dachte sie, was Louisa jetzt wohl von ihr denken würde.

Die beiden Männer begrüßten sich freundlich und Robert erklärte, warum er den Termin mit Simon vergessen hatte. Die jungen Leute waren entsetzt, als sie von Benjamins Krankenhausaufenthalt hörten. Isabell kam hinter dem Auto hervor und ging auf die drei zu. Ihr war etwas komisch zumute. Wie würde Louisa reagieren? Aber da musste sie jetzt durch. Sie wollte zu Robert stehen, auch wenn sie nicht wusste, ob er ihr überhaupt jemals wieder vertrauen würde.

Louisa war etwas erschrocken, als sie ihre Mutter sah. »Hallo, Mama. Ich wusste gar nicht, dass du hier bist. Wir wollten eigentlich gleich noch zu dir.«

Isabell staunte – für ihre sonst so impulsive Tochter war diese Bemerkung wirklich zahm. »Ihr habt ja schon von Benjamin gehört. Ich war auch im Krankenhaus und habe Robert nach Hause gebracht«, erklärte sie sachlich und mit fester Stimme. Louisa nickte, aber die Blicke zwischen Mutter und Tochter waren unsicher und fragend.

Es war Robert, der die Stille unterbrach. Obwohl es ihm so schlecht ging, lud er sie alle ein: »Aber kommt doch alle erst einmal mit rein.« Mit »alle« war offensichtlich auch Isabell gemeint, die sich darüber freute und den dreien in Roberts Wohnung folgte. Sie war schlicht, aber hübsch möbliert und aufgeräumt. Im Wohnzimmer gab es eine offene Küche.

Etwas verlegen setzten sich die drei Gäste, nachdem Robert sie darum gebeten hatte. »Ich könnte uns einen Kaffee kochen«, meinte Robert. »Und dann hole ich die Unterlagen.« Isabell stand auf und versuchte ihre Unsicherheit zu verbergen, als sie sagte: »Das könnte ich doch machen, Robert. Dann kannst du in Ruhe deine Unterlagen raussuchen.« Der zuckte mit den Schultern und sagte tonlos: »Wenn du meinst.« Seine distanzierte Reaktion kränkte sie, doch tapfer ging sie in die

Küche und stellte die Kaffeemaschine an. Während sie in den Schränken nach Tassen suchte, kam Louisa dazu.

»Mama, hast du mit Robert über den ersten Weihnachtstag geredet?«

Isabell schüttelte den Kopf und war erleichtert, dass Louisa so freundlich war. »Nein, es gab noch keine Gelegenheit dazu.«

Louisa sagte leise: »Ich dachte, das zwischen euch würde sich wieder einrenken.«

Isabell fragte erstaunt: »Hättest du denn nichts mehr dagegen?«

Louisa seufzte ein bisschen. »Komisch wäre es schon. Und ganz ehrlich, toll würde ich es auch nicht finden. Aber ich würde versuchen, es zu akzeptieren.« Sie fügte hinzu und Isabell spürte, wie sie innerlich mit sich kämpfte: »Ich würde vielleicht sogar versuchen, mich irgendwann darüber zu freuen.«

Isabell war bewegt. »Ehrlich?«, fragte sie etwas ungläubig. Louisa nickte und schaute zu Simon hinüber, der in eine Zeitschrift vertieft war. »Ja, ehrlich, Simon hat mir ganz schön den Kopf gewaschen in den letzten Tagen. Und ich glaube, er hat recht. Deine Beziehung zu Robert hätte nichts mit meiner Trauer um Papa zu tun.«

Isabell lächelte und nahm ihre Tochter in den Arm. »Das freut mich sehr, Louisa, dass du das so siehst.«

Robert kam zurück und Isabell konnte ihr noch zuflüstern: »Aber ich weiß ja nicht, ob er mir überhaupt wieder vertrauen kann.«

Das Kaffeetrinken lief so ab, dass die beiden Männer über das Studium und die Unterlagen sprachen und Isabell ein bisschen mit ihrer Tochter plauderte. Nach einer halben Stunde wollten Simon und Louisa aufbrechen. Sie baten Robert, ganz liebe Grüße an Anna auszurichten, und versprachen, für Benjamin zu beten.

Isabell stand unschlüssig im Flur, als ihre Tochter und ihr zukünftiger Schwiegersohn fort waren. Dann ging sie ins Wohnzimmer und räumte das Geschirr ab.

Robert kam hinzu. »Das brauchst du nicht machen, Isabell. Ich mach das nachher.« Seine Stimme klang nüchtern und auch ein bisschen ungehalten. Isabell spürte, dass er sich wünschte, sie würde gehen.

Isabell konnte aber nicht gehen, bevor sie nicht mit ihm geredet hätte. »Robert, ich muss mit dir sprechen. Es geht um den ersten Weihnachtstag«, sagte sie eindringlich und das Herz schlug ihr bis zum Hals.

Er schüttelte den Kopf. »Was gibt es dazu noch zu sagen? Du hast gesagt, was du empfindest.« Er sprach abweisend, fast unfreundlich.

Isabell gab es einen Stich, aber sie ließ sich nicht beirren. »Nein, Robert, was ich gesagt habe, tut mir leid. Es ist nicht so. Ich empfinde sehr viel für dich.«

»So?« Robert wurde fast zynisch. »Lass es gut sein, Isabell. Es ist, wie es ist.«

Isabell war aufgewühlt. Sie ließ eine Tasse ins Spülbecken fallen. »Nein, so ist es eben nicht. Alles, was ich gesagt habe, ist nicht wahr. Zwischen uns ist viel mehr als Freundschaft. Robert, ich habe mich in dich verliebt.« Den letzten Satz sagte sie ganz leise.

Aber seine Reaktion war wie eine kalte Dusche. »Isabell, hör auf damit. Wie soll ich dir je wieder glauben? An einem Tag offenbarst du mir deine Gefühle für mich und am nächsten Tag nimmst du alles wieder zurück. Nein, Isabell, ich kann dir nicht mehr vertrauen. Lass doch alles so, wie es ist. Wir hatten eine schöne Zeit. Aber ich kann nicht nur mir dir befreundet sein, dazu empfinde ich viel zu viel für dich. Aber du offenbar nicht für mich, so ist das Leben.«

Isabell wollte gerade antworten. Sie hatte Tränen in den Augen vor Wut und Traurigkeit. Sie ärgerte sich am meisten über sich selbst. Robert hatte ja recht, wie sollte er ihr je wieder vertrauen? Sie nahm ihre Jacke und sagte leise, als sie an ihm vorbeiging. »Nein, Robert, so ist es nicht. Ich habe mich wirklich verliebt in dich.«

Er lachte auf und Isabell fuhr zusammen. Dieses Lachen war so fremd. »Soso. Kann es sein, dass du jetzt wieder zwei Gläser Wein getrunken hast?«

Isabell schaute ihn an. Sie liebte ihn – selbst jetzt, als er diesen widerlichen Satz sprach. Aber es war zu spät. Sie blickte ihm direkt in die Augen, ihr Herz begann wieder heftig zu klopfen. Sie hatte plötzlich die unwirkliche Sehnsucht, dass er sie umarmen würde und sie beide nochmals an den Heiligabend zurückgehen könnten. Aber es war zu spät. Tieftraurig sagte sie: »Nein, ich habe nicht getrunken. Es ist die Wahrheit. Aber ich fürchte, es ist vorbei.« Bevor Robert noch etwas sagen konnte, war sie schon aus der Tür.

Zu Hause angekommen, setzte sie sich ins Wohnzimmer und weinte bitterlich. Robert glaubte ihr nicht und seine Worte von vorhin taten entsetzlich weh. Sie war am Ende. Von Müdigkeit und Traurigkeit überwältigt, nickte sie schließlich auf dem Sofa ein.

Gegen 22 Uhr klingelte ihr Handy und Isabell schreckte hoch. Wer rief um diese Uhrzeit auf ihrem Handy an? Robert? Nein, der würde sich bestimmt nicht mehr bei ihr melden. Sie nahm ab.

»Hallo, Isabell, hier ist Anna.«

»Anna?« Isabell erschrak. Ging es Benjamin schlechter? »Isabell, warum bist du heute nicht mehr gekommen? Du wolltest es doch eigentlich. Bist du krank?« Ihre Stimme hörte sich besorgt an.

Isabell bekam ein schlechtes Gewissen. »Es ging nicht, Anna. Es tut mir leid. Aber dein Vater und ich, wir hatten einen Streit. Ich wollte dich eigentlich anrufen, aber dann bin ich auf dem Sofa eingenickt. Entschuldige bitte! Aber sag mir, Anna, wie geht es Benjamin?«

»Stell dir vor, Isabell, das Fieber ist gefallen. Er hat den ganzen Nachmittag geschlafen. Der Husten ist natürlich noch schlimm. Aber es scheint, dass die Behandlung jetzt endlich greift.«

Isabell atmete tief durch und schloss die Augen. Sie war riesig erleichtert. »Gott sei Dank, Anna! Ich bin so froh. Gleich morgen früh komme ich dich besuchen.« Sie wusste, dass Robert morgen wieder zur Arbeit gehen würde.

»Ja, das wäre schön, Isabell«, antwortete Anna.

Isabell fragte mitfühlend: »Und wie geht es dir, Anna?«

Die seufzte: »Ich bin völlig fertig, ich habe mich so hilflos gefühlt und so allein.«

Isabell bekam ein noch schlechteres Gewissen. »Nein, Anna, du bist nicht allein. Ich bin immer für dich da. Und es tut mir schrecklich leid, dass ich heute nicht gekommen bin.«

Anna war verständnisvoll. »Ist schon gut, Isabell. Papa hat mir auch von eurem Streit erzählt. Er ist manchmal sehr dickschädelig, das liegt in der Familie, wie du weißt.« Anna lachte ein bisschen und fuhr fort: »Weißt du, was mir eingefallen ist? Er hat mir doch diesen Brief geschrieben, weil ich nicht mit ihm reden wollte. Vielleicht wäre das ja auch eine Möglichkeit für dich.«

Isabell meinte zu spüren, wie Anna ihr durch das Telefon zuzwinkerte. Ein Brief? Könnte das vielleicht die Lösung sein? Sollte sie Robert einfach all ihre Gefühle schreiben? Andererseits: So wie er heute Mittag reagiert hatte, wäre kaum zu erwarten, dass er ihre Zeilen lesen würde.

Die beiden Frauen redeten noch ein bisschen über Benjamin. Aber Annas Worte ließen Isabell nicht los. Sie müsste es versuchen. Und als das Telefongespräch beendet war, nahm sie einen Block und einen Stift.

Lieber Robert,

ich weiß, dass Du mir eigentlich nicht zuhören willst.
Aber ich muss es versuchen. Am Heiligabend, als ich zu Dir sagte, dass aus unserer Freundschaft eine Beziehung werden könnte, meinte ich es vollkommen ernst.
Dann kam Louisa und wir sprachen miteinander. Sie war verzweifelt, sie trauerte so sehr um ihren Vater. Und ich wollte nicht zulassen, dass wieder etwas zwischen ihr und mir stehen würde wie damals nach dem Streit, als ich im Krankenhaus lag. Und unsere Beziehung, lieber Robert, hätte zwischen Louisa und mir gestanden.
So habe ich am ersten Weihnachtstag all diese Dinge gesagt, die überhaupt nicht wahr waren. Jedes Wort, das ich gesagt habe, tut mir leid.
Lieber Robert, niemals hätte ich vor ein paar Wochen gedacht, dass ich mich so schnell wieder einem Mann öffnen könnte. Und niemals hätte ich gedacht, dass ich so viele Gefühle für einen Mann haben könnte. Aber es ist so, Robert, ich habe mich in Dich verliebt.
Ich weiß, dass unsere Beziehung nicht einfach werden wird. Und ich will ehrlich sein, ich brauche noch viel Zeit, denn es ist so, dass ich Stefan sehr liebe und es immer tun werde. Aber ich weiß auch, dass dieses Wunder, Dich zu treffen und solche Gefühle für Dich zu entwickeln, nicht von mir kommt. Das konnte nur Gott schaffen. Vor einigen Wochen habe ich noch gebetet: »Gott, wo bist du in meinem Leben?« Und er hat sich mir gezeigt – durch Anna, Benjamin, Greta und durch Dich.

Deshalb habe ich keine Angst mehr vor einer Beziehung mit Dir, denn ich weiß, dass Gott seine Hand über uns hält.
Lieber Robert, Du kannst mir vertrauen:
Ich liebe Dich von ganzem Herzen!

Isabell

24

Isabell war überglücklich, als sie Benjamin im Arm hielt und er sie anlächelte. Er war zwar noch sehr schwach, aber das Fieber war deutlich gesunken. Auch sein Husten hörte sich nicht mehr so hart an. »Ach Anna, bin ich froh, dass es ihm besser geht.« Sie wandte sich Anna zu, die auf ihrem Krankenhausbett saß.

»Ja, Isabell. Ich auch, wenn ich daran denke, wie verzweifelt ich gestern Vormittag war. Stell dir vor, ich darf schon morgen nach Hause, wenn das Fieber bis heute Abend ganz weg ist.« Sie strahlte überglücklich.

Isabell strich ihr mit einer Hand übers Knie, während sie mit der anderen Hand Benjamin festhielt. »Anna, ich freu mich. Ich werde zu Hause alles vorbereiten.«

Anna wurde verlegen. »Isabell, ich hab mir überlegt, dass ich über Silvester bei Papa bleibe. Weißt du, unser Verhältnis hat sich gerade gebessert. Und er genießt es so, mit Benjamin zusammen zu sein.«

Isabell nickte. Natürlich hatte Robert ein Recht auf seinen Enkel, und sie freute sich darüber, dass Vater und Tochter sich wieder gut verstanden. Aber Isabell fühlte sich erneut allein. Sie hatte Robert verloren und nun würde auch Anna erst einmal nicht zurückkommen.

Anna spürte Isabells Enttäuschung. »Isabell, so schnell wirst du mich nicht los. Am 2. Januar stehe ich wieder vor deiner Tür und dann musst du mich wahrscheinlich auch nur noch zwei Wochen ertragen.« Sie versuchte, die Nachricht mit Humor rüberzubringen.

Isabell fragte mit leichtem Entsetzen: »Wieso denn nur zwei Wochen?«

Erfreut erzählte Anna: »Papa hat sich bei der Hausverwaltung um eine Wohnung für mich gekümmert. Im Nebenblock ist eine kleine Dachgeschosswohnung frei geworden. Ich werde sie mir vielleicht schon morgen ansehen. Und wenn es klappt, könnte ich am 15. Januar einziehen.«

Isabell blickte traurig auf Benjamin, der gerade mit einer Stoffrassel spielte, die sie ihm mitgebracht hatte. Sie hatte ja gewusst, dass Anna bald ausziehen würde, aber dass es nun so schnell gehen sollte ... Und dann zog sie auch noch in die Nähe ihres Vaters.

Anna stand auf und legte die Hand auf Isabells Schulter. Sie hatte gemerkt, dass Isabell betroffen war. »Isabell, ich bin doch nicht aus der Welt. Natürlich besuche ich dich und du mich.« Und dann fügte sie leise hinzu: »Ich brauche dich doch.«

Isabell antwortete leise: »Und ich brauch euch beide auch.« Dabei strich sie Benjamin liebevoll über den Kopf. »Ich hab euch sehr lieb.«

Anna setzte sich neben sie und schaute sie an. »Wir dich auch, Isabell. Wenn es dich nicht geben würde, dann hätte ich die letzten Wochen nicht durchgestanden.« Sie zeigte auf den Umschlag, der auf ihrem Nachttisch lag. »Und den Brief hier, den werde ich Papa geben und ich werde dafür sorgen, dass er ihn liest.«

Isabell lächelte gerührt über Annas Entschlossenheit.

Die Tage vergingen und schließlich stand der 31. Dezember auf dem Kalender. Isabell hatte sich nie viel aus Silvester gemacht. Ein paarmal waren Stefan und sie eingeladen gewesen bei Freunden, aber meistens hatten sie dieses Fest zusammen allein zu Hause gefeiert.

Sie hatte die Absicht gehabt, früh ins Bett zu gehen. Eigentlich sollte sie zu Louisa kommen, die eine Feier mit Freunden geplant hatte. Sie fand das ganz rührend von ihrer Tochter, sie auch einzuladen. Aber Isabell würde sich in ihrer jetzigen Gefühlslage fehl unter all den vielen Menschen vorkommen und hatte deshalb abgesagt.

Ja, und dann hatte sich Anna gemeldet. Sie war mit Benjamin wieder aus dem Krankenhaus zurück und lud sie doch tatsächlich ein, heute Abend zum Essen zu ihr zu kommen. Noch ehe Isabell fragen konnte, ob Robert auch dabei sein würde, erklärte Anna, er würde Silvester woanders verbringen. Sicherlich hatten Melanie und Jörg ihn eingeladen.

Isabell freute sich so sehr, Benjamin zu sehen. Seit gestern war er wieder zu Hause. Das Fieber war verschwunden. Nur der fast abgeklungene Husten erinnerte noch an die Zeit der Krankheit.

Als sie an Roberts Haustür klingelte, dachte sie einen Moment darüber nach, warum Robert seine Tochter an Silvester wohl allein ließ, obwohl sie doch über Neujahr zurück in seine Wohnung gekommen war.

Anna öffnete. Sie hatte Benjamin auf dem Arm. Die Frauen begrüßten sich herzlich. Isabell überreichte Anna einen Blumenstrauß und nahm ihr Benjamin ab. Sie hielt ihn in die Höhe und er lachte fröhlich. Isabell freute sich. »Benjamin, du siehst schon wieder richtig gut aus. Ich bin so froh, dass es dir wieder besser geht.« Sie zog ihn an ihr Gesicht und drückte ihm einen Kuss auf die Wange.

Anna lächelte. »Und ich bin erst froh. Das Krankenhausessen ging mir schon langsam auf die Nerven. Deshalb habe ich uns heute ein Festessen vom Italiener bestellt.«

Isabell staunte. »Ehrlich? Mensch, Anna, das ist doch viel zu teuer.«

Anna lachte. »Jetzt redest du, als wärst du meine Mutter. Nein, heute wird gefeiert. Benjamin geht es besser – wenn das kein Grund zum Feiern ist!« Da musste ihr Isabell recht geben.

Sie gingen ins Wohnzimmer. Der Tisch war liebevoll gedeckt. Anna machte sich noch am Nachtisch in der offenen Küche zu schaffen. Und Isabell setzte sich mit Benjamin auf den Fußboden und packte das kleine Quietschbuch aus, das sie ihm mitgebracht hatte.

Es schien Benjamin zu gefallen. Während er immer wieder auf die quietschenden Tiere des Buches drückte, fragte Isabell: »Und dein Vater ist heute nicht hier?« Sie biss sich auf die Lippen. Das hatte Anna doch schon am Telefon gesagt. Warum fing sie davon wieder an?

Aber Anna erklärte bereitwillig: »Nein, ist er nicht. Aber, Isabell, er hat gestern deinen Brief gelesen.«

Isabells Herz zog sich zusammen. Er hatte den Brief gelesen und war heute nicht hier. Das war ein eindeutiges Zeichen. Er konnte ihr nicht glauben. Isabell strich gedankenverloren über Benjamins Rücken und schluckte ein paar Tränen hinunter.

Es war einen Moment still, bis Anna das Thema wechselte: »Mit der Wohnung klappt es doch tatsächlich. Es sind zwei ganz kleine, niedliche Zimmer unterm Dach, total gemütlich.«

Isabell erwiderte ehrlich: »Ach, das freut mich, Anna. Ich helfe dir auf jeden Fall beim Umzug.«

Anna nickte und rührte weiter in ihrer Schüssel. »Das ist lieb. Und ich verspreche dir, es wird dann erst mal der letzte Umzug für die nächsten Jahre sein.« Für kurze Zeit waren nur die Quietschgeräusche von Benjamins Buch zu hören. Da klingelte es an der Tür.

»Ach, das wird der Lieferservice sein. Er bringt das Essen. Könntest du das übernehmen, Isabell? Das Geld liegt auf der Kommode im Flur.« Anna schien sehr mit ihrem Nachtisch beschäftigt zu sein.

Isabell nickte und setzte Benjamin samt Quietschbuch in

das Laufgitter. Sie ging zur Tür und öffnete ... Im selben Moment schaute sie in einen Strauß roter Rosen. Dahinter kam Robert zum Vorschein. »Hier ist der Lieferservice mit dem Essen«, sagte er verschmitzt und drückte ihr eine Tüte in die Hand. Isabell wusste nicht, wie ihr geschah.

Robert kam herein und schaute sie lächelnd an. Dieses Lächeln, das ihr den Atem raubte und in das sie sich verliebt hatte! Ihr Herz klopfte wild.

»Isabell, ich muss mit dir reden.« Jetzt wurde Robert ernst. Er nahm ihr die Tüte mit dem Essen ab und legte sie auf die Kommode. Dann nahm er ihre Hand. »Isabell, ich habe deinen Brief gelesen und jetzt verstehe ich dich. Ich war ein Idiot, dass ich dir nicht geglaubt habe. Mir ist nun klar, warum du am ersten Weihnachtstag so reagiert hast. Und wenn du diesen alten Idioten noch willst, dann ... ja, dann wäre ich sehr glücklich. Isabell, ich liebe dich!« Den letzten Satz flüsterte er und zugleich reichte er ihr die Rosen.

In Isabells Bauch schien sich ein ganzer Schwarm Schmetterlinge breitzumachen. Ihr wurde heiß und kalt auf einmal. Er hatte ihr verziehen und er liebte sie! Sie lächelte, während sie an den Rosen duftete. »Ich will diesen Idioten! Ich habe mich nämlich zufällig in dich verliebt, Robert Wendland.«

Der strahlte und war kurz davor, sie zu umarmen. Aber er hielt sich zurück. Sie verstand: Er wollte ihr zeigen, dass er wusste, dass sie Zeit brauchen würde. Das war so rücksichtsvoll von ihm.

Einen Augenblick standen sie verlegen da. Isabell war überglücklich. Ihr Herz schlug zum Zerspringen, sie fühlte in ihrem Innern eine lodernde Flamme. Sie legte die Blumen behutsam aus der Hand und blickte ihm in die Augen. »Robert, ich danke dir für alles. Ohne dich hätte ich nie zurück ins Leben gefunden. Ich hab dich lieb, du alter ...« Und dann umarmte sie ihn. Als sie seine Nähe spürte, wurde ihr fast schwindelig vor Glück. Dieser Moment gehörte nur ihnen beiden. Nach einer Weile löste sich Isabell sanft aus Roberts Armen. Dabei berührte sie mit ihrer Wange seine, und ihre Blicke trafen sich. Sie sah es seinen Augen an: Er wünschte sich, sie zu küssen. Aber er wusste, dass sie dazu noch nicht bereit war. So räusperte er sich und sagte: »Isabell, du hast mich heute sehr glücklich gemacht.«

Isabell nickte. Sie brachte kein Wort heraus, alles kam ihr so unwirklich vor. Aber schließlich fand sie ihre Sprache wieder. »Du mich auch, Robert.« Dann nahm sie ihre Blumen vom Schrank. »Ich glaube, es wird Zeit, sonst wird das Essen noch kalt.«

Robert nickte und griff nach der Tüte mit dem Essen. Als Isabell gerade ins Wohnzimmer gehen wollte, hielt er sie zurück. »Isabell, aber was ist mit Louisa? Was wird sie sagen, wenn sie das über uns erfährt?«

Sie drehte sich zu ihm, eine leichte Unsicherheit lag in ihrer Stimme. »Nun, sie wird versuchen, es zu akzeptieren. Sie hat es mir gesagt. Bitte, Robert, sei ihr nicht böse. Sie hat ihren Vater so sehr geliebt.«

Robert schüttelte den Kopf. »Nein, Isabell, natürlich bin ich ihr nicht böse. Ich finde es toll, dass sie versuchen will, das mit uns zu akzeptieren. Ich verstehe sie gut. Sie hat einen schweren Verlust erlitten. Wir müssen Rücksicht auf ihre Gefühle nehmen.«

Roberts Worte taten ihr gut. Er wollte mehr als nur eine Beziehung, die von romantischen Erlebnissen und selbstsüchtigen Gefühlen lebte. Er wollte ihr helfen und für sie und Louisa da sein. Das war unbegreiflich schön.

Isabell nickte. »Ja, Robert. Weißt du, ich bin so froh, dass Louisa Simon hat. Er ist ein toller junger Mann.« Robert stimmte zu: »Das finde ich auch.«

Isabell lächelte. »Ich hätte nichts dagegen, wenn Simon

mein Schwiegersohn werden würde. Über eine Hochzeit würde ich mich echt freuen.«

Robert nickte und schaute sie ernst an. Dann meinte er leise: »Ich feiere auch gern Hochzeiten.« Sofort wollte er seinen Satz zurückziehen. »Entschuldige, Isabell, ich will dich nicht überfahren.«

Isabell drückte die Rosen an ihr Gesicht und atmete den lieblichen Duft ein. Sie lächelte.

»Ach nein, Robert, du musst dich nicht entschuldigen. Ich mag Hochzeiten auch sehr«, sagte sie und ging dann, ohne seine Reaktion abzuwarten, ins Wohnzimmer, wo beide von einer grinsenden Anna empfangen wurden. »Na, ihr seht aber glücklich aus«, meinte sie keck schmunzelnd.

Isabell wurde rot wie ein junges Mädchen, und Robert schaute seine Tochter verlegen an. Die lachte. »Na, kommt schon, lasst uns essen.«

Der Abend wurde sehr schön. Abwechselnd spielten Isabell und Robert mit Benjamin und unterhielten sich mit Anna über die neue Wohnung, die sie bald beziehen würde. Sie planten, wie sie Anna bei der Renovierung helfen könnten. Und zwischendurch trafen sich Roberts und Isabells Blicke immer wieder.

Um Mitternacht stießen die drei miteinander an. Benjamin war schon im Bett.

»Ein gutes neues Jahr, Anna. Und ich wünsche dir alles erdenkliche Gute für dich und Benjamin. Ich bin so froh, dass du vor ein paar Wochen vor dem Café gesessen hast«, sagte Isabell und prostete ihr zu.

»Danke, Isabell. Auch dir alles Gute. Ich bin auch so froh, dass es dich gibt. Du hast so viel für mich getan.«

Robert umarmte seine Tochter. Dann ging er zu Isabell. »Ein gesegnetes neues Jahr, Isabell.« Ihre Gläser berührten sich. »Ein gesegnetes neues Jahr, Robert. Und danke, dass du mir zurück ins Leben geholfen hast.« Sie nahmen einen Schluck Sekt und standen sich verlegen gegenüber. Er beendete die Stille, indem er die beiden Frauen fragte: »Wollen wir uns auf dem Balkon das Feuerwerk anschauen?«

Anna nickte und ging zur Balkontür. Isabell zögerte. »Robert, ich komme nach. Ich möchte noch einen Moment allein sein.«

Robert schaute erst etwas verwirrt. Dann verstand er. »Okay, bis gleich, Isabell!« Als er gehen wollte, hielt sie ihn kurz zurück. Sie küsste ihn auf die Wange. »Bis gleich, Robert«, sagte sie lächelnd. Er strahlte sie zärtlich an und folgte seiner Tochter auf den Balkon.

Isabell setzte sich auf einen Sessel und stellte ihr Glas ab. Sie beugte sich vor und schloss die Augen. »Lieber Vater im Himmel, vor ein paar Wochen habe ich dich gefragt, wo du in meinem Leben bist. Du hast mir wirklich geantwortet. Ich habe zwar noch viele Fragen. Aber jetzt habe ich verstanden, dass du immer da warst und mir helfen wolltest. Danke, dass ich Anna und Robert kennenlernen durfte. Ich weiß jetzt, dass ich gebraucht werde. Das tut so gut. Amen.«

Sie blickte auf und sah, wie Robert und Anna sich auf dem Balkon unterhielten, während sie in den vom Feuerwerk beleuchteten Himmel schauten.

Erneut beugte sich Isabell nach vorn und betete: »Und, lieber Vater … kannst du Stefan sagen, dass Louisa und ich ihn sehr vermissen? Aber sag ihm bitte auch, dass ich wieder anfange, zurück ins Leben zu finden. Er wird sich darüber freuen.«

Dann stand sie auf, wischte sich eine Träne aus dem Gesicht und ging zu Robert und Anna auf den Balkon, um das neue Jahr zu begrüßen.